LEÇONS

DE

CLINIQUE OPHTALMOLOGIQUE

PROFESSÉES A L'HOTEL-DIEU

PAR

PH. PANAS

PROFESSEUR DE CLINIQUE OPHTALMOLOGIQUE A LA FACULTÉ DE MÉDECINE
CHIRURGIEN DE L'HOTEL-DIEU
MEMBRE DE L'ACADÉMIE DE MÉDECINE

RECUEILLIES ET PUBLIÉES

PAR

le Dr A. CASTAN (de Béziers)

PARIS
MASSON ET Cie, ÉDITEURS
LIBRAIRES DE L'ACADÉMIE DE MÉDECINE
120, BOULEVARD SAINT-GERMAIN

1899

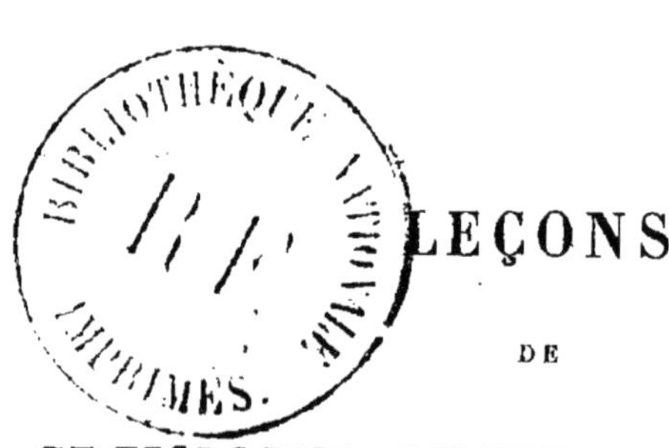

LEÇONS

DE

CLINIQUE OPHTALMOLOGIQUE

DU MÊME AUTEUR :

Traité des maladies des yeux, par Ph. Panas, professeur de clinique ophtalmologique à la Faculté de médecine, chirurgien de l'Hôtel-Dieu, membre de l'Académie de médecine, membre honoraire et ancien président de la Société de chirurgie. 2 volumes gr. in 8 avec 453 figures dans le texte et 7 planches en couleurs. Reliés toile........... 40 fr.

Recherches anatomiques et cliniques sur le glaucome et les néoplasmes intraoculaires, par le professeur Panas, membre de l'Académie de médecine, et le Dr Rochon-Duvigneaud, ancien chef de clinique de la Faculté de médecine de Paris. 1 volume in-8 avec 41 figures dans le texte.. 7 fr.

35-2-98. — Corbeil. — Imp. Crété.

LEÇONS

DE

LINIQUE OPHTALMOLOGIQUE

PROFESSÉES A L'HOTEL-DIEU

PAR

PH. PANAS

PROFESSEUR DE CLINIQUE OPHTALMOLOGIQUE A LA FACULTÉ DE MÉDECINE
CHIRURGIEN DE L'HOTEL-DIEU
MEMBRE DE L'ACADÉMIE DE MÉDECINE

RECUEILLIES ET PUBLIÉES

PAR

le Dr A. CASTAN (de Béziers)

PARIS
MASSON ET Cie, ÉDITEURS
LIBRAIRES DE L'ACADÉMIE DE MÉDECINE
120, BOULEVARD SAINT-GERMAIN

1899

LEÇONS CLINIQUES

D'OPHTALMOLOGIE

I

LES COMPLEXITÉS DE LA PATHOLOGIE OCULAIRE

L'ophtalmologie est l'étude de la pathologie d'un organe des sens extrêmement complexe dans sa texture et sous un volume très réduit ; bien plus, dans ce petit organe, tous les tissus sont représentés : il n'est pas jusqu'aux tissus osseux et cartilagineux que l'on n'y trouve dans la sclérotique de certains animaux ; ce sont les seuls qui n'existent pas chez l'homme.

C'est vous dire que les affections de l'œil sont infiniment nombreuses et variées.

Mais, dans cet organe, on distingue encore une série de compartiments ; or, chacun d'eux a une vie physiologique et pathologique qui lui est propre : l'un d'eux peut être atteint, les autres restant indemnes.

Ne croyez pas que ces localisations morbides aient frappé de tout temps l'esprit des pathologistes. Il faut arriver à 1801 pour voir cette notion commencer à se faire jour. Jusqu'à cette époque, les phlegmasies, par exemple, désignées sous le nom d'*ophtalmies*, étaient divisées en deux groupes : les *ophtalmies externes*, dont le nom dit assez la nature, et les *profondes*, celles qu'on ne voyait pas, et sur lesquelles la douleur, une fine vascularisation, des troubles fonctionnels appelaient seuls l'attention.

C'est en Allemagne, pour la première fois, que l'on parla de localisations oculaires : en 1801, Schmidt donne une monographie de l'iritis. Peu à peu, on distingua des kératites, des sclérites, des choroïdites. Puis, le progrès s'accentuant dans cette voie, on put établir l'existence de rétinites, névrites optiques, hyalites, voire même d'inflammations propres du cristallin, aujourd'hui encore douteuses et désignées sous le nom de phakites : on connut l'inflammation du tractus uvéal, etc. Bref, chacune des parties constituantes vit sa pathologie propre s'établir.

Le premier, en France, qui ait cherché à bien distinguer ces localisations n'était pas un ophtalmologiste, mais un maître de la chirurgie : ce fut Velpeau, qui, dans un petit ouvrage fort intéressant à bien des points de vue, essaya de mettre de l'ordre dans le chaos de la pathologie oculaire.

Auparavant, l'école viennoise, comme on en voit encore des traces dans Mackenzie, avait voulu établir une classification différente, ne tenant aucun compte de l'anatomie, et fondée tout entière sur la notion des diathèses : on parlait alors d'ophtalmies scorbutiques, lymphatiques, goutteuses, arthritiques, rhumatismales, etc. On a essayé vainement de faire revivre cette classification, contre laquelle Velpeau avait protesté. Or, scientifiquement, il n'est pas douteux que les maladies doivent être classées d'abord suivant leur siège, quitte à y joindre la notion de cause ; l'anatomie peut seule établir une pathologie rigoureuse, et la clinique n'a qu'à y gagner.

On est facilement surpris de penser qu'un si petit organe puisse présenter des localisations morbides si diverses et si complexes. Pour bien comprendre ce fait, il importe de bien connaître son anatomie, sa physiologie et son embryogénie. Or, au triple point de vue anatomique, physiologique et embryologique, l'œil peut être assimilé au cerveau : c'est un cerveau en miniature ; embryologiquement, c'est une émanation du cerveau.

Dans la série animale, l'œil présente deux parties fondamentales, dont l'une, en rapport essentiel avec la vision, est un dérivé du cerveau primitif. Dans ce cerveau primitif, deux portions seules nous intéressent : ce sont le cerveau antérieur et le thalamencéphale. Le cerveau antérieur constituera le lobe olfactif ; du thalamencéphale naissent deux bourgeons : l'antérieur est la vésicule oculaire ; le postérieur, la vésicule auditive ; tous deux sont situés sur les parties latérales du cerveau. Cette vésicule oculaire primitive se transforme plus tard en vésicule secondaire constituée par deux feuillets invaginés comme un bonnet de coton ; puis, dans la cavité ainsi constituée, pénètre graduellement le cristallin, d'origine tégumentaire : l'œil tout entier est constitué. Dans l'œil complètement développé, le nerf optique et la rétine représentent les parties cérébrales.

La conclusion de ces faits, c'est qu'il existe une étroite connexion entre les maladies du névraxe et celles du nerf optique et de la rétine. De là est né un moyen puissant d'investigation clinique : l'étude du fond de l'œil appliquée au diagnostic des lésions encéphaliques ; c'est la *cérébroscopie* de Bouchut. Bouchut poussa sans doute ses conclusions jusqu'à l'exagération, et Leber, en Allemagne, Follin, en France, essayèrent de réagir : le principe n'en reste pas moins vrai, et les déductions qu'on en peut tirer éminemment séduisantes.

Un individu, jusque-là en bonne santé, devient brusquement amblyope ou amaurotique : vous l'examinez à l'ophtalmoscope, et vous constatez de l'œdème papillaire : la conclusion de lésion cérébrale ou méningée s'impose. Inversement, l'examen ophtalmoscopique peut rester sans résultat, malgré l'amblyopie ou l'amaurose ; c'est que derrière cette partie, objectivement saine, le cerveau ou le nerf est lésé ou comprimé.

Vous allez maintenant vous rendre compte combien la notion de cette origine nerveuse peut vous conduire loin dans l'appréciation des lésions oculaires.

Le névraxe est un dérivé de l'ectoderme, la rétine est donc d'origine ectodermique ; or, toutes les lésions de l'ectoderme, nous les retrouvons ici. Sans parler de l'inflammation, qui peut atteindre la rétine comme le cerveau, nous n'aurions pas de peine à trouver, dans les cellules rétiniennes, les mêmes processus pathologiques qui frappent les cellules nerveuses. Bien plus, physiologiquement, on peut suivre dans la rétine les mêmes transformations fonctionnelles qui se rencontrent dans l'ectoderme. Nous savons que certaines cellules de ce dernier tissu deviennent sécrétantes : les glandes mammaires, salivaires, n'ont pas d'autre origine. Nous devons donc nous demander si la rétine possède physiologiquement la propriété sécrétoire, car alors elle pourra avoir la pathologie des organes sécréteurs. Or, le fait est aujourd'hui établi : la rétine sécrète ; seulement, c'est à certains de ses éléments qu'est dévolue cette fonction. Une portion de la rétine est une vraie membrane sécrétante : c'est celle qui ne sert pas à la vision ; elle est composée de deux couches de cellules, les unes internes, allongées, les autres externes, polygonales ; c'est cette couche externe qui est chargée de pigment, c'est la *couche pigmentaire*. On l'attribuait autrefois à la choroïde ; or, toutes les parties situées même au-devant de l'ora serrata, tout ce qui recouvre les multiples anfractuosités des procès ciliaires, appartient à la rétine. Eh bien! pratiquez des séries de ponctions de la chambre antérieure, et, toutes les cinq à six minutes, vous verrez que l'humeur aqueuse est reconstituée : elle devient simplement plus fibrineuse. Ainsi se justifie l'emploi des paracentèses qui amènent la sécrétion plus abondante de la rétine, sécrétion dont la répétition dans ses cellules peut produire de leur côté des modifications entraînant de beaux résultats thérapeutiques.

Cette notion de la sécrétion rétinienne est une acquisition récente. D'abord dévolue à la cornée, la sécrétion de l'humeur aqueuse fut rapportée par de Græfe à l'iris ; c'est de cette erreur théorique qu'est née l'iridectomie. De Græfe se proposait, par elle, de diminuer la production de l'humeur aqueuse, en retranchant une partie de la glande oculaire. Si les succès sont acquis, le principe est faux. Aujourd'hui encore nous ignorons par quel mécanisme agit cette opération, à moins qu'on n'admette que le revêtement rétinien noir de l'iris, l'uvée, concourt à la sécrétion de l'humeur aqueuse, acte principalement dévolu aux procès ciliaires.

Mais, nous sommes allés plus loin encore dans l'étude des sécrétions rétiniennes. Mes recherches expérimentales sur l'action de la naphtaline m'ont démontré qu'un rôle nutritif devait être attribué aussi à la portion visuelle qui, suivant toute apparence, fournit des éléments au vitré et, par son intermédiaire, au cristallin. Si, en effet, on administre à des lapins de la naphtaline, l'ophtalmoscope permet, au bout de quelques jours, d'apercevoir au fond de l'œil de petites taches nacrées, dont l'aspect rappelle les altérations de la rétinite albuminurique. Aussitôt après, apparaît un trouble du vitré, sous forme de *synchysis scintillant*. Or, ne croyez pas que ce soient là des paillettes de naphtaline en nature, ni même des cristaux de cholestérine : ce sont des rhomboèdres d'oxalate de chaux avec de nombreux cristaux de sulfate de chaux, et ces derniers, d'une espèce particulière, comme on n'en trouve que chez certains végétaux, sous forme d'aiguilles disposées en faisceaux entre-croisés.

Comment expliquer leur production? L'étude de l'évolution ultérieure des lésions va nous en faire mieux pénétrer la nature. Après l'envahissement du vitré, la rétine s'altère de plus en plus, puis se décolle complètement, pendant que se produit une cataracte; donc, à la dystrophie vitréenne succèdent le trouble du vitré et la dystrophie cristallinienne. En poursuivant complètement l'examen histologique, on remarque que toutes les autres parties de l'œil sont indemnes.

J'ai tiré de ces faits expérimentaux la conclusion suivante : c'est que la rétine joue le rôle de membrane nourricière du vitré et du cristallin. Ce dernier organe, en effet, suspendu à la zonule de Zinn, qui ne lui apporte aucun vaisseau, ne saurait être nourri que par la rétine. Le courant se dirige d'arrière en avant vers le pôle postérieur du cristallin, à travers le vitré; son élimination se fait par le pôle antérieur, à l'équateur de la lentille : alors, le liquide excrémentitiel se déverse dans l'humeur aqueuse. Ces faits expérimentaux sont corroborés par des faits cliniques; les cataractes symptomatiques de lésions de la chorio-rétine se localisent d'abord aux parties du cristallin qui regardent le vitré et dans un rayon limité : c'est là le pôle de réception nutritive; on les appelle pathologiques, pour indiquer qu'elles dérivent d'une lésion rétinienne ou du tractus uvéal correspondant.

Mais là ne se borne pas le rôle de la rétine. Son feuillet pigmentaire sécrète en outre le *pourpre rétinien.*

Comme vous le voyez, nous sommes loin de l'époque où l'on admettait que la couche pigmentaire servait uniquement à absorber les rayons lumineux, à empêcher leur diffusion, d'où résulterait le trouble des images rétiniennes incidentes, disposition analogue à celle de la chambre noire des photographes : la complexité de son rôle explique que plus des deux tiers des éléments de la rétine primitive soient destinés à la confection de cette couche, simple en arrière de l'ora serrata, double en avant de celle-ci, jusqu'au bord pupillaire de l'iris. C'est la même qui, à la partie antérieure, sécrète l'humeur aqueuse, à la partie postérieure, l'érythropsine, et qui assure, en outre, la nutrition du cristallin et du vitré. Chez les albinos, cette couche, bien que privée de pigment, subsiste, et les seuls changements qu'on constate dans le fonctionnement de la rétine se bornent à un certain degré d'amblyopie et d'héliophobie, la nutrition de l'œil n'étant pas sensiblement altérée.

Voilà bien des rôles, et des plus importants, dévolus à cette partie de la membrane nerveuse de l'œil, et cependant son utilité physiologique n'est pas encore épuisée. On a constaté que ses cellules pigmentaires sont douées de mouvements incessants sous l'influence de la lumière. Leurs filaments antérieurs terminaux, qui s'entrelacent avec les extrémités des cônes et des bâtonnets, avancent ou reculent suivant le degré de clarté. Sur un œil de grenouille exposé à la lumière, il est facile de constater la nudité des cellules visuelles par retrait du pigment, alors que, si l'on a soin de maintenir l'œil dans l'obscurité, ces cellules sont enfoncées sous le pigment, au point de ne plus laisser voir que la partie des cônes et des bâtonnets renfermant le noyau. Voilà pourquoi, sous les tropiques et chez les ouvriers des hauts fourneaux, on rencontre certaines maladies, rétinites ou héméralopies, qui s'amendent sous les climats tempérés et par le séjour dans l'obscurité.

Telle est cette membrane infiniment complexe et importante. De jour en jour, elle tend à prendre, à juste raison, dans la pathologie oculaire, une place prépondérante. L'erreur anatomique, attribuant le feuillet pigmentaire de l'œil à la choroïde, avait autrefois contribué à élargir considérablement le cadre des choroïdites. L'ophtalmoscope, endehors des recherches histologiques, reste souvent impuissant à déterminer le siège primitif des lésions. La majorité des rétinites, surtout celles de la syphilis, sont diagnostiquées, non par l'état de la rétine même, mais par l'*état poussiéreux du vitré*, hyalite secondaire par trouble nutritif, dont nous avons étudié le mécanisme. D'ailleurs, rien d'étonnant à ce que l'ophtalmoscope ne nous montre pas nettement toutes les lésions rétiniennes. Pour ne citer qu'un exemple de son insuffisance en pareil cas, je prendrai la lésion décrite dans le cadre nosologique sous le titre de *rétinite pigmentaire sans pigment*, parce que l'ophtalmoscope n'y décèle rien. Poncet (de Cluny), ayant eu l'occasion d'examiner un œil atteint de cette maladie sur un soldat, put constater que cela tenait à la migration du pigment sur les couches profondes de la rétine. Si donc ces couches restent inaccessibles à l'examen objectif, *a fortiori*, la choroïde le sera-t-elle bien plus encore, et c'est à elle cependant que, pendant de longues années, on a attribué toute la pathologie du fond de l'œil.

J'ai choisi à dessein la membrane la plus importante et la plus compliquée de l'œil, pour vous montrer, par des notions générales, combien les conditions pathologiques sont liées aux notions anatomiques et physiologiques et comment les complexités des unes entraînent celles des autres. Or, ces idées générales sont applicables à toutes les autres parties du globe oculaire. Prenons le cristallin. Nous connaissons encore mal ses inflammations; ce que nous savons bien, c'est que, par les progrès de l'âge, il se produit en lui des modifications cellulaires dont l'aboutissant est la cataracte scléreuse : nous avons vu tout à l'heure que les cataractes pathologiques molles relèvent d'un processus dénutritif tout différent. Dans les cataractes séniles, caractérisées par la kératinisation du cristallin, il n'est pas nécessaire que l'œil soit atteint d'un processus pathologique : si tous les hommes vivaient cent ans et au delà, ils seraient tous cataractés. Le seul fait qui commande cette pathogénie, c'est la tendance des épithéliums tégumentaires à se kératiniser dans la vieillesse, qui elle-même dérive de l'artériosclérose. Plus vite l'on vieillit, par arthritisme, diabète, alcoolisme, syphilis, misère physiologique, plus tôt on tend à devenir cataracté.

Voyons maintenant la cornée : sa structure est assez complexe; il faut lui distinguer deux parties principales, une antérieure, ectodermique, formant l'épithélium et la membrane de Bowmann, une postérieure, le stroma, avec sa couche endothéliale de Descemet; cette couche profonde se continue avec la sclérotique et a des rapports nutritifs avec la choroïde, l'iris, les procès ciliaires. Grâce à cette différenciation, la pathologie des kératites superficielles se rattache à celle des téguments externes, peau et conjonctive, alors que les kératites profondes sont liées aux lésions des parties que nous venons de voir en rapport avec la couche cornéenne profonde. Ici encore, la structure anatomique domine l'évolution pathologique.

Quand on est bien pénétré de tous ces faits, on n'est plus étonné de l'infinie multiplicité des maladies oculaires. Tant que les pathologistes ont mal connu l'anatomie et l'embryologie, tant qu'ils n'ont pu avoir recours aux moyens extrêmement variés d'investigation clinique dont nous disposons aujourd'hui, leurs suppositions hardies côtoyaient constamment l'erreur, dans laquelle ils étaient forcés de tomber. Aussi, quand je vois aujourd'hui encore des ouvrages de pathologie oculaire dont l'idée dirigeante, la grande division, sont les notions de scrofule, goutte, etc., ne puis-je m'empêcher de penser que c'est, de la part de leurs auteurs, faire bon marché de notions précises, si laborieusement amassées, et qui seules peuvent fonder une pathologie claire, durable et toujours vraie.

C'est au laboratoire, messieurs, grâce à l'anatomie normale et pathologigue, macroscopique et microscopique, sans négliger l'embryologie et l'anatomie comparée, que l'on arrive à éclairer la physiologie et la pathologie de l'œil. De son côté, la clinique est le point de départ et l'aboutissant obligé de ces études. C'est grâce aux notions accumulées de pathologie générale que vous pourrez vous livrer avec fruit à l'étude de l'ophtalmologie : à ce seul prix, vous serez des spécialistes consciencieux et éclairés. Ne négligez pas pour cela le côté opératoire, car, de tout temps, l'ophtalmologie clinique a été, et elle restera l'une des branches les plus actives de la chirurgie. L'ère moderne l'a enrichie de l'optique et de la bactériologie, dont l'acquisition vous sera indispensable ; fortement nourris de ces connaissances diverses, vous pourrez aborder sans crainte les difficultés de la pratique.

PAUPIÈRES

II

EMPHYSÈME PALPÉBRAL TRAUMATIQUE

Nous venons d'examiner un jeune homme qui, à la suite d'une chute toute récente sur le trottoir, offre un gonflement notable des paupières du côté gauche.

Le diagnostic, à première vue, serait celui d'un hématome récent, dû à la contusion, ou résultant d'une fêlure de l'orbite. Pour établir ce diagnostic différentiel, il faut rechercher avec soin s'il s'y joint ou non de l'emphysème palpébral, qui, très souvent, passe inaperçu, soit parce qu'on n'y pense pas, soit parce qu'on s'y prend mal pour le reconnaître.

Le gonflement palpébral est un signe commun à l'épanchement de sang et d'air dans le tissu cellulaire souscutané, et ne saurait dès lors servir au diagnostic. La teinte violacée propre à l'ecchymose n'apparaît qu'après coup, et, dans un cas tout récent comme celui-ci, son absence ne saurait plaider en faveur de l'emphysème plutôt que de l'hématome. La crépitation fine qu'on éprouve aux doigts en pressant sur la tumeur, réputée caractéristique de l'emphysème, se retrouve aussi au début de l'hématome, lorsque le sang épanché n'est pas encore coagulé. Le signe vraiment pathognomonique de l'emphysème est fourni par la percussion, pratiquée légèrement sur les paupières, soit au moyen d'une plaque d'ivoire ou de corne et d'un petit marteau percuteur en caoutchouc, soit, plus simplement, à l'aide de toutes petites chiquenaudes avec le bout du doigt : le bruit tympanique ainsi obtenu ne saurait laisser aucun doute sur la présence de la moindre parcelle d'air dans le tissu cellulaire lâche de la paupière.

Le diagnostic d'emphysème une fois établi, il s'agit d'en déterminer le mécanisme et la signification au point de vue des complications possibles, du pronostic et du traitement.

L'emphysème palpébral traumatique signifie fracture des parois de l'orbite au niveau des cavités adjacentes communiquant avec l'air extérieur, telles que : les fosses nasales, le sinus maxillaire, le sinus frontal. De toutes ces fractures, la plus commune est celle qui intéresse l'unguis ou l'os planum de l'ethmoïde, par suite d'un choc ou d'une chute sur le dos du nez, avec ou sans fracture des os propres du nez, de l'apophyse montante de l'os maxillaire supérieur, et parfois de la lame perpendiculaire et même criblée de l'ethmoïde. En pareil cas, il s'y ajoute au début une épistaxis plus ou moins abondante et plus tard de l'anosmie, plus commune qu'on ne le pense, et qui est due à la lésion des nerfs olfactifs. Une conséquence de ces fractures de la paroi interne de l'orbite c'est la pénétration de l'air dans le tissu cellulaire orbito-palpébral, chaque fois que l'individu fait un effort et surtout se mouche, d'où les alternatives de gonflement et de dégonflement relatif des paupières. Cela est surtout vrai au début, car au bout de trois ou quatre jours, la fêlure osseuse se trouve bouchée par du sang coagulé et de la lymphe en voie d'organisation, assise du futur cal osseux. C'est ce qui existe précisément en ce moment chez notre malade.

Les fractures du rebord orbitaire inférieur provoquent également de l'emphysème, grâce à la pénétration de l'air venu du sinus maxillaire. Il en est ainsi des fractures de la voûte de l'orbite, dans les points où celle-ci correspond au sinus frontal, dont l'étendue et la capacité croissent avec l'âge du sujet. Pour en établir le diagnostic, en dehors de l'emphysème, il faut tenir compte de la douleur localisée, s'exaspérant par la pression, d'un enfoncement possible de l'os, et aussi d'une anesthésie assez commune ayant pour siège le trajet des nerfs, particulièrement du nerf sous-orbitaire. Ce dernier signe est pathognomonique de la fracture de l'os maxillaire supérieur, au niveau du canal sous-orbitaire. Cette anesthésie occupe la moitié correspondante de la lèvre supérieure et l'aile du nez du même côté. Plus exceptionnellement, il s'y ajoute l'anesthésie de la gencive des deux incisives et de la canine, auquel cas il y a lieu d'admettre que la fêlure se prolonge en arrière dans la gouttière sous-orbitaire d'où émergent les filets dentaires antérieurs.

Dans cette fracture, outre la douleur localisée au niveau du trou sous-orbitaire, on en développe une tout aussi vive lorsqu'on vient à presser transversalement et à la fois sur les deux arcades zygomatiques.

Le pronostic de l'emphysème en lui-même est éminemment favorable en ce sens que, sitôt la communication avec les voies aériennes interceptée, l'air épanché dans le tissu cellulaire orbito-palpébral se résorbe et que sa présence au milieu du foyer de la fracture n'empêche pas celle-ci de se réparer sans complication suppurative ou autre, fait d'autant plus important que la plupart des fractures dites exposées, celles par exemple des membres et du maxillaire supérieur, ne manquent pas, à moins de soins antiseptiques rigoureux, de se compliquer de suppuration pouvant aller jusqu'à la pyohémie. Au point de vue de leur innocuité, on pourrait rapprocher ces fractures orbito-nasales des fractures de côtes, où l'emphysème, si étendu soit-il, ne provoque jamais de suppuration. On ne saurait d'ailleurs invoquer le filtrage préalable de l'air par le parenchyme pulmonaire, puisque Malgaigne, en expérimentant sur les animaux, chez lesquels il déterminait des fractures de côtes, a démontré que l'injection sous-cutanée de l'air dans les parois thoraciques, au moyen d'un soufflet, n'empêchait pas le foyer de la fracture costale de se cicatriser normalement.

On conçoit, d'après ces faits, qu'au point de vue du traitement de l'emphysème, il n'y a rien à tenter et que les compresses résolutives, favorables à la résorption du sang, suffisent pour activer celle de l'air. Toute ponction est, en pareil cas, contre-indiquée, non seulement comme inutile, mais aussi parce qu'elle peut exposer à l'infection du foyer hématique, pour peu qu'on ne se conforme pas à une rigoureuse antiseptie. Habituellement aussi, les névralgies post-traumatiques et l'anesthésie disparaissent par la suite, sans qu'on ait besoin d'intervenir.

III

PTOSIS D'ORIGINE CUTANÉE

Vous savez que, sous le nom de ptosis, on entend la chute de la paupière supérieure, due presque toujours à l'impotence du muscle releveur; rarement traumatique, cette impotence peut être congénitale ou acquise.

A côté de ces variétés bien connues, nous voulons insister sur une autre, qui dérive de la laxité et de l'exubérance du derme de la paupière, provenant de différentes causes, que nous allons énumérer. Commençons par exposer le cas de la malade que nous venons d'examiner tout à l'heure. C'est une femme âgée de trente ans, sans aucune tare organique, qui, jusqu'à l'âge de six ans, avait les paupières bien conformées. A cette époque, à la suite des poussées successives et prolongées d'impétigo facial, ses paupières tombèrent et, depuis lors, elle n'a jamais pu les relever complètement, au point qu'actuellement elle offre cet aspect endormi caractéristique avec extension de la tête, toutes les fois qu'elle regarde horizontalement ou en haut. Ce qui caractérise particulièrement son ptosis, c'est la grande laxité de la peau de la paupière, plissée sur elle-même, et comme étagée, alors que, dans le ptosis paralytique, la peau conserve son ampleur normale ou même est rétrécie, comme dans la forme congénitale.

Cette exubérance, avec laxité du derme, se rencontre plus fréquemment encore à la suite d'érysipèles à répétition subaigus, dits encore lymphatiques, et qui constituent l'état connu sous le nom d'éléphantiasis inflammatoire des paupières.

Pour prouver que, dans cette chute, les muscles releveurs n'interviennent en rien, il suffit de faire observer que, chez notre malade, il n'existe aucune ride au front, comme cela a lieu dans le ptosis paralytique, où l'occipito-frontal intervient d'une façon constante, par suite d'une suppléance avec contracture permanente.

Une autre variété, cette fois congénitale, de ptosis hypertrophique, est celle qui est due à l'évolution des névromes plexiformes des paupières, où, comme on sait, en dehors de l'hyperplasie fibreuse des nerfs, il existe de la pachydermie et de l'hypertrophie du tissu conjonctif environnant.

Comme contraste, il nous reste à signaler le ptosis sénile, qui résulte de la perte de tonicité et d'élasticité de la peau des paupières, laquelle, devenue flasque et tombante, se plisse à l'excès, au niveau du bord supérieur du tarse et forme une sorte de tablier dont le bord libre appuie sur la rangée ciliaire, au point de refouler les cils en arrière et de déterminer une sorte de trichiasis sénile. Ici il s'agit de l'atrophie des éléments élastiques et musculaires du derme, par suite d'une altération graisseuse nécrobiotique.

Toutes ces modalités du ptosis méritent, croyons-nous, la désignation de *cutanés*, afin de les distinguer des variétés *musculaires*, où l'impotence du releveur est principalement en cause. Cette distinction est surtout importante au point de vue du traitement chirurgical du ptosis. Pour ceux que nous appelons cutanés, il faut s'adresser avant tout à l'excision d'un lambeau suffisant de peau, alors que dans les ptosis musculaires, tout procédé, pour être efficace, devra avoir en vue la suppléance du releveur paralysé ou absent ; de là, deux modes opératoires différents, dont il faut savoir tirer parti suivant les cas.

IV

PTOSIS CONGÉNITAL ET LUXATION CONGÉNITALE DE LA HANCHE

Nous venons d'examiner ensemble une petite fille de quatre ans atteinte de ptosis congénital unilatéral gauche. Bien développé, le sujet offre une denture bonne, sans aucune autre tare qu'une luxation congénitale de la hanche du même côté ; la fillette, très intelligente, appartient à une famille de huit enfants tous vivants.

Cette observation offre un double intérêt, celui d'un ptosis congénital unilatéral, alors que le bilatéral est la règle, et cet autre qu'il y a luxation fémorale congénitale du même côté. Est-ce là une simple coïncidence, ou bien devons-nous penser qu'il existe une corrélation réelle entre la pathogénie des deux malformations, ce qui suppose un même trouble fonctionnel ou nutritif?

En ce qui concerne la luxation congénitale, l'anatomie pathologique démontre qu'il n'existe aucune lésion osseuse ou ligamenteuse, pas plus que d'épanchement articulaire, mais que tout se réduit à une cavité cotyloïde inhabitée et petite, une tête fémorale non moins petite, et une capsule articulaire allongée et rétrécie au milieu en forme de sablier. Il y a dès lors à se demander s'il s'agit véritablement d'une luxation ou au contraire de l'évolution à distance des deux surfaces articulaires. Il se pourrait que l'abandon des surfaces articulaires en question soit dû à un manque d'évolution normale des muscles environnants, sorte d'arrêt de développement, qui, s'il venait à être démontré, pourrait servir d'argument valable à ceux qui prétendent que le ptosis congénital dérive non d'une paralysie intra-utérine, mais d'une amyotrophie primitive du muscle releveur, qui serait dès lors plus ou moins absent.

Ce qui est certain, c'est que le ptosis congénital diffère du ptosis paralytique acquis par trois caractères fondamentaux. Il est toujours incomplet, avec paupière courte plutôt que tombante et une fente palpébrale entr'ouverte de plusieurs millimètres, même à l'état de repos, contrairement à ce qui a lieu dans le ptosis paralytique, par tabes par exemple, où la paupière reste flasque et fermée, malgré les efforts du malade. Les rides frontales, si caractéristiques dans ce dernier cas, font dans le premier presque défaut. Par contre, il s'y ajoute constamment du nystagmus oscillatoire ou rotatoire. Si l'on y joint un état parfait de la santé générale, on aura un ensemble de caractères cliniques qui distingue nettement le ptosis congénital de l'acquis.

Que le ptosis congénital soit unilatéral ou double, il comporte invariablement un traitement chirurgical, vu que les moyens médicaux, électricité, iodure de potassium, vératrine en pommade, mercure, ne sauraient reconstituer un muscle absent, ou pour le moins paralysé de façon originelle et définitive. Seul le ptosis congénital par dystocie, analogue au strabisme du même ordre et qui serait dû à une lésion nerveuse pendant le travail, pourrait se prêter à un traitement médical ou même disparaître spontanément par la suite.

L'idée qui s'est présentée la première a consisté à exciser une partie de la paupière, puis à la suturer, en vue de la raccourcir assez pour découvrir la cornée et la pupille. L'excision, limitée d'abord à la peau, fut étendue au squelette même de la paupière, tarse et ligament suspenseur, ainsi que cela a été proposé par Gillet de Grammont. Pour notre compte, ce procédé nous a toujours paru insuffisant et nous savons que d'autres confrères n'ont pas eu à s'en louer. Cela se conçoit d'ailleurs, puisque, dans le ptosis congénital, la paupière est souvent courte et que l'absence de tout muscle propre fait que le voile reste en quelque sorte inerte.

Des brides cicatricielles sous-cutanées, qu'elles soient obtenues par des sutures coupantes ou des fils métalliques portés au rouge par l'électricité, ne sauraient non plus assurer le succès définitif d'une façon certaine et au degré voulu ; en outre, ce moyen expose à du gonflement et à une suppuration abondante. Sans doute on peut réussir parfois, mais il est impossible d'escompter d'avance le résultat voulu.

Ici comme ailleurs, il faut s'adresser à des méthodes chirurgicales précises, permettant de remplir toutes les indications, qui sont : le relèvement de la paupière, sans en exciser une partie, et la suppléance, par anastomose directe, du squelette de la paupière avec un muscle actif.

Dans ce but, nous avons proposé et pratiqué, d'après le conseil de de Græfe, l'anastomose par suture d'un lambeau triangulaire de la paupière avec le muscle frontal. Pour cela faire, le lambeau est insinué sous un pont créé aux dépens du sourcil ; deux ou trois points de suture suffisent pour en rattacher le sommet à la peau et au muscle du front. Pour éviter toute difformité, on coapte et au besoin on excise les bords latéraux chaque fois qu'ils paraissent exubérants, et l'on applique deux autres points de suture. Au bout de cinq jours, la réunion par première intention étant obtenue, on enlève les fils et l'on a la satisfaction de voir qu'à chaque contraction du muscle frontal la paupière se relève par un mouvement de roulement ou de bascule en haut et en arrière, comme à l'état normal.

Tout récemment, Motet, d'Angers (*Congrès de la Société française d'ophtalmologie*, 1897), puis Parinaud (*Société d'ophtalmologie*, Paris, 1897) ont proposé et pratiqué l'anastomose du tarse et du ligament suspenseur avec une languette du muscle droit supérieur du globe. C'est là un procédé qui mérite d'être essayé, ne fût-ce que pour être comparé dans ses résultats avec celui décrit plus haut ; c'est ce que nous nous proposons de faire dans un avenir prochain.

V

PTOSIS HÉRÉDITAIRE FAMILIAL.

Vous connaissez sans doute ces cas aussi rares que curieux où le ptosis, d'origine héréditaire, peut intéresser plusieurs membres d'une même famille, tantôt les garçons, tantôt les filles, et qui peut même franchir une génération. Le mal vient tantôt du côté paternel, tantôt du côté maternel. Le degré du ptosis varie d'un membre de la famille à l'autre et peut même épargner certains d'entre eux. Le plus ordinairement il se montre peu de temps après la naissance, mais, par exception, on ne l'aperçoit d'une façon marquée qu'à l'adolescence.

La paralysie, en dehors du releveur, peut intéresser une partie ou la totalité des muscles extrinsèques, auquel cas on a affaire à une ophtalmoplégie extérieure totale. Mais, ce qui distingue ce genre d'ophtalmoplégie de celles acquises, aiguës ou chroniques, c'est que la musculature intrinsèque, iris et muscle ciliaire, est toujours intacte; souvent aussi, il s'y ajoute de légers mouvements nystagmiques, comme pour prouver qu'il s'agit là d'un vice originel.

Dans un rapport fait par nous à l'Académie, au sujet d'un travail du Dr Gourfin (de Genève), nous avons relaté une observation des plus intéressantes recueillie par cet auteur. En ce moment (1er décembre 1897) nous avons à la clinique une malade dont l'histoire mérite d'être rapportée.

Il s'agit d'une femme de cinquante-cinq ans, atteinte

d'un double ptosis congénital, les deux paupières ne pouvant être relevées par elle de plus de 2 à 3 millimètres, et cela grâce à la contraction spasmodique des muscles occipito-frontaux. Les deux globes regardent en bas, leur axe transversal restant invariablement au-dessous de l'horizontale ; la malade est incapable de les porter plus bas ou de les élever, quelque effort qu'elle fasse. Par contre, les mouvements horizontaux de latéralité, ainsi que ceux de la convergence mutuelle, sont conservés. Les deux pupilles, de 3 millimètres de diamètre, sont régulières et se contractent sous l'influence de la lumière et de la convergence. Fond d'œil normal ; légère hypermétropie ; A. V. : 2/3 ; de près, la malade ne distingue pas mieux avec des verres convexes.

D'après la malade, son père aurait eu les paupières tombantes, surtout après une fièvre typhoïde, qu'il aurait contractée à l'âge de trente-six ans. Sa famille se compose de quatre filles et de quatre garçons ; les premières auraient toutes la même chute de la paupière supérieure, alors que les garçons n'offrent rien d'anormal de ce côté. Si ce qu'elle nous affirme est exact, il en résulterait que le ptosis héréditaire paternel aurait été transmis à toute la lignée femelle, alors qu'il aurait épargné les garçons : ceci est loin de constituer la règle, puisque dans d'autres observations du même ordre, ce sont les garçons qui paient le principal tribut.

La pathogénie de cette affection reste encore à faire et seule l'anatomie pathologique pourra démontrer un jour s'il s'agit de paralysies, d'amyotrophies ou de défaut d'évolution du système musculaire du globe.

VI

DIAGNOSTIC DU CHALAZION.

Parmi les malades venus ce matin à la consultation, il en est une qui présente un intérêt particulier. C'est une femme âgée, d'aspect extérieur robuste, qui est employée à l'hôpital Broca. Son œil gauche est en cause. Les paupières sont rouges, tuméfiées, d'aspect phlegmoneux. La conjonctive est elle-même le siège d'une inflammation très prononcée ; il y a du chémosis séreux, plus particulièrement marqué au niveau de la commissure externe. Le début du mal remonterait à quarante-huit heures.

La profession de cette malade a fait songer ceux d'entre vous qui l'ont examinée dès son arrivée, à la possibilité d'une inoculation locale, très admissible dans l'espèce, par les doigts, à la suite de contacts de linges ou d'organes souillés. En fait, on pourrait penser tout d'abord à une infection blennorragique ou syphilitique.

Serait-ce le début d'une ophtalmie blennorragique? Nous savons que les premiers stades de cette affection sont caractérisés par des signes rappelant précisément ceux que nous constatons ici. Mais, dès le début, on observe dans les culs-de-sac et sur la conjonctive la présence de flocons, qui deviennent purulents en vingt-quatre heures. Or ici, malgré les quarante-huit heures écoulées, il n'y a ni flocons ni traces de purulence. Il est donc probable, *à priori*, que la blennorragie n'a pas joué de rôle dans la production de cette lésion. Si l'on voulait être plus précis, la recherche des gonocoques s'imposerait. D'ailleurs, un examen plus minutieux permet de constater, vers l'extrémité externe de la paupière inférieure, une induration pâteuse, point de départ évident de l'affection. La présence de cette induration éveille l'idée de chancre palpébral, mais son peu de consistance met en garde contre ce diagnostic. D'abord, le chancre palpébral, comme nombre de lésions extragénitales de même ordre, passe souvent inaperçu. De plus, son siège de prédilection est au niveau des commissures ; c'est pourquoi, dans notre cas, il importe de prêter la plus grande attention. Mais, le chancre palpébral est toujours syphilitique, ou pour le moins il est extraordinairement rare de rencontrer un chancre mou céphalique et par conséquent palpébral. Il est donc très induré à la base, jaunâtre ou jambonné. Il y a envahissement lymphatique : si la commissure externe est atteinte, c'est le ganglion préauriculaire qui est pris ; si c'est la commissure interne, le retentissement se fait du côté des ganglions prémaxillaires et sous-maxillaires ; ces ganglions sont indolores, durs et volumineux, la peau glisse sur eux. En présence de ces signes, il ne faudrait pas hésiter à se rattacher à l'idée de chancre infectant. En cas de doute, les accidents secondaires étayeraient le diagnostic sous peu de jours.

Jusqu'ici donc, le diagnostic n'offre pas de sérieuses difficultés. Mais, les affections du bord libre sont nombreuses et délicates à distinguer entre elles.

Il y a d'abord l'inflammation des glandes de Meibomius. Ces glandes sont situées en plein tarse, c'est-à-dire dans un tissu dur, fibreux : qu'elles viennent à s'enflammer, et la dureté de la petite tumeur rappellera l'induration chancreuse. Les microbes les plus variés sont susceptibles de produire cette inflammation : il y a alors meibomite et en même temps tarsite, car la propagation au tarse est rapide, les glandes étant directement enfouies dans son tissu, sans interposition de capsule propre. Dans tous ces cas, il peut y avoir retentissement du côté des ganglions; mais ils sont mous, douloureux.

Cette affection est désignée en ophtalmologie sous le nom de chalazion. Elle doit être distinguée du petit phlegmon développé au niveau des follicules pileux des cils. Celui-ci, véritable furoncle des paupières, est situé non plus au niveau du tarse, mais beaucoup plus en avant.

Ces deux inflammations se développant souvent chez des lymphatiques, des scrofuleux, des acnéiques, ont été confondues par certains ophtalmologistes ; on est allé jusqu'à dire qu'elles pouvaient se transformer l'une en l'autre ! Vous voyez que leur siège anatomique est essentiellement différent. Le phlegmon pilo-sébacé est le vulgaire orgelet, le compère loriot.

Lorsque la lésion s'accentue, le tarse formant bouclier, il n'y a pas retentissement du côté de la conjonctive. Au contraire, dans la meibomite, la transmission est rapide à la conjonctive tarsienne, et s'explique fort bien par la disposition anatomique des parties. La paupière est essentiellement constituée par une couche antérieure cutanéo-musculaire, qui est le siège de l'orgelet, et une couche postérieure constituée par le squelette. Or, ce squelette est formé de deux éléments étroitement liés au point de vue anatomique, le tarse et la conjonctive. En effet, le tissu fibreux du tarse et le derme conjonctival sont deux productions anatomiques identiques, sauf une plus grande laxité au niveau du derme. Il est dès lors facile de comprendre le retentissement rapide et obligé du chalazion sur la conjonctive.

Au niveau de la partie moyenne du tarse, l'adhérence très intime de la muqueuse localise l'inflammation ; et la seule chose que nous observions du côté de la conjonctive, c'est un état villeux, papilliforme, quelquefois polypiforme ; c'est là un stade particulier du chalazion.

Mais le siège anatomique différent de la lésion première entraîne de notables différences dans son évolution. Le tarse diminue de hauteur à mesure qu'il se rapproche des commissures, puisqu'il affecte dans son ensemble la forme d'un segment de cercle à base curviligne. Il en résulte qu'au niveau de la commissure externe, en particulier, il est réduit à une très fine bandelette. Les glandes de Meibomius n'en existent pas moins en ce point. Mais alors, que le chalazion prenne naissance dans cette portion tarsienne, il se trouve là au contact d'une conjonctive qui n'est plus dense comme tout à l'heure au niveau de la partie moyenne, et qui, dès lors, ne localise plus l'inflammation. En effet, au niveau des commissures, il trouve la conjonctive bulbaire du cul-de-sac, libre, lâche, et se réfléchissant pour gagner le globe oculaire. Il est là en plein tissu sous-conjonctival très mince, très délicat, se laissant infiltrer et boursoufler très rapidement. Le chalazion des commissures retentit avec la plus grande facilité sur le tissu sous-conjonctival. C'est à cette évolution que nous assistons chez notre malade et de là vient ce chémosis énorme, rappelant une ophtalmie purulente au début.

Nous poserons donc le diagnostic de chalazion commissural externe enflammé de la paupière inférieure.

Lorsque cette lésion se présente à la paupière supérieure, il y a un autre diagnostic à faire.

En effet, la paupière supérieure renferme un autre appareil glandulaire qui peut être le siège de phénomènes morbides. C'est la glande lacrymale palpébrale traversée par les canaux excréteurs de la glande orbitaire, dans lesquels viennent se déverser ses canaux excréteurs propres.

La connaissance de l'adénite lacrymale palpébrale est de date récente, et on la confondait souvent avec le chalazion enflammé. Mais la glande est située dans la paupière, au-dessus du bord supérieur du tarse ; son inflammation sera donc indépendante de cet organe et tendra à gagner vers le haut, tandis que le chalazion est une tumeur intratarsienne, marginale, basse; de plus, la forme de la dacryo-adénite palpébrale est très allongée dans le sens vertical. En dehors de ces caractères, l'inflammation, le chémosis sont les mêmes dans les deux affections.

Voilà sans doute, Messieurs, bien des lésions simulant le chalazion, mais la liste n'en est pas encore épuisée.

Dans la région des commissures, on a toujours affaire à un tout petit chalazion, avec, tout autour, un gonflement palpébral, un chémosis considérable; dès lors, on a grand'peine à sentir le petit noyau, cause de tous les désordres : l'œdème environnant prime tout. C'est dans ce cas qu'on a pu porter le faux diagnostic de ténonite.

La ténonite est une affection rare, de cause locale ou générale, souvent consécutive aux infections et dans la production de laquelle entre pour une part l'arthritisme, œdématiant seulement le tissu cellulaire sous-conjonctival. Le chémosis y est considérable, les douleurs sont spontanées et accompagnent les mouvements du globe; il y a du larmoiement et absence totale de pus, comme dans le cas qui nous occupe. Pour préciser le diagnostic dans ces cas, il faut examiner à fond l'état des tarses et pratiquer l'éversion des paupières.

Nous n'avons eu en vue jusqu'ici que les inflammations s'accompagnant d'un complexus symptomatique aigu. Mais le chalazion peut revêtir la forme chronique. Dans ce cas, il y a beaucoup moins d'œdème ; celui-ci peut même manquer. Ce qui frappe, c'est l'induration et la rougeur localisée. Or, le chalazion chronique prête aussi à de nombreuses erreurs de diagnostic. Je me rappelle un malade chez lequel on avait porté à la consultation le diagnostic de chalazion. On fait une section à la conjonctive et on évide la tumeur. Mais celle-ci, au lieu de disparaître, augmente et pousse des bourgeons. Le malade va alors à Saint-Louis, où on le guérit par le traitement mixte antisyphilitique : l'examen avait montré qu'il s'agissait d'une *gomme palpébrale*. Ces gommes, qui ont comme siège de prédilection le tarse, peuvent donc revêtir l'aspect du chalazion chronique.

L'histoire du chalazion nous réservait d'autres surprises, qui n'ont été éclaircies que tout récemment. Dans un autre cas où le diagnostic de chalazion avait encore été porté, M. Sourdille, incisant la tumeur, fut étonné d'y trouver des masses jaunâtres, des grumeaux caséeux. L'examen histologique lui révéla qu'il s'agissait de *tuberculose du tarse*. Cette lésion était restée ignorée jusqu'alors ; on ne connaissait auparavant que la conjonctivite tuberculeuse.

Enfin, dans un troisième cas, analogue aux précédents, l'examen histologique fit voir encore à M. Sourdille qu'il s'agissait d'*épithélioma*. Non point cet épithélioma vulgaire, bien connu, débutant par la peau, le cancroïde des paupières, mais un épithélioma intratarsien, pur, développé aux dépens des glandes de Meibomius. Si l'on admet la transformation de l'adénome en épithélioma, pareille surprise devient encore plus excusable.

Nous connaissions depuis longtemps les maladies de la glande orbitaire, susceptible de s'enflammer, de devenir sarcomateuse, de présenter un cancer spécial, dit cancer vert. Aujourd'hui, un nouveau chapitre anatomo-pathologique s'élabore : c'est celui de la glande palpébrale de Rosenmüller et des *glandes lacrymales de Krause*, celles-ci étagées le long du cul-de-sac et s'ouvrant par conséquent au-dessus du tarse. Ce système est susceptible d'adénopathies tant simples que malignes, pouvant avoir quelques rapports symptomatiques avec le chalazion.

Vous voyez donc combien cette pathologie palpébrale devient tous les jours compliquée, et à combien d'erreurs de diagnostic elle expose. Je me hâte cependant de vous dire que 90 fois sur 100, vous ne vous tromperez pas en portant le diagnostic de chalazion. Mais, malgré la fréquence considérable de cette affection, il n'est plus permis aujourd'hui de ne pas savoir préciser les lésions des diverses glandes de la paupière.

VII

ECTROPION STÉNODERMIQUE.

Il s'agit ici d'une variété d'ectropion encore incomplètement décrite, qui diffère de l'ectropion cicatriciel et que je propose de désigner sous le nom d'*ectropion par sténodermie*, pour indiquer que le renversement de la paupière en dehors tient à une sténose pathologique acquise de la peau. J'ajoute toutefois que cette sténose s'observe plus particulièrement chez des sujets à paupières naturellement courtes et étriquées, à preuve la malade dont il va être question, chez laquelle toute la peau du visage, nez et lèvres, apparaît lisse et privée de plis, au point que la muqueuse des lèvres se montre elle-même ectropionnée.

Quoi qu'il en soit, c'est surtout chez des vieillards atteints de blépharite chronique qu'on voit apparaître l'ectropion en question, avec boursouflement et exposition à l'air de la muqueuse du tarse, particularité qui a conduit certains auteurs, Mackenzie en particulier, à lui donner le nom d'ectropion *muqueux*, comme si toute sa pathogénie résidait dans le gonflement chronique de la conjonctive. Pour nous, ce boursouflement est en réalité consécutif, et l'élément primordial doit être recherché du côté de la peau devenue trop courte dans tous les sens.

Les phases par lesquelles passe ce processus sont les suivantes :

En premier lieu, inflammation du bord libre de la paupière inférieure, telle que blépharite glandulo-ciliaire, éruptions eczémateuses ou furfuracées, larmoiement chronique d'origine conjonctivale ou naso-pharyngienne : tout cela s'observe particulièrement chez les individus ozéneux. Toutes ces causes d'irritation, particulièrement l'épiphora, déterminent à la longue une sorte de dermite atrophiante, avec rétraction, comme on en observe aux mains chez les manouvriers, affection décrite par Dupuytren sous le nom de brides cicatricielles de la paume de la main et que cet auteur attribuait à tort exclusivement à l'aponévrose palmaire ; Gerdy, généralisant ce processus à tous les tissus d'origine conjonctive, l'a appelé à son tour rétraction inflammatoire des tissus albuginés.

Ce n'est pas que la muqueuse ne prenne part à son tour à l'éversion de la paupière, par son gonflement hypertrophique, auquel s'ajoute la sténose et même l'obstruction du canalicule lacrymal inférieur éversé. De là dérivent pour le traitement trois indications importantes, à savoir :

1° Canalisation des voies d'excrétion des larmes ;

2° Résection d'une lanière transversale aux dépens de la conjonctive tarsale exubérante ;

3° Et surtout addition de peau à l'aide d'un procédé plastique, condition essentielle, et sans laquelle on ne saurait réussir.

Plus la rétraction de la peau s'accentue et plus l'autoplastie devient indispensable, alors qu'au début, en canalisant les voies lacrymales et en agissant sur la muqueuse par substitution, cautérisation ou excision, on peut arriver à guérir l'ectropion sans agir sur la peau. C'est là en quelque sorte le traitement prophylactique ; mais une fois la sténodermie accentuée, la peau de la paupière devenue étriquée, lisse, marmoréenne et privée de plis, ne se laisse plus allonger par aucun des procédés qui consistent à exciser un lambeau triangulaire de la commissure externe et à suturer la perte de substance plus ou moins haut vers la tempe. Tous ces procédés, depuis celui de V. Amon jusqu'à celui de Czynamowski, ne sauraient suffire.

Pénétré de cette vérité, j'ai essayé à différentes reprises d'interposer à la paupière inférieure un lambeau semi-lunaire de peau pris sur la joue, comme cela se fait couramment en cas d'ectropion cicatriciel, et lors d'ablation totale de la paupière ; vous avez vu récemment un beau cas de cette dernière opération chez une vieille femme, à propos d'un cancroïde extirpé. Malheureusement, mes tentatives ne m'ont jamais satisfait, attendu que le lambeau transplanté diffère comme couleur et comme épaisseur de la peau fine, presque muqueuse, de la paupière et que, par suite de la rétraction cicatricielle de la face profonde du lambeau, entouré de peau saine, celui-ci finit par se recroqueviller et faire un bourrelet disgracieux, sans profit pour la paupière qui reste toujours courte.

Partant de ce principe, j'ai essayé une fois d'emprunter un lambeau en escarpolette à la paupière supérieure, et de le fixer par des points de suture à l'incision semi-lunaire avec dissection, faite à la paupière inférieure ; j'espérais que, de la sorte, toute difformité résultant de la différence de la peau serait évitée et que la traction du lambeau, exercée sur la paupière inférieure, aurait pour effet de la relever. Le résultat n'en fut guère meilleur. A une date plus reculée, lorsque j'étais encore à l'hôpital Lariboisière, j'ai tenté de remédier à l'ectropion sténodermique par un procédé de blépharorraphie de Mirault (d'Angers), qui consiste à disséquer à la paupière inférieure un lambeau triangulaire à base tournée du côté des cils ; on retourne le lambeau de façon que la surface cruentée regarde en avant et celle épidermique en arrière. Le sommet est alors fixé à une boutonnière sourcilière, au moyen de deux points de suture, et on laisse le système en place pendant deux ou trois mois, dans l'espoir qu'une fois le lambeau détaché, la peau de la paupière retrouvera toute sa hauteur. J'ai le regret de dire que le résultat de ma tentative fut nul ; aussi vais-je aujourd'hui essayer devant vous pour la première fois une nouvelle manière d'opérer que voici :

1° Section demi-circulaire de la peau de la paupière inférieure, à 3-4 millimètres du bord libre ;

2° Dissection de la peau et de l'orbiculaire, de bas en haut, jusqu'à donner à la paupière inférieure toute sa hauteur normale ;

3° Taille d'un lambeau de peau à la paupière supérieure,

pris au niveau de la partie supérieure du tarse, et allant d'une commissure à l'autre, avec son sommet libre en dedans, et sa base adhérente en dehors ;

4° Détachement de la commissure externe, qu'on relève, de façon à faire avec le lambeau une autoplastie par échange. De la sorte, non seulement la paupière inférieure se trouve élargie de la hauteur du lambeau, mais la commissure palpébrale, fixée en haut et en dehors, à la place de la base de celui-ci, se trouve désormais attirée dans ce sens, au bénéfice de la paupière inférieure, qui ne se laisse plus attirer en bas ;

5° Excision de toute la partie de la muqueuse ectropionnée et hypertrophique, sous forme d'une lanière de 1 à 2 millimètres de large et allant d'une commissure à l'autre. Grâce à la rétraction de la petite cicatrice muqueuse, on obtient là un nouvel élément important de redressement ;

6° Fixation du lambeau cutané palpébral à l'aide de points de suture à la soie anglaise *oo* et suture des lèvres de la plaie d'emprunt de la paupière supérieure ;

7° Pansement sec ouaté iodoformé.

Avant de procéder à cette opération, il me reste à vous décrire le cas de la malade qui fait le sujet de cette leçon.

Il s'agit d'une jeune fille de dix-sept ans qui, depuis l'âge de cinq ou six ans, était sujette à du larmoiement, par suite d'une affection nasale dont elle porte encore les traces, sous forme de végétations polypoïdes dans les deux narines et principalement à droite. C'est là une pathogénie qui n'est pas banale : elle explique comment il se fait que l'ectropion stérodermique, qu'on rencontre presque toujours chez les vieillards, se trouve ici par exception sur un jeune sujet. Sous l'influence de cet épiphora permanent, la muqueuse tarsienne s'est enflammée, le point lacrymal s'est éversé, et la peau de la paupière inférieure s'est rétractée, par suite de l'irritation constante provoquée par les larmes. Dans ces conditions, le tarse rudimentaire de la paupière inférieure ne manque pas de se ramollir et de se laisser allonger transversalement, ce qui concourt à l'effondrement de l'édifice palpébral. J'insiste sur cette étiologie naso-lacrymale, attendu que l'immense majorité des cas dérivent, ainsi que nous l'avons dit au début, de blépharites marginales chroniques non soignées et qui, à la longue, c'est-à-dire à un âge avancé, provoquent le même ordre de lésions.

Vous voyez qu'au point de vue du traitement, il y a lieu de s'occuper dès le début des inflammations du nez avec propagation vers les voies lacrymales ; cela vaut mieux que d'avoir à combattre plus tard l'ectropion par sténodermie : en ce qui concerne notre malade, en dehors de l'opération qu'elle doit subir, il faudra traiter la rhinite, qui d'ailleurs est actuellement réduite à peu de chose.

Chez cette malade, l'ectropion est bilatéral, bien que plus prononcé à droite : c'est par ce côté que je compte commencer mes interventions, me réservant d'agir sur l'autre si, comme je l'espère, le résultat est entièrement favorable.

L'opération a été pratiquée le 19 novembre 1897 ; le lundi 22 les sutures ont été enlevées, la réunion ayant été immédiate et complète sur toute l'étendue du lambeau ; résultat parfait, ainsi que l'indiquent les photographies prises avant et après l'opération ; il n'existe ni ectropion ni entropion, ce qui justifie la combinaison de l'autoplastie avec l'excision d'une lanière muqueuse, au niveau de la face interne du tarse. Cela étant, on procède le vendredi 3 décembre à l'exécution de la même opération du côté gauche.

VIII

TRAITEMENT CHIRURGICAL DE L'ECTROPION CICATRICIEL.

L'ectropion cicatriciel succède presque toujours à des brûlures produites par le feu, plus rarement par des caustiques chimiques, en tête desquels il faut placer l'acide sulfurique. La plupart des individus brûlés par le feu sont des enfants en bas âge ou des épileptiques. La malade que vous venez d'observer rentre dans la première catégorie ; vous avez vu aussi, antérieurement, une autre femme dont toute la figure était couturée de cicatrices dues à la projection d'un flacon d'acide sulfurique. Incontestablement, ces dernières sont les plus graves, par suite de la multiplicité des brides, rétractiles à l'extrême et pendant un temps fort long, au point qu'on en voit qui ectropionnent complètement les quatre paupières à la fois, font adhérer les ailes du nez aux joues, renversent les lèvres et déterminent des sténoses de la bouche et des orifices nasaux.

Nous pensons, et c'est là un fait clinique que nous n'avons pas trouvé signalé, que, parmi les brides provoquées par l'acide sulfurique, il en est de consécutives à la chute des escarres, comme pour toute brûlure en général, tandis que d'autres sont dues à une action racornissante et sclérosante directe de cet agent chimique sur le tissu du derme, qu'il transforme en une sorte de chéloïde. On conçoit, d'après cela, que nos moyens d'action chirurgicaux soient en général moins efficaces pour les brûlures par l'acide sulfurique que pour les autres.

Plus exceptionnellement, on rencontre des ectropions cicatriciels dus à des affections ulcéreuses de la peau, parmi lesquelles il faut placer en première ligne la tuberculose ou lupus de la face, et la syphilis gommeuse, soit acquise, comme nous en avons observé un exemple, il y a quelque vingt ans, à l'hôpital Lariboisière, chez une femme de trente-cinq ans, soit héréditaire, comme chez l'enfant de douze ans qui est encore dans nos salles et qui nous a été adressé du service de M. Danlos à Saint-Louis, avec un quadruple ectropion total, à la suite duquel l'un des yeux, le droit, est atteint d'ulcère central de la cornée, menaçant de la perforation, et le gauche déjà rendu staphylomateux. Cet enfant ayant été opéré par nous avec succès, nous y reviendrons par la suite, ainsi que sur l'observation de la malade que vous venez de voir; mais d'abord nous allons vous entretenir de l'autoplastie palpébrale en général.

Le danger que court le globe de l'œil une fois exposé à l'air, par suite du renversement constant des paupières, a conduit de bonne heure les chirurgiens à vouloir y porter remède par la restauration de ces voiles membraneux. Depuis Celse jusqu'à nos jours, les procédés ont été nombreux et variés, ce qui prouve, entre parenthèses, qu'on doit en faire un choix raisonné suivant les cas.

Lorsque le tissu cicatriciel n'intéresse que la surface du derme, qu'il est par conséquent peu épais et rétractile, on peut se contenter d'une simple incision libératrice, parallèle au pourtour de l'orbite avec avivement et suture des tarses, opération en tout point excellente et due à Mirault (d'Angers). Pour peu qu'on laisse écouler au minimum cinq à six mois avant de rouvrir les paupières, on aura la satisfaction de voir ce genre d'ectropion guérir de la sorte.

Quand le tissu cicatriciel est déjà plus épais, le simple débridement circonférentiel de la paupière ne suffit pas, et l'on pratique alors une incision en V, à base tournée du côté du bord libre, puis on dissèque le lambeau triangulaire ainsi circonscrit de façon à restituer à la paupière sa hauteur, et, en réunissant par la suture les deux bords latéraux de la surface cruentée, on donne à la plaie d'avivement la forme d'un Y. Ce procédé véritablement efficace, à la condition de lui adjoindre toujours la tarsorraphie, est celui de Warton Jones.

Toutes les fois qu'il s'agit de brides cicatricielles épaisses et profondes, renversant la paupière en totalité au point d'ectropionner la muqueuse et d'effacer les culs-de-sac, on ne saurait réussir qu'en interposant à la paupière et aux parties qui l'entourent un lambeau de peau, ce qui constitue l'*anaplastie.*

Cette méthode, connue et pratiquée de tout temps, depuis l'antiquité hindoue jusqu'à nos jours, comporte divers procédés qui méritent de vous être exposés.

Lorsque le lambeau d'emprunt est pris à la peau voisine du front ou de la joue, la méthode est dite *indienne*, si l'on en tord le pédicule sur lui-même, ou *française* lorsqu'on procède par simple glissement du lambeau. Toutes les fois que la peau voisine, devenue elle-même cicatricielle, ne s'y prête pas, on a eu l'idée de s'adresser à celle du bras ramené et fixé au voisinage de la perte de substance : l'autoplastie est alors appelée *italienne* ou de Tagliacozzi, du nom de son inventeur.

Il arrive qu'une des paupières, la supérieure ou l'inférieure, soit fortement ectropionnée ou absente, l'autre restant saine : on pourrait songer alors à réunir les deux paupières après avivement et, dans un avenir plus ou moins éloigné, emprunter à celle restée saine ce qui manque à l'autre ; de même, en cas de large perte de substance, il nous est arrivé de dédoubler la paupière saine du bord adhérent vers le bord libre et de renverser le lambeau cutané, de façon à réunir sa face profonde avec le bord avivé de la perte de substance de l'autre paupière. On ne divise bien entendu le système que longtemps après, au bout de plusieurs mois, et l'on voit alors que le globe se trouve désormais suffisamment découvert. Pareil échange mérite surtout d'être fait lorsqu'il s'agit d'ectropion de la paupière supérieure qui expose particulièrement à la perte de la vue par destruction de la cornée, tandis que la paupière inférieure, même fortement ectropionnée ou absente, constitue un état compatible avec l'intégrité du globe.

Il est des cas où, par suite de l'étendue des brûlures, l'emprunt d'un lambeau voisin devient impossible, l'expérience ayant démontré que le tissu de cicatrice se prête mal à la confection des lambeaux, à cause de leur tendance à se sphacéler, surtout lorsqu'il s'agit de tissu cicatriciel récent. C'est alors que l'*hétéroplastie* faite avec de la peau complètement détachée et prise à distance, soit sur le sujet lui-même, soit sur un autre constitue une ressource qu'il ne faut pas négliger.

On a beaucoup discuté sur les avantages et les inconvénients des deux méthodes d'anaplastie à peau vivante ou morte. Tous ceux qui, comme nous, ont largement expérimenté l'une et l'autre seront d'avis que l'autoplastie à pédicule vivant constitue sans conteste l'opération de choix, par la beauté et la persistance du résultat, alors que l'autoplastie faite avec de la peau complètement détachée doit rester comme une opération de pure nécessité, pour les raisons que voici :

Il est incontestable que l'hétéroplastie, quels que soient

les soins antiseptiques et l'adaptation parfaite du lambeau au moyen des sutures, expose bien plus souvent à la gangrène totale ou partielle du tissu d'emprunt.

Alors même qu'on a parfaitement réussi et qu'on s'est applaudi du succès primitif, on assiste par la suite à l'amincissement par résorption de la portion dermique du lambeau, qui fait que la réparation ressemble plus à une cicatrice lisse qu'à de la peau véritable. Cette résorption est tellement constante, que Thiersch a démontré qu'il était plus avantageux pour la réparation de ne garder qu'une toute mince lamelle de derme, pour servir de support au corps de Malpighi ou couche profonde de l'épiderme ; cette méthode permet mieux que celle de Reverdin de recouvrir la perte de substance par de larges lanières dermo-épidermiques ; en outre, elle a l'avantage de s'appliquer sur des plaies saignantes, par conséquent dépourvues de bourgeons charnus, véritables agents destructeurs de la partie dermique du lambeau. Nous ne parlerons pas de l'hétéroplastie animale (peau de poulet, de grenouille) qui ne mérite pas qu'on s'y arrête, étant donnée l'infériorité de structure de pareils lambeaux, comparés à la peau humaine.

Qu'il s'agisse d'autoplastie ou d'hétéroplastie palpébrale, certaines conditions sont nécessaires pour réussir. Tout d'abord, il faut que le lambeau soit d'un quart au moins plus large que la perte de substance à recouvrir. Les bords en doivent être coupés perpendiculairement, sauf pour ceux de la méthode de Thiersch, qui sont forcément en biseau, étant découpés au moyen d'un large rasoir. L'application des lambeaux doit être parfaite ; aussi ne faut-il pas hésiter à multiplier les points de suture et à y exercer une compression exacte et méthodique au moyen d'un bandage approprié. Pour que les pièces de pansement ne collent pas, auquel cas on risque de détacher le lambeau lorsqu'on les change, il sera bon d'interposer une feuille imperméable, de préférence métallique, d'étain par exemple. Avant, pendant et après l'opération, l'asepsie la plus rigoureuse est nécessaire, afin d'obtenir sûrement la réunion immédiate ; nous pensons qu'ici l'antisepsie est inférieure à l'asepsie et que les lambeaux tant autoplastiques qu'hétéroplastiques ne se trouvent pas bien des agents irritants, tels que l'acide phénique, le sublimé, etc... Enfin, il va sans dire que pendant les quelques jours nécessaires à la cicatrisation, le repos au lit est de rigueur.

Pour en revenir aux deux malades qui font l'objet de cette clinique, nous allons résumer brièvement leur observation.

Le garçon syphilitique était, comme vous l'avez vu, un objet d'horreur, tant le masque facial était recouvert de cicatrices caractéristiques, avec destruction du nez ; à l'œil droit, auquel il ne restait plus des paupières que la seule muqueuse renversée, on voyait à nu toute la sclérotique et la cornée, qui, pour être protégées, obligeaient ce garçon à porter constamment un verre de montre fixé tout autour par des bandelettes de diachylon ; un flot de mucopus salissait constamment cet appareil protecteur. L'œil gauche offrait le même état, avec cornée opaque, bien que de ce côté il subsistât encore une partie de la peau des paupières. Pour éviter la cécité complète, il y avait urgence à confectionner de nouvelles paupières à l'œil droit, et comme il s'agissait d'un enfant très peu intelligent et non moins turbulent, la méthode italienne devenait impraticable. Nous nous sommes alors arrêté à l'hétéroplastie faite avec un large lambeau de peau entière, d'après le procédé Lefort-Ollier, pris sur la région épitrochléenne du bras et ne mesurant pas moins de 10 centimètres de long sur 5 à 6 de large. Avant d'être appliqué, le lambeau fut complètement dégraissé avec des ciseaux, de façon à ne laisser subsister que la seule portion fibreuse du derme. Comme la conjonctive était bien conservée, nous avons commencé par la détacher circulairement, de façon à la rabattre sur le globe, et à la réunir par une suture en bourse. Après hémostase parfaite, nous avons appliqué le lambeau cutané et l'avons fixé tout autour, au moyen de nombreux points de suture à la soie fine. Le pansement a consisté en application directe d'une feuille d'étain, de lamelles d'ouate par-dessus, le tout maintenu par une bande. Renouvellement du pansement au bout de trois jours ; nouveau pansement et enlèvement des sutures à la fin de la semaine. La reprise du lambeau fut totale et l'enfant nous revient aujourd'hui de Saint-Louis, où il a été renvoyé, après trois mois de séjour, pour qu'on lui rétablisse une fente palpébrale. Vous nous avez vu pratiquer, pour cela, deux incisions horizontales, l'une externe, l'autre interne, partant des anciennes commissures et dirigées de façon à ménager plus d'étoffe cutanée à la paupière supérieure qu'à l'inférieure. Nous avons conservé au centre un petit pont indivis, de façon à ne pas nous exposer à une rétraction par trop brusque des nouvelles paupières, constituées désormais par une peau mince et lisse en avant, doublée de la vraie conjonctive en arrière. D'ici quelque temps, cet enfant reviendra pour qu'on lui sectionne le pont médian, mais déjà vous avez pu constater que grâce à l'autoplastie, toute inflammation et toute sécrétion muco-purulente de cet œil ont disparu, et que la cornée, autrefois ulcérée à son centre, a retrouvé sa transparence : c'est vous dire que le résultat est on ne peut plus satisfaisant.

J'ai omis de vous dire que l'œil gauche, bien que staphylomateux, méritait aussi qu'on s'occupât de lui, ne fût-ce que pour éviter les souffrances provoquées et la possibilité d'une affection sympathique. Or, avant le premier départ du malade pour l'hôpital Saint-Louis, je lui avais pratiqué de ce côté la tarsorraphie totale, et, grâce à cela, le malade ne s'en plaint plus et n'a plus de sécrétion pathologique.

Pour la malade qui se présente aujourd'hui, atteinte de vastes cicatrices par brûlure d'un seul côté, c'est encore à l'hétéroplastie que nous allons avoir recours, et, après lui avoir avivé et suturé les bords des tarses, nous allons lui appliquer un lambeau bifide pris à la région épitrochléenne du bras. Pour cela, nous emprunterons un morceau ovalaire de peau, de 8 à 9 centimètres de long sur 5 de large, et, après l'avoir fendu incomplètement en longueur, nous appliquerons l'une des branches à la paupière supérieure, l'autre à l'inférieure ; tout autour nombreux points de suture et pansement comme précédemment. Vous avez vu que dès hier on a préparé la malade en ce sens qu'on a savonné, brossé, antiseptisé, et recouvert d'un bandage ouaté la région du bras qui va servir à l'emprunt ; on a pris les mêmes précautions pour l'œil à opérer : c'est là une pratique constante que vous nous voyez suivre pour toutes les opérations autoplastiques.

IX

TRAITEMENT CHIRURGICAL DE L'ENTROPION ET DU TRICHIASIS.

Le renversement du bord ciliaire des paupières en dedans, dit à cause de ce fait *entropion*, ou *trichiasis*, les cils se trouvant forcément repoussés dans ce sens, reconnaît différentes causes :

Dans une première catégorie, le spasme de l'orbiculaire ou l'œdème palpébral suffisent pour le provoquer, et on lui donne, pour cette raison, le nom d'entropion spastique et inflammatoire, ou encore aigu, pour le distinguer de l'entropion chronique, qui en réalité constitue le véritable entropion. Ici, point n'est besoin d'intervenir opératoirement, et tout au plus pourrait-on avoir recours au débridement de la commissure externe, appelé canthotomie. Sitôt que le spasme cesse, ou que le gonflement disparaît, la paupière se redresse d'elle-même ; au cas où il n'en serait pas ainsi, on cherche à y remédier temporairement en appliquant sur la peau une strie de collodion, une lamelle de sparadrap d'Angleterre, au besoin une serre-fine, moyen qui, en déterminant la formation de plis sur la peau de la paupière, maintient en dehors le bord libre et avec lui la ligne des cils.

Une seconde variété d'entropion tient au relâchement sénile de la paupière ; ici, non seulement la peau est exubérante, lâche et tombante, mais le tarse, se trouvant ramolli, par suite d'un travail de nécrobiose, se coude plus ou moins en dedans. Il en résulte un enroulement de la paupière dont les cils s'enfoncent plus ou moins complètement dans le cul-de-sac correspondant. Contre cette variété, les moyens précédemment cités ne sauraient suffire, et même, certaines opérations proposées, consistant dans l'excision d'une partie de la peau et de l'orbiculaire, suivie de suture, manquent-elles souvent leur effet. En pareil cas, la cautérisation ignée, au thermocautère, suivant un trajet linéaire, pénétrant jusqu'au tarse qu'on respecte, à 2 ou 3 millimètres de distance de la racine des cils, nous a rendu de réels services ; aussi ne saurions-nous trop la recommander, d'autant qu'il s'agit là d'une intervention des plus simples.

La troisième variété, de beaucoup la plus commune et la plus grave, réside dans l'inversion permanente de la paupière et des cils, produite par la transformation de la conjonctive palpébrale en un tissu cicatriciel, et surtout par la flexion à angle du tarse lui-même. Ces lésions dérivent le plus ordinairement du trachome granuleux, de brûlures par des acides (sulfurique, nitrique, etc...), des alcalis caustiques (ammoniaque, chaux, potasse...), le phosphore ou tout autre corps en ignition et plus rarement d'opérations, telles que l'enlèvement d'un kyste ou toute autre tumeur par voie interne. Le cas devient particulièrement grave lorsque s'ajoute l'effacement notable des culs-de-sac, comme on l'observe dans le symblépharon et la xérophtalmie.

Les procédés chirurgicaux, seuls valables, sont aussi nombreux que variés, ce qui prouve le peu d'efficacité de beaucoup d'entre eux. Pour en faire le choix raisonné, il faut se pénétrer de certaines indications fondamentales, sans lesquelles on ne saurait aboutir.

Ajoutons que les mêmes procédés ne sauraient convenir à la paupière supérieure et à l'inférieure, à cause de certaines conditions anatomiques différentes.

Occupons-nous tout d'abord de a paupière supérieure, de beaucoup la plus exposée à l'entropion et au trichiasis : la raison en est que cette paupière est le siège d'élection du trachome granuleux et que le tarse, dont la rétraction constitue le substratum du véritable entropion organique, y est bien plus développé qu'à la paupière inférieure.

Toute opération destinée à remédier à cette lésion, devra donc avant tout s'adresser au tarse recourbé sur lui-même, véritable squelette de la paupière, au même titre que, pour le traitement du rachitisme des membres, les chirurgiens s'adressent de prime abord au squelette. Dès lors, tout procédé opératoire véritablement efficace devra comprendre la section ou l'excision cunéiforme du substratum fibro-chondroïde de la paupière. Pour notre compte, la simple section transversale totale du tarse constitue le moyen le plus simple d'en redresser la courbure anormale et de permettre à la suture de faire le reste. Cette suture devra être précédée de la dissection des parties molles, peau et muscle orbiculaire, en bas jusque près de la racine des bulbes pileux des cils, en haut jusqu'au point où le ligament suspenseur s'insère sur le tarse. Cette dissection a pour but de créer un plastron cicatriciel sous-cutané, qui, venant blinder la face antérieure du tarse, empêche celui-ci de se recroqueviller en arrière à nouveau. On ne saurait donner aux fils redresseurs un point d'appui solide qu'en les passant en haut à travers le ligament suspenseur ou le bord supérieur du tarse, et en bas dans l'angle dièdre formé par la peau et les cils en avant et le bord du tarse en arrière : il faut se garder de dédoubler le bord libre, ainsi que le faisait Aétius, et que cela est recommandé dans le procédé devenu classique de Arlt et Jœsch. On conçoit qu'alors on transplante à volonté le sol ciliaire, mais que les sutures n'ont plus aucune prise sur la partie fendue du tarse qu'il s'agit de redresser.

C'est en nous conformant à toutes ces indications que nous avons réussi à guérir les cas les plus graves d'entropion cicatriciel de la paupière supérieure, là où la méthode d'Aétius-Arlt-Jœsch et celle dite de Pagenstœcker (sutures coupantes combinées à la canthoplastie) avaient toutes deux piteusement échoué, preuve incontestable de la supériorité du procédé que nous préconisons depuis de longues années déjà, et qui a pleinement réussi entre les mains de beaucoup d'autres.

Comme l'opération se fait à ciel ouvert, sur la corne introduite en arrière pour tendre la paupière et empêcher toute perte de sang opératoire, on exécute chaque temps avec toute la perfection voulue. Aussi, pour notre compte, ne saurions-nous accepter comme un progrès les simplifications récemment proposées (Drs Laglayze [de Buenos-Ayres] et Trantas [de Constantinople]), qui se contentent de fendre le tarse par sa face muqueuse et de passer ensuite des anses de fil d'arrière en avant, entre le tarse et la couche cutanée, de façon à défléchir la paupière. Outre l'inexactitude de pareils procédés sommaires, nous leur reprochons de ne pas créer cette couche de blindage conjonctif cicatriciel tout le long de la face antérieure du tarse, qui fait que celui-ci, une fois défléchi par la section, se cicatrise sans reprendre sa courbure vicieuse. Théorie à part, notre méthode a fait ses preuves sur des centaines de cas, entre nos mains, celles de Fuchs (de Vienne), de L. Müller et d'autres encore, et il reste aux auteurs des procédés dits simplifiés à faire les leurs, pour établir la comparaison.

Le professeur Schweiger, se rappelant que la tarsotomie avait été déjà proposée par Holtz (de Chicago), a écrit récemment, dans les *Klinische Monatsblätter*, que notre procédé n'était autre que celui de ce dernier auteur. Qu'il nous permette de répondre que, depuis plus de vingt-cinq ans, nous pratiquions l'opération ainsi que nous venons de la décrire, à l'exception de la tarsotomie : cette dernière diffère de celle de Holtz, en ce sens que la section du tarse est normale, ce qui lui permet de se défléchir sans chevauchement, alors que celle de Holtz est oblique, en bec de flûte, et par cela même entraîne le chevauchement inutile et disgracieux du fragment inférieur du tarse sur le supérieur.

Pour vous montrer combien cette méthode est puissante et effective, il suffit de vous rappeler cette femme de trente-quatre ans, atteinte de trichiasis avec blépharophimosis et symblépharon des quatre paupières ; les conjonctives sécrétaient constamment du pus, étaient fongoïdes, et les deux cornées, fortement panneuses, permettaient à peine à la malade de distinguer ses doigts. Voilà un an que les deux paupières supérieures restent redressées, qu'aucun cil ne touche plus le globe et que les deux cornées, devenues transparentes, permettent à la malade de vaquer à toutes ses occupations. A la même époque, j'avais opéré également les deux paupières inférieures entropionnées, par un procédé applicable à la paupière inférieure et qui se trouve décrit pour la première fois dans la thèse de doctorat d'un de mes anciens internes, Menu. Cette opération, dont il sera question tout à l'heure, n'a pas réussi, et il a fallu intervenir autrement ; cela m'amène à vous parler des procédés applicables à la paupière inférieure.

Ici, le tarse et le ligament suspenseur n'ont pas l'importance physiologique et chirurgicale des parties homologues de la paupière supérieure La hauteur de la paupière inférieure est beaucoup moindre, et lorsqu'on cherche un point d'appui pour les fils de la suture, au lieu de s'adresser au squelette palpébral, on peut avec profit avoir recours à la joue, qui constitue un contre-poids plus que suffisant. Dès lors, voici comment nous avons proposé d'opérer.

On trace un lambeau quadrilatère, à base adhérente, tournée du côté des cils. Ce lambeau, qui comprend la peau et l'orbiculaire, est disséqué de bas en haut jusque près du bord libre. Cela fait, on en retranche en bas une lanière suffisante pour qu'en rapprochant par la suture le lambeau de la peau de la joue, on arrive à redresser la paupière. Dans les cas d'incurvation prononcée du tarse, on le sectionne en travers et complètement, comme nous le faisons pour la paupière supérieure. Ici encore, la nappe cicatricielle sous-cutanée ajoute son action au redressement par raccourcissement des parties molles. Bien que nous comptions des succès obtenus par cette méthode, nous devons avouer qu'au point de vue de la sécurité du résultat, il n'y a aucune parité à établir entre elle et celle qui s'adresse à la paupière supérieure; exemple la malade citée plus haut, chez laquelle le succès a couronné l'opération des paupières supérieures, alors que, pour les inférieures, il a fallu recourir après coup à la cautérisation ignée.

En effet, trois mois après l'insuccès de la première opération, nous avons eu recours chez cette femme à la méthode arabe, en lui pratiquant, tout le long du tarse, et d'une commissure à l'autre, une raie de feu profonde intéressant la peau et le muscle orbiculaire. Il en est résulté le redressement immédiat de la paupière, et, après la chute de l'escarre, le résultat est resté définitif, sans même qu'on aperçoive la trace de la cautérisation. Le succès est d'autant plus remarquable que le cul-de-sac avait presque disparu, par suite d'une sorte de symblépharon. La malade, très satisfaite, vint nous demander tout dernièrement de répéter la même opération sur l'œil congénère, et vous nous l'avez vu faire il y a quelques jours ; nous ne doutons pas que le résultat ne soit aussi satisfaisant que pour le premier œil.

Nous n'insisterons pas sur une série de moyens déjà préconisés depuis l'antiquité et qui, dans le cas de trichiasis avec entropion peu prononcé, s'adressent directement aux cils déviés. Tels sont la frisure des cils, le changement de leur direction, consistant à les faire passer sous un pont de peau au moyen d'une anse qu'on place tout autour et qu'on fait cheminer, à l'aide d'une aiguille enfilée, dans un canal cutané artificiel. Les anciens, à défaut de fil de soie anglaise, se servaient dans ce but d'un cheveu de femme ; d'autres, Vacca Berlinghieri en tête, s'adressaient à une méthode ectrotique consistant dans l'ablation sous-cutanée des bulbes pileux des cils, après incision de la peau parallèlement au bord ciliaire.

D'autres, plus radicaux, ont procédé à l'excision totale du bord libre, méthode détestable, qui laisse subsister des pertes colobomateuses difformes et privant l'œil du rôle protecteur dévolu aux paupières. La destruction des bulbes pileux au moyen de l'aiguille électrolytique, comme cela se pratique en dermatologie pour les poils, dans un but cosmétique, ne serait guère applicable ici à cause de la vive irritation qui en résulterait pour l'organe de la vue. L'épilation pure et simple par des pinces *ad hoc* ne constitue qu'un moyen palliatif ; de plus, elle force à revenir à la charge au moins une fois par mois ; sans compter qu'à chaque nouvelle poussée des cils, ceux-ci, drus et courts, irritent davantage la conjonctive et le globe; tout au plus pourrait-on y recourir lorsqu'il s'agit de quelques cils isolés ou formant touffe sur un point du bord libre : dans ce dernier cas de trichiasis, appelé partiel, il est bien préférable de pratiquer les procédés chirurgicaux décrits plus haut, avec ou sans tarsotomie partielle, à cette différence près qu'à l'incision transversale on en ajoute deux autres verticales permettant de disséquer et de transplanter un petit lambeau.

Nous mentionnerons en terminant un procédé relativement récent, pratiqué par quelques ophtalmologues, et qui consiste à dédoubler le bord ciliaire de la paupière dans l'étendue voulue, puis à interposer dans la rainure, entre la lèvre cilio-cutanée en avant et le tarse en arrière, un lambeau de peau emprunté à la paupière entropionnée : le défaut de cette pratique consiste dans un épaississement souvent disgracieux du bord libre, résultat qui, suivant nous, n'est pas comparable à celui que nous donne l'opération décrite précédemment : ce résultat disgracieux se produisit sur une jeune Anglo-Américaine, opérée de la sorte par un confrère, et qui, venue à l'hôpital pour son autre œil, fut soumise de l'autre côté à la transplantation avec tarsotomie : la comparaison fut tout entière et de beaucoup en faveur de cette dernière opération, tant au point de vue esthétique que fonctionnel.

En définitive, dans l'entropion et le trichiasis cicatriciels, les véritables méthodes chirurgicales orthomorphiques méritent la préférence. Parmi celles-ci, l'opération complète qui s'adresse au squelette constitue le procédé de choix pour la paupière supérieure ; pour l'inférieure, on aura recours, suivant les cas, soit au lambeau carré avec excision décrit précédemment, soit à la cautérisation ignée, parfois à la combinaison de ces deux moyens; grâce à ces pratiques, simples et parfaitement réglées, on guérira la grande majorité des entropions organiques, et les seuls cas qui leur échappent sont ceux dans lesquels coexistent des symblépharons prononcés ou du xérosis. Dans ces conditions désespérées, nous avons parfois tiré parti de la tarsorraphie plus ou moins étendue, après avivement de la lèvre interne des bords libres; grâce à cette occlusion, on préserve la cornée d'une destruction inévitable, et il arrive qu'au bout de quelques mois à un an, à la réouverture des paupières, la vision, déjà compromise par du pannus ou des ulcérations cornéennes, se trouve en partie rétablie. Cela n'a pas toujours lieu, mais on tente au moins tout ce qui est possible.

X

CANCROIDE PALPÉBRAL.

Vous venez de voir une vieille femme de soixante-dix-sept ans, atteinte d'un cancroïde profondément ulcéré de la paupière inférieure droite; cette ulcération mamelonnée, cratériforme, à base indurée, saignant au moindre attouchement, a détruit la presque totalité de cette paupière, mais en respectant encore une bonne partie de la conjonctive correspondante. Il n'y a pas de ganglions auriculaires, faciaux, sous-maxillaires, condition particulièrement favorable pour une intervention opératoire. Cette tumeur a débuté il y a tantôt dix ans, et s'est ulcérée depuis quatre ans. Une particularité digne d'être notée c'est que, sur différents points de la face et des tempes, on observe des plaques ardoisées papilloïdes, connues en pathologie sous le nom de *crasses cutanées*. On sait que ces crasses peuvent subsister en l'état pendant toute la vie, mais on en voit aussi se transformer en véritables cancroïdes ; dès lors il est à présumer que telle est l'origine de l'ulcération de cette paupière.

Tous les épithéliomas palpébraux, en ce qui concerne le pronostic et le traitement, présentent entre eux de grandes différences : il en est de relativement bénins et qui restent tels pendant de longues années, bien qu'ulcérés, alors qu'ailleurs on voit des cancroïdes petits, récents, ayant déjà envahi le système ganglionnaire, voire même l'orbite : tout cela dépend du siège primitif du néoplasme qui tantôt débute par l'épithélium et les couches les plus superficielles du derme, d'autres fois par les couches profondes de l'épiderme, pour envahir de là avec rapidité la totalité de l'orbite et même au delà. A cet égard, on pourrait diviser les épithéliomas en général en exophytiques et endophytiques, bien qu'il s'agisse dans les deux cas d'une prolifération anormale des éléments dermo-épithéliaux : ce fait tient sans doute à ce que, dans le premier cas, la néoplasie débute par le plastron épidermique superficiel, tandis que, dans le second, ce sont les culs-de-sac glandulaires sébacés ou sudoripares qui en sont le point de départ.

Suivant un précepte généralement admis, l'intervention hâtive serait de rigueur dans le traitement du cancer en général. D'après cette idée, on souhaite toujours d'intervenir, dans l'espoir d'arrêter les progrès du mal et d'éviter les récidives sur place ou les propagations à distance. Il faut avouer pourtant que, dans quelques cas, l'ablation en apparence la mieux faite, au lieu de préserver, accélère les complications ganglionnaires et par métastase : dès lors, il y a lieu de se demander dans quelle mesure notre intervention sera utile ou nuisible ;

mais, à tout prendre, c'est vers elle que penche la généralité des chirurgiens, alors qu'il en est temps encore. Rien ne peut à l'avance nous indiquer la nature plus ou moins maligne de la production. Parmi les cancroïdes du masque facial, il en est qui s'aggravent de plus en plus à chaque nouvelle intervention : c'est la variété désignée en chirurgie sous le nom de *noli me tangere*. Dans le cas qui nous occupe, étant données l'origine probablement crasseuse, la longue durée de l'affection, l'absence de retentissement ganglionnaire, le pronostic nous paraît favorable.

Dans les cas les plus malins, la propagation se fait du côté de l'orbite ou du canal lacrymal et des fosses nasales ; il en est qui pénètrent même dans le sinus maxillaire. Nous nous souvenons d'un malade chez lequel le globe était entouré de toutes parts par une coque orbitaire carcinomateuse : l'œil, privé de tout mouvement, conservait cependant son aspect normal.

Quoi qu'il en soit, pour les paupières, l'opération ne saurait être indéfiniment différée, à cause de la crainte de voir l'œil se perdre par le fait même de son exposition à l'air, baigné qu'il est d'autre part de sécrétions muco-purulentes de nature infectieuse : dans ces conditions, la cornée s'ulcère, puis se perfore avec ou sans hypopion et panophtalmie destructive.

Une fois l'opération décidée, il faut enlever les parties malades, en empiétant le plus possible sur celles en apparence saines. Nous disons en apparence, car la tumeur n'étant pas encapsulée, des cellules épithéliales disséminées peuvent se répandre dans les tissus voisins, qui pour quelque temps conservent leur souplesse et leur aspect ordinaires.

Quant à la large perte de substance qui résulte de

l'ablation, les avis des chirurgiens sont partagés. Pour la plupart, et nous sommes du nombre, l'autoplastie réparatrice immédiate s'impose, pour protéger l'œil. Quelques autres, et Verneuil était de cet avis, préfèrent attendre jusqu'à ce qu'on se soit assuré de la non-repullulation de la tumeur; de cette façon on n'a à combler plus tard qu'une perte de substance réduite par la cicatrisation de la plaie.

La blépharoplastie sera pratiquée par l'une ou l'autre des trois méthodes générales, indienne, française, italienne, suivant le plus ou moins d'étendue de la perte de substance. Le résultat sera d'autant plus parfait qu'on disposera d'une plus grande quantité de conjonctive saine ; c'est pourquoi il faut être très réservé de ce côté, tout en retranchant la totalité des parties malades. Une paupière autoplastique n'est vraiment utile qu'autant que la peau transplantée est doublée de muqueuse : cela est surtout vrai lorsqu'on procède à l'hétéroplastie par lambeau cutané, non pédiculé et pris à distance. Vous vous rappelez combien le résultat a été satisfaisant chez un jeune enfant qui nous fut envoyé de l'hôpital Saint-Louis, avec une destruction ulcéreuse, par syphilis congénitale, de la peau entière des quatre paupières, du nez et de la majeure partie du masque facial: heureusement les conjonctives conservées, bien qu'ectropionnées dans toute leur étendue, nous permirent après dissection de les suturer tout autour au-devant du globe ainsi renfermé dans une sorte de bourse muqueuse; la surface cruentée de la conjonctive fut alors recouverte d'un large plastron de peau, pris dans la région sus-épitrochléenne du bras et suturé au tissu dermo-cicatriciel environnant.

Chez notre malade, après ablation de la totalité de la paupière inférieure, nous tracerons un lambeau semi-lunaire à pédicule supérieur et plus large d'un quart que la perte de substance, aux dépens de la région temporo-jugale correspondante : ce lambeau, mis en place, sera suturé en bas avec la peau, en haut avec la conjonctive ; comme pansement, nous nous contenterons du bandage occlusif sec, composé d'une rondelle de gaze iodoformée et de quelques rondelles d'ouate stérilisée, le tout maintenu par une bande.

Le résultat de cette opération a été on ne peut plus satisfaisant ; quatre jours après, tous les points de suture furent enlevés, sans qu'il y ait eu la moindre sécrétion, ni rougeur : la paupière est ainsi entièrement reconstituée, et, bien que le canalicule lacrymal inférieur n'existe plus, pas de larmoiement. La malade a quitté l'hôpital le dixième jour après l'opération.

CONJONCTIVE

XI

CONSIDÉRATIONS SUR LES COLLYRES.

Les anciens donnaient le nom de collyres à des préparations tant liquides que solides ou pulvérulentes, appliquées directement sur les paupières ou la conjonctive enflammée, dans un but thérapeutique. Celse, Galien, Paul d'Egine et, avant eux, Hippocrate, en font largement mention. Du temps des Arabes, l'usage s'en est beaucoup étendu, au point que Rhazès parle d'une classe d'ophtalmologues, de bas étage sans doute, qu'il désigne du nom de *simples collyriateurs*. Les substances qui, à cette époque reculée, en faisaient la base, étaient les composés du cuivre, du zinc, plus tard du plomb et du mercure, sans négliger les infusions de plantes (mauve, camomille, sureau, rose, plantain, pavot, *scilla anagalis* dont les élégantes Romaines se servaient pour dilater leurs pupilles dans un but cosmétique); bien d'autres substances encore étaient en usage, certaines gommes-résines, myrrhe, aloès, encens, etc.

A l'époque gréco-romaine, les trochisques destinés à être dissous dans l'eau ou par les larmes étaient d'un usage courant : vous savez quelle quantité considérable on a retrouvé à Pompéi et Herculanum de ce genre de collyres désignés sous le nom de *cachets des oculistes*, parce que le nom de l'oculiste qui les débitait, Apollonius ou autres, y était inscrit.

Vous n'ignorez pas que les composés du cuivre, du mercure, du zinc et du plomb tiennent une large place parmi les topiques de nos jours ; la seule préparation véritablement efficace et qui, lors de sa découverte, a été envisagée comme un des agents les plus actifs, est le nitrate d'argent. Nous savons, à n'en pas douter, que, comme antipurulent, et même antiseptique, rien ne peut lui être comparé : tout dernièrement encore on a cherché à s'en départir en faveur de nouvelles substances réputées pyoctaniques, mais tous ceux qui se sont trouvés aux prises avec les ophtalmies purulentes en général, en particulier avec celles des nouveau-nés et de la blennorrhagie, n'ont pas tardé à reconnaître la supériorité des sels d'argent. Suivant le plus ou moins de concentration, depuis 1/30 jusqu'à 1/1000 et au delà, on possède une gamme ininterrompue qui, sous forme de lavages ou de collyre administré par gouttes, rend de réels services en cas, non seulement de purulence, mais aussi de phlyctènes et d'ulcérations de la cornée, de blépharites éruptives et de dacryocystites ; ce qui est remarquable, c'est que l'œil supporte admirablement les solutions même concentrées de nitrate d'argent, alors que d'autres topiques rivaux, en particulier le sublimé, à doses infiniment plus faibles, 1/1000 et même 1/10000, provoquent de la douleur et de la réaction.

Il va sans dire que, toutes les fois que vous vous servirez de solutions concentrées, il faut, par un lavage fait immédiatement après avec de l'eau salée ou pure, chasser de l'œil le précipité de chlorure d'argent qui se forme. Grâce à ces précautions, on évite l'argyrose de la conjonctive, sorte de coloration sépia et indélébile de cette tunique, due à la pénétration de l'oxydule d'argent qui se forme par réduction du chlorure sous l'influence de la lumière.

Mackenzie avait posé comme règle que les instillations de nitrate d'argent étaient contre-indiquées au cas d'ulcération de la cornée ; il craignait que, par suite du dépôt de l'oxyde d'argent dans le tissu de cicatrice, il n'en résultât une taie tatouée indélébile. Nous ne savons s'il ne s'agissait pas là d'une simple vue de l'esprit, mais ce que nous pouvons affirmer, c'est que le fait, s'il existe, est exceptionnel ; tous ceux qui ont traité un grand nombre d'ophtalmies blennorrhagiques ou des nouveau-nés ont pu constater que les taies consécutives offrent une opacité blanche proportionnelle à la gravité du cas, mais que jamais on n'y découvre la coloration noirâtre du nitrate d'argent.

Pour nous rendre compte directement du fait avancé par Mackenzie, nous venons d'engager un de nos élèves à entreprendre sur des lapins des expériences consistant à produire des ulcérations cornéennes par infection ; on les traitera ensuite par des applications de nitrate d'argent et on examinera la cicatrice sur des coupes microscopiques, afin de voir si oui ou non on y découvre des traces de précipité métallique.

Ce n'est pas à dire pour cela qu'il faille négliger tous les agents modificateurs déjà nombreux introduits dans la pratique de nos jours : ce que nous avons tenu à établir, c'est que la place du nitrate d'argent reste encore aujourd'hui suffisamment vaste et inattaquable dans la pratique ophtalmologique.

Du reste, vous ne sauriez avoir trop de topiques à votre disposition ; non seulement pour chaque cas, mais, dans les différentes phases d'un même processus, vous aurez besoin de modifier le traitement ; en effet, il s'établit pour l'œil une sorte d'accoutumance, en vertu de laquelle un agent, jusque-là actif, cesse de l'être et il devient nécessaire de le remplacer par un autre, ou encore par un mode de préparation différent. Ne croyez pas, en effet, qu'entre une solution aqueuse, huileuse, une pommade, une poudre d'un même agent chimique, il n'y ait pas des différences d'action très nettes ; c'est ce qu'on constate particulièrement dans le traitement des pannus, des granulations palpébrales, des taies de la cornée, etc... Il n'est pas jusqu'à la température, froide, tiède ou chaude, qui ne fasse varier l'action des topiques. Avant tout, fuyez les panacées et faites la connaissance du plus grand nombre de topiques possible, chacun pouvant, à un certain moment, avoir son utilité ; c'est grâce à cette conduite que vous retirerez le meilleur parti de leur action dans le traitement des ophtalmies, pour me servir d'une expression ancienne.

XII

MÉLANO-SARCOME PRIMITIF DE LA CONJONCTIVE.

La localisation oculaire du sarcome, si l'on n'envisage que la choroïde et l'iris, est relativement fréquente, alors qu'il n'en est plus ainsi des sarcomes primitifs de la conjonctive et des paupières, qui constituent une véritable rareté. Aujourd'hui, nous sommes en présence d'un exemple de cet ordre, auquel nous pouvons en ajouter un second, observé il y a deux ans chez un adulte qui nous a été adressé à l'Hôtel-Dieu par notre ami le Dr Meyer, et c'est tout ce que j'ai observé jusqu'ici dans ma carrière ! c'est vous dire combien il s'agit là de cas exceptionnels, méritant par là même toute votre attention.

Notre malade actuel est un adulte robuste de trente-quatre ans, n'ayant eu aucune autre maladie antérieure et dont la santé générale est encore parfaite, sans que rien décèle une lésion viscérale quelconque, du foie, de l'estomac, de la rate, des reins... ; la lésion paraît donc absolument locale. D'après le malade, le début remonterait à un an : à cette époque apparut, à la face conjonctivale de la paupière inférieure droite, une petite masse brunâtre, du volume d'un noyau de cerise, qui fut extirpée par un docteur d'Andrinople ; trois mois après, récidive sur place, qui fut réopérée ; puis seconde récidive qui, cette fois, s'est accompagnée d'un gonflement ganglionnaire dans la parotide, puis dans la région sous-maxillaire, et c'est dans cet état qu'il se présente à nous. Voici maintenant ce que l'on observe :

Paupière inférieure droite saillante, avec coloration légèrement bleuâtre au niveau du sillon orbito-palpébral ; nulle part la peau n'adhère à la tumeur. En renversant la paupière, on remarque sous la conjonctive en partie cicatricielle, du fait des opérations antérieures, trois lobules parfaitement noirs, adhérant à la face profonde de la muqueuse et avançant à une certaine profondeur du côté de la graisse de l'orbite, tout en conservant une réelle mobilité.

Au niveau du lobule de l'oreille et du tragus existe une tumeur sous-cutanée du volume d'une noix, demi-molle, qui soulève le lobule de l'oreille et se prolonge en arrière vers le sillon auriculo-mastoïdien, disposition montrant bien que la masse, probablement mélanique, s'est développée aux dépens des ganglions de la loge parotidienne et non du ganglion préauriculaire, qui tout entier est placé en avant du tragus.

La région sous-maxillaire du même côté offre deux ou trois indurations ganglionnaires qu'on doit considérer comme une troisième localisation du mélanome. Rien d'appréciable dans les ganglions de la chaîne carotidienne et sus-claviculaire, d'où nous concluons que le cas, bien que mauvais par suite des récidives, reste cependant opérable.

Le malade étant chloroformisé, nous commencerons par l'ablation des lobules de récidive sous-conjonctivaux et en partie orbitaires, puis, en pratiquant une incision semi-lunaire à concavité supérieure, détachant le lobule de l'oreille, nous extirperons les ganglions sarcomateux parotidiens, même au risque d'intéresser la branche supérieure du facial ; cela fait, nous procéderons à l'ouverture et à la dissection de la gaine de la glande sous-maxillaire pour extirper en totalité cette glande et les ganglions enfouis dans la loge ; nous pratiquerons une double ligature sur l'artère faciale, dont les flexuosités courent souvent, en y adhérant, sur la face externe de la glande. Avant de procéder à cette opération, nous insisterons sur certaines particularités cliniques relatives au sarcome et qui méritent d'être rappelées.

Ce malade, ainsi que celui du Dr Meyer, est très robuste et arthritique, constitution particulièrement favorable au développement du sarcome et qui contraste avec l'hypotrophie des gens voués à la tuberculose.

Chez les deux, la maladie a débuté par la conjonctive, sous forme de noyaux noirs disséminés en chapelet, qui même, chez celui de M. Meyer, occupaient les deux culs-de-sac, inférieur et supérieur.

Chez les deux, le retentissement ganglionnaire est survenu plus ou moins tardivement, sans que les interventions opératoires pratiquées au début aient pu prévenir cette complication, surtout redoutable chez le malade de notre confrère, qui, revu au bout de la première année, de colosse était devenu un fantôme. Je dois ajouter que chez le malade de M. Meyer, avant de procéder à l'extirpation des tumeurs palpébro-conjonctivales, nous avions pratiqué à plusieurs reprises des injections parenchymateuses de bleu d'éthyle, dont le malade n'a retiré aucun bénéfice ; chez lui, il y eut d'ailleurs à la fin métastase du côté du foie et de l'estomac.

Plus on assiste à des récidives et moins il y a à espérer d'une nouvelle intervention ; toutefois, on aurait tort de se décourager ; ainsi, chez un de mes malades, je n'ai eu raison d'un endothéliome du nerf optique qu'à la seconde intervention faite deux ou trois ans après la première et dans laquelle je pratiquai l'exentération totale de l'orbite.

Inversement, il ne faudrait pas croire qu'en intervenant tout à fait au début, on soit sûr de prévenir les récidives et les métastases. Un jeune malade atteint de sarcome choroïdien naissant de la région ciliaire, que nous avons vu avec M. de Wecker, en est un exemple frappant. Ce jeune homme, ayant été examiné par hasard à l'ophtalmoscope, parce qu'il se plaignait d'une ombre latérale projetée sur son champ visuel, alors que l'acuité visuelle était intacte, on put se rendre parfaitement compte de l'existence de la tumeur. L'énucléation, faite aussitôt par notre confrère, mit le malade à couvert de la reproduction sur place, mais il n'en mourait pas moins, six mois plus tard, de généralisation totale du côté des viscères et du squelette. Des faits de cet ordre nous conduisent à nous demander si réellement la manifestation oculaire est primitive, ou bien s'il ne faudrait pas l'envisager comme une métastase des viscères vers l'œil.

Ne vous étonnez pas de la distance parfois considérable que peut franchir cette métastase. Je me rappelle un homme opéré par Nélaton de tumeur mélanique de l'orbite, et chez lequel, six mois plus tard, survenait une tumeur analogue, du volume du poing, dans le creux ischio-rectal.

La crainte constante d'une propagation viscérale doit vous conduire à ne jamais intervenir opératoirement, sans avoir exploré au préalable tous les viscères, particulièrement le foie et l'estomac, qui sont les plus prédisposés.

Il ne faut pas oublier non plus qu'à côté des vrais sarcomes malins, il en existe ayant la même allure clinique et qui, cependant, sont justiciables d'un traitement résolutif médical par l'arsenic, l'iode, etc. Ce sont là des néoplasmes pseudo-malins dont nous avons cité des exemples pour l'orbite, dans un travail communiqué au Congrès ophtalmologique de la Grande-Bretagne.

Partant de l'idée que le sarcome peut être inoculable, ainsi que le fait a été démontré par les expériences de Pierre Delbet, nous nous proposons de procéder à des recherches de cet ordre, avec la masse que nous allons enlever, en même temps qu'on fera des cultures pour savoir si elle contient des microbes.

L'opération, exécutée ponctuellement suivant la description ci-dessus, a permis d'enlever complètement tous les tissus malades. Partout, les sutures ont réussi, sauf au niveau de la parotide où il y eut un suintement de salive et de sérosit angu inolente pendant une quinzaine de jours.

Le malade est parti pour son pays, complètement satisfait, et en très bonne santé générale, et tout ce qui lui restait était une légère lagophtalmie de l'œil correspondant avec parésie très faible de la commissure buccale, tenant tous deux à la section de quelques filets de la branche supérieure du facial.

Les recherches de laboratoire, aussi bien les inoculations péritonéales que les cultures bactériologiques, sont restées négatives.

XIII

LIPOMES SOUS-CONJONCTIVAUX.

Les lipomes sous-conjonctivaux sont toujours d'origine congénitale ; si le contraire a été soutenu, c'est que, de même que les dermoïdes, ceux-ci, tout petits à la naissance, évoluent avec rapidité pendant la seconde enfance et la puberté.

Le siège en est presque toujours sous-palpébral, nouvelle raison pour que la tumeur passe inaperçue jusqu'au moment où, par suite de son évolution, elle fait saillie en repoussant la paupière en avant. Généralement solitaires, les lipomes varient du volume d'un pois à celui d'une petite amande. La partie supéro-externe du fornix les héberge de préférence ; ils empiètent plus ou moins, en avant du côté de la glande lacrymale palpébrale de Rosenmüller, en arrière vers la conjonctive bulbaire. Leur surface est lisse ou légèrement lobulée, leur couleur gris jaunâtre ; quant à leur consistance, elle varie depuis celle d'un kyste jusqu'à celle d'un petit fibrome.

Le sexe féminin en offre le plus d'exemples ; parfois ils coexistent avec d'autres anomalies de développement, la korectopie ou le colobome palpébral.

Pour bien apercevoir la tumeur, il faut renverser la paupière : on voit alors que la conjonctive la recouvre de toutes parts et ne lui adhère que par places ; toujours la tumeur reste mobile sur la sclérotique et se perd insensiblement vers la profondeur de l'orbite. Il en résulte que lorsque le globe tourne en dehors dans la direction du lipome, celui-ci empiète de plus en plus sur la cornée, et il s'en éloigne progressivement à mesure que l'œil se porte du côté opposé. Toutefois, chez une fillette que nous avons opérée, la masse fibro-lipomateuse adhérait au muscle droit externe, dont il fallut la séparer par une dissection minutieuse ; détail opératoire qu'il ne faut pas perdre de vue, pour ne pas s'exposer à provoquer du strabisme : si, par inadvertance, le muscle venait à être coupé, il faudrait procéder à la suture immédiate.

Une autre particularité importante est la continuité de la masse avec le tissu cellulo-graisseux de l'orbite, d'où le précepte de ne pas poursuivre trop loin la dissection.

En tenant compte de l'âge, du sexe, du siège temporal des lipomes, on ne pourrait guère les confondre qu'avec les dermoïdes et plus rarement encore avec un de ces kystes séreux de la glande lacrymale désignés sous le nom de *dacryops* : à part ce dernier, qu'on distinguera par sa fluctuation parfaite, sa translucidité, le fait qu'il n'est pas congénital, et au besoin par le résultat d'une ponction exploratrice, la confusion est parfaitement possible et même permise avec le dermoïde : comme cette tumeur, les lipomes peuvent contenir des poils rudimentaires, des nodosités nerveuses plexiformes, des fibres musculaires lisses ou striées et même des glandes acino-tubulaires rappelant celles de Krause : la différence réside dans une certaine prédominance de la graisse. Entre les dermoïdes purs et ceux franchement graisseux, on rencontre en effet tous les intermédiaires. Ce qui est plus constant, c'est que les vrais dermoïdes se rapprochent du limbe scléro-cornéen et empiètent même sur la cornée, alors que les lipomes et les dermoïdes lipomateux se cantonnent vers le fornix et semblent se prolonger du côté de l'orbite. On peut dès lors supposer que l'origine de ces deux productions dérive d'un même processus, l'invagination du derme fœtal, à moins qu'on ne veuille admettre avec Van Duyse que les dermoïdes du globe peuvent dériver de l'implantation sur celui-ci de brides amniotiques, comme dans les observations de Ryba, Virchow, Van Duyse, Lannelongue, Weigenmann. Un exemple curieux de cet ordre est celui d'une jeune femme qui vint au monde accolée à sa sœur jumelle par une bride cutanée de la joue; lorsque nous la vîmes, à l'âge de vingt-six ans, elle avait, outre un dermoïde de la conjonctive, des acrochordons auriculaires, de la macrostomie avec raphé cutané dans la direction de la fente oblique de la face, enfin un aplatissement des arcades dentaires du même côté.

La petite-fille de cinq ans que nous venons d'examiner est un exemple de lipome pur situé à l'angle externe de l'œil gauche. Je me rappelle avoir observé il y a peu de temps un fait analogue chez la fillette d'un diplomate, avec cette différence qu'ici la tumeur fluctuante et translucide pouvait en imposer pour un kyste. En me fondant sur l'origine congénitale de la production et sur le sexe, j'ai porté, malgré ces caractères, le diagnostic de lipome, qui fut confirmé lors de l'extirpation de la tumeur, faite à Vienne.

Tant que la masse lipomateuse reste petite, qu'elle ne gêne pas les mouvements du globe, qu'elle ne fait pas de saillie disgracieuse, par refoulement de la paupière en avant, on peut ne pas intervenir. Dans les conditions contraires, on procède à l'ablation au moyen de l'instrument tranchant : la suture de la conjonctive au catgut sera préférable, en ce sens qu'elle dispense d'une nouvelle intervention pour enlever les cils; l'asepsie chirurgicale suffit amplement pour obtenir une réunion par première intention, rapide et exempte de toute complication ultérieure.

XIV

CONJONCTIVITE SAISONNIÈRE.

Sous le nom de conjonctivite saisonnière, ou encore printanière, on entend une inflammation chronique récidivante de la conjonctive, ayant deux sièges d'élection : la conjonctive tarsienne et celle du limbe cornéen.

Dans cette dernière région, elle se caractérise par la présence de petits boutons gris rougeâtre, plus ou moins indurés, ne s'ulcérant jamais et qui entourent la circonférence de la cornée dans une étendue plus ou moins grande, parfois dans sa totalité. Exceptionnellement, cette production s'étend plus en dehors sur la conjonctive épisclérale, ou s'accompagne d'une opacification avec épaississement de la cornée.

Du côté des tarses, l'affection se traduit par la présence d'éminences polypoïdes, mollasses, rouges et gélatinoïdes, rappelant jusqu'à un certain point de grosses granulations. La surface en est recouverte d'une sécrétion d'apparence muco-purulente qu'on trouve amassée du côté du fornix, sous forme de glaires. Il y a peu ou pas de larmoiement; les paupières n'adhèrent que faiblement entre elles et seulement le matin au réveil : à la période aiguë, elles semblent boursouflées, comme si elles étaient légèrement œdémateuses ; c'est aussi à cette période, et surtout lorsqu'il existe des boutons péricornéens, qu'apparaissent la photophobie et la sensation de graviers dans l'œil. Il est des cas où l'état papillaire en question des tarses acquiert une consistance dure, comme cartilagineuse, ce qui s'explique par une hyperplasie de l'épithélium, qui tend à se kératiniser.

Histologiquement, ces productions conjonctivales, qu'elles occupent les tarses ou le limbe, consistent en tissu conjonctif, riche en vaisseaux sanguins, qui peut subir à la longue l'altération hyaline. Dans le type le moins accentué et le moins sérieux, l'altération tarsienne existe seule.

Cette affection atteint le plus ordinairement le sexe masculin, particulièrement pendant la seconde enfance et l'adolescence. Elle est presque toujours bilatérale ; sa marche est discontinue, en ce sens que le summum de l'acuité correspond au printemps, au commencement de l'été et plus rarement de l'automne, alors que l'affection s'amende pendant l'hiver : c'est à ce fait qu'est dû le nom de catarrhe printanier proposé par Sœmisch et adopté depuis, bien que le nom de catarrhe lui convienne peu, à cause de la sécrétion modérée de la conjonctive.

La durée de l'affection est longue, trois à quatre ans en moyenne. et pouvant exceptionnellement se prolonger pendant dix et vingt ans, sans entraîner pour cela aucune altération grave de l'œil, sauf complications cornéennes qui sont rares. Cette particularité et surtout la marche franchement saisonnière de la maladie, distinguent nettement la conjonctivite printanière des granulations trachomateuses ; on ne saurait non plus confondre les lésions conjonctivales périkératiques avec la kérato-conjonctivite phlycténulaire; l'absence de vésicules et d'ulcérations et le peu de photophobie servent à caractériser l'affection qui nous occupe. Desmarres, qui avait bien saisi les particularités de sa structure, avait désigné la lésion sous le nom d'hypertrophie périkératique ; en outre, le catarrhe printanier survient chez des individus exempts de toute tare lymphatique.

Le fait que les saisons à la fois tempérées et humides favorisent l'évolution de cette affection, que le voisinage de la mer, comme à Constantinople, de marais ou de fleuves, tels que le Nil, y prédisposent, amène à se demander si l'origine de la maladie n'est pas microbienne ou mycotique, bien que jusqu'ici toutes les recherches bactériologiques soient restées infructueuses à cet égard. Chez la malade de dix-sept ans que nous venons d'examiner, la seule cause d'infection qu'on pourrait invoquer réside dans un certain état ozéneux ; depuis dix ans elle mouche abondamment et a des croûtes dans le nez. Chez un enfant de douze ans, habitant l'Égypte, gros, ventru, gros mangeur, et mou dans son ensemble, il y avait une dilatation très nette de l'estomac pouvant passer pour une source de toxhémie d'origine gastro-intestinale.

Tous les traitements locaux proposés jusqu'ici n'ont pas réussi à arrêter cette affection. Les caustiques, particulièrement le nitrate d'argent, le sulfate de cuivre, ne sauraient y convenir, sauf en solution légère, aqueuse ou glycérinée. Le calomel et le précipité jaune à 1 ou 2 p. 100 peuvent donner du soulagement ; Millingen dit s'être bien trouvé d'une instillation faite avec une solution d'une goutte d'acide acétique, auquel on pourrait, suivant nous, substituer l'acide lactique, moins caustique, 1 gr. dans 10 ou 20 grammes d'eau.

L'excision des plus gros boutons peut être faite, mais

sans qu'on puisse assurer qu'il n'y aura pas de récidive; nous en dirons autant de la destruction des granulomes par le fer rouge (thermo ou électro-cautère).

Le changement de climat, et particulièrement le séjour dans les hautes montagnes, constitue une condition hygiénique excellente pour amender l'affection, dont le pronostic, à tout prendre, est favorable, en dehors de sa longue durée.

Les toniques, tels que les amers, les ferrugineux, l'arsenic, seront conseillés chez les individus débiles.

XV

CONJONCTIVITE RUBÉOLIQUE ET SES COMPLICATIONS.

Dans le cours de la rougeole, aussi bien que de la scarlatine, on observe des complications oculaires, dont la plus commune consiste en une conjonctivite catarrho-purulente et plus rarement diphtéroïde. Cette conjonctivite accompagne l'éruption ou lui succède, alors que la fièvre est en pleine décroissance. Généralement bénigne, l'affection conjonctivale peut se compliquer de phlyctènes et même d'ulcères perforants de la cornée, se terminant par un staphylome. C'est surtout chez les enfants débiles et scrofuleux qu'on enregistre de pareilles complications. Il existe d'autres complications connexes du côté des bords palpébraux dont les glandes pilo-sébacées ou meibomiennes s'enflamment et donnent lieu ultérieurement à une série d'orgelets ou de chalazions.

Plus rarement on voit survenir, comme dans le cours de l'érysipèle et même de l'influenza, soit pendant la pyrexie, soit au moment de la convalescence, un état phlegmoneux de l'orbite avec propulsion du globe et chémosis inflammatoire très prononcé. C'est ainsi que, tout dernièrement, je fus appelé à Enghien auprès d'un enfant de douze ans atteint de cet accident en pleine convalescence de rougeole, alors que la fièvre avait complètement disparu, et que l'enfant avait effectué ses premières sorties : à l'examen, je trouvai le globe immobile et comme figé dans l'orbite, les paupières et la conjonctive œdémateuses et chémotiques, la cornée, l'iris, les milieux et le fond de l'œil absolument normaux, la vision conservée, malgré l'hypérémie et quelques flexuosités des veines rétiniennes ; pas de fièvre, douleur très modérée. A la palpation, je constatai de la fluctuation, surtout prononcée vers la queue du sourcil ; l'œil était en protrusion, mais sans empêcher l'occlusion des paupières. Une ponction exploratrice, faite à la partie supéro-externe du sillon orbito-palpébral supérieur, n'amena qu'un écoulement de sang frais, mais pas de pus. Compresses boriquées maintenues en permanence ; calomel administré par la bouche à doses fractionnées. Cinq jours plus tard, je constatai la présence d'un foyer nettement fluctuant à la partie interne du sillon orbito-palpébral supérieur, et une ponction au bistouri donna issue à une bonne cuillerée à café de pus ; l'exploration au stylet démontra que le trajet, très rapproché du globe, avait une longueur de 3 centimètres. Une semaine plus tard, à la région supéro-externe, où la première ponction avait été faite, il se forma une collection purulente indépendante de la précédente : c'est là une particularité propre au phlegmon orbitaire, et qui est l'analogue de ce qui se passe pour les abcès chauds du sein, où Velpeau en avait fait la remarque. Pour ce dernier organe, la raison de la dissémination des collections réside dans l'indépendance des lobules de la glande, alors que pour l'orbite cela tient à l'origine même de ces abcès, presque toujours phlébitiques, par thrombose septique, qui forcément est disséminée.

Une autre particularité non moins remarquable, c'est qu'ici il s'agit bien plus de ténonite que d'un vrai phlegmon par inflammation du tissu cellulo-graisseux de l'orbite : aussi, malgré l'aspect effrayant au premier abord que revêt l'œil exophtalme, le pronostic est-il, à tout prendre, infiniment plus favorable, et, après l'ouverture d'un ou de plusieurs abcès, le globe reste indemne et retrouve son fonctionnement normal ; il est évident que les choses peuvent se passer tout autrement, lorsque l'inflammation, franchissant en arrière les limites de la capsule de Tenon, envahit le tissu graisseux de l'orbite. Chez mon petit malade, au bout de six semaines la guérison était complète.

Chez un petit enfant d'un an, que vous venez de voir, les choses se passent plus simplement, comme d'habitude, en ce sens que le processus rubéolique réside dans un gonflement notable des paupières avec écoulement muco-purulent, sans lésions cornéennes : ici encore il s'agit d'un cas de conjonctivite post-rubéolique.

Ces manifestations rubéoliques tardives ne sont pas d'ailleurs exclusivement le propre de la conjonctive ; elles sont surtout redoutables du côté des voies aériennes où elles apparaissent sous la forme de broncho-pneumonies simples ou même tuberculeuses. Dans ces conditions, le virus rubéolique ne fait que préparer le terrain, sur lequel viennent se greffer les microbes d'infection secondaire ; il y a lieu d'admettre que les fièvres éruptives déterminent un état particulier du sang dont le pouvoir antitoxique est diminué.

En ce qui concerne le traitement de la conjonctivite morbilleuse, il faut éviter les topiques irritants, et se borner à des lotions fréquentes, chaudes, faites avec l'acide borique, le permanganate de chaux, une solution hydrargyrique très atténuée : ce n'est qu'en cas de purulence qu'on peut instiller quelques gouttes de nitrate d'argent à 0,5 p. 100. Contre le gonflement des paupières, il suffit de compresses évaporantes boriquées, et de scarifications conjonctivales, qui modèrent rapidement le chémosis : celles-ci ont en outre l'avantage de constituer un excellent moyen de déplétion.

ORBITE

XVI

TÉNONITE ET ORCHITE DOUBLES.

Nous venons d'examiner à la Polyclinique un malade atteint d'une affection oculaire connue sous le nom de *ténonite* ou *hygroma de la bourse rétro-bulbaire* et dont la description est compliquée comme à plaisir dans les traités d'ophtalmologie, même récents.

Il est, en outre, porteur d'une orchite double avec épanchement dans la vaginale d'un côté et en même temps d'une hydarthrose. Cette coïncidence de la ténonite avec l'orchite et l'hydarthrose me semble intéressante à plusieurs points de vue, que je vais faire ressortir dans la leçon d'aujourd'hui.

Notre malade est un homme de vingt-neuf ans, marchand de vin, mais non buveur, d'aspect robuste, bien constitué en apparence; il n'accuse aucune maladie dans son enfance ni dans l'adolescence. A l'âge de vingt-trois ans, il eut une attaque de rhumatisme articulaire aigu avec douleurs polyarticulaires, sueurs, fièvre, d'une durée de deux mois; depuis lors, il a ressenti à différentes reprises quelques douleurs articulaires subaiguës, sans avoir été obligé de garder le lit. Il n'a jamais eu ni syphilis ni blennorrhagie.

Une chose intéressante à noter au point de vue de l'hérédité : il est l'aîné de onze enfants et seul survivant;

les dix autres seraient morts en bas âge : peut-être cela indique-t-il chez les parents une tare organique, comme la syphilis, la tuberculose. Je ne saurais trop vous engager à rechercher toujours les antécédents héréditaires de vos malades et à remonter aux grands-parents quand cela est nécessaire, car bien des affections transmissibles héréditairement laissent quelquefois une génération indemne.

Notre malade présente peu de phénomènes dépendant de l'arthritisme : pas de varices, ni d'hémorrhoïdes; notons une alopécie familiale commençante, au niveau de l'occiput. Il a pourtant un tempérament rhumatismal, mais sans offrir aucune lésion viscérale ni du côté du cœur, ni du côté des poumons.

Les manifestations oculaires remontent à cinq semaines. Il a eu depuis lors trois attaques semblables et nous assistons en ce moment à l'évolution de la troisième. L'œil droit est aujourd'hui rouge, douloureux, chémotique. Cet état, toujours bilatéral, a débuté par l'œil gauche; l'œil droit fut pris ensuite. Il constata, au début, un gonflement du testicule droit, comme nous l'observons aujourd'hui du côté opposé; remarquons, en passant, le croisement des troubles oculaires et testiculaires, l'œil gauche étant pris en même temps que le testicule droit et inversement. La première atteinte n'a duré que quatre à cinq jours et tout est revenu à l'état normal. La deuxième atteinte a eu la même évolution, mais l'œil droit seul a été pris. L'atteinte actuelle est, je le répète, la troisième : elle a attaqué l'œil droit et le testicule gauche. L'affection a recommencé il y a six jours; le deuxième et le troisième jour elle a atteint son summum, puis elle est entrée en voie de décroissance. L'œil et le testicule vont tous deux beaucoup mieux aujourd'hui. J'insiste sur ce point parce que c'est la première fois que je vois cette association et que cela n'a pas encore été signalé. Le malade prétend en outre que, dans cette dernière attaque, c'est le testicule qui aurait été pris le premier, et l'œil quelque temps après, secondairement, comme par métastase.

Dès le premier jour que j'ai vu le malade, j'ai recherché et trouvé une complication fréquente : l'hydarthrose, que je perçus nettement même à travers le pantalon; aujourd'hui l'épanchement est beaucoup moindre et le genou à peine douloureux; l'hydarthrose a suivi la marche de l'affection oculaire. Lors de la première attaque, l'hydarthrose s'est également déclarée et a disparu avec elle.

Nous avons ici un exemple d'hydarthrose bénigne, passagère, périodique. Ces cas ne sont pas rares et j'ai, il y a de longues années, rapporté à la Société de chirurgie l'observation d'une jeune fille atteinte d'hydarthrose périodique coïncidant avec les règles. Elle avait couru tous les hôpitaux et suivi tous les traitements sans succès; je réussis à la guérir en lui faisant des injections intra-articulaires d'une solution d'arsenic. L'hydarthrose périodique est, dans le cas qui nous occupe, en rapport avec la ténonite : ce rapport est frappant et il est impossible de ne pas les classer l'une et l'autre dans le rhumatisme. Ici, l'hydarthrose éclaire la pathogénie de la ténonite; mais c'est parce que je connais ces faits que je les ai recherchés et vous les ai montrés.

Le malade n'éprouve plus aujourd'hui, comme reliquat de son arthrite, que de la douleur à la pression au niveau de la patte d'oie et du ligament latéral interne du genou : c'est là, en effet, un point d'élection où se réfugie la douleur des arthrites au déclin.

La ténonite est par conséquent ici un accident d'ordre

purement rhumatismal, au même titre que l'hydarthrose, les hygromas, les synovites tendineuses. En est-il toujours ainsi? On peut répondre par l'affirmative, abstraction faite des cas très rares rencontrés dans certaines pyrexies et des cas traumatiques à la suite de la ténotomie. En effet, les cas de ténonite blennorrhagique doivent rentrer dans le rhumatisme. La blennorrhagie à elle seule n'est pas capable de produire la ténonite; dans un terrain prédisposé elle réveille la diathèse rhumatismale et ses accidents. J'ai vu un cas d'hydarthroses successives survenant à chaque blennorrhagie, chez un homme n'ayant jamais eu d'autre manifestation rhumatismale; mais on notait la goutte chez ses ascendants.

Le fait le plus intéressant à signaler chez notre malade, c'est la présence de l'orchite, croisée avec la lésion oculaire.

L'examen des bourses fait reconnaître, du côté droit, un testicule de volume normal, légèrement douloureux à la pression; la queue de l'épididyme est indurée; il n'existe ni funiculite ni épanchement sensible de la vaginale. A gauche, le testicule, augmenté de volume et douloureux, est surmonté d'un épididyme gros et sensible et d'un canal déférent induré, volumineux et douloureux à la pression; la vaginale contient une quantité très notable de liquide. La marche de l'orchite droite, guérie en même temps que l'œil gauche, l'apparition de l'orchite gauche avec la ténonite droite et l'hydarthrose du même côté, nous obligent à mettre également l'orchite sur le compte du rhumatisme; l'hydropisie de la vaginale est identique à l'hydropisie de la synoviale du genou et à l'hygroma de la bourse rétro-oculaire.

Mais quelle est l'évolution ultime de ces orchites

rhumatismales? Il serait intéressant de savoir si chez ce malade les indurations épididymaires vont disparaître au bout d'un certain temps ou bien si elles vont persister et amener peut-être l'infécondité. Nous pourrons probablement bientôt constater les effets de l'orchite rhumatismale chez un autre sujet qui a été traité par nous pour des accidents identiques à ceux que nous étudions.

L'orchite rhumatismale est fort rare, et il n'en existe que quelques exemples cités par les auteurs. Je me rappelle que chez un de mes maîtres, qui était goutteux, j'ai assisté à l'évolution d'une iritis double goutteuse avec orchite. Il est fort probable que bien des orchites blennorrhagiques ou simplement uréthrales sont d'ordre rhumatismal. Pourquoi, en effet, y a-t-il des malades qui n'ont jamais de propagation du côté du testicule et d'autres qui, pour une uréthrite insignifiante, ont une orchite? Ce n'est pas par propagation, c'est par métastase que se produit l'orchite; c'est encore ici une affaire de terrain : chez un rhumatisant la blennorrhagie éveille le tempérament rhumatismal et l'orchite se produit. De même il y a des individus qui, au premier cathétérisme, ont de l'orchite avec hydarthrose, tandis que certains malades se sondent plusieurs fois par jour sans accidents. Quand l'orchite est survenue, c'est que le col vésical s'est enflammé. La cystite cervicale se produit spontanément chez les goutteux et les rhumatisants et se manifeste par des urines troubles et la fréquence des mictions. La blennorrhagie elle-même n'agit guère sur le testicule à la période aiguë : c'est principalement dans le déclin, à la période de la *goutte*, lorsque le col vésical est pris.

J'ai fait pisser notre malade : ses urines sont remplies

de flocons muqueux ; elles ne contiennent ni sucre ni albumine. De plus, sur sa chemise, j'ai remarqué des taches d'urine ; celle-ci lui échappe, dit-il, lorsqu'il se retient. Il est, en outre, obligé de se lever deux et trois fois la nuit pour uriner. Il a donc une cystite du col d'ordre rhumatismal, et c'est à la cystite que je rattache l'orchite. Je crois devoir insister encore sur l'absence de tout écoulement uréthral. Vous savez que nous n'avons rien trouvé de ce côté, et l'examen du canal, pratiqué une seconde fois par mon interne, M. Sam. Lévy, a été négatif au point de vue de tout suintement.

Voilà faite l'analyse du malade pour ce qui touche à la pathologie générale ; il me reste à vous décrire la ténonite elle-même.

On a rangé toutes sortes d'affections sous ce titre, la ténonite suppurée, syphilitique, etc. ; on a fait une ténonite spontanée, une traumatique ; en lisant les observations, j'ai vu que l'on a même décrit des phlegmons de l'orbite sous le titre de ténonite. On avait fait de ténonite un nom générique dans le genre du terme arthrite, qui comprend tant de variétés disparates (arthrite sèche, à épanchement, rhumatismale, tuberculeuse, blennorrhagique, etc.).

Dans un mémoire paru en 1883 dans les *Archives d'ophtalmologie*, j'ai démontré que la ténonite est l'inflammation de la bourse conjonctive destinée à faciliter les mouvements du globe dans sa loge ténonienne ; je lui ai donné le nom d'*hydarthrose de l'œil*, d'hygroma de la bourse rétro-oculaire. Il existe en effet dans l'œil une véritable articulation, décrite par les anatomistes et les physiologistes, et que l'on peut classer dans les énarthroses comme l'articulation coxo-fémorale. Le globe représente la tête du fémur ; la cavité cotyloïde est ici la capsule de Tenon.

Les premiers auteurs qui ont décrit la ténonite plaçaient le processus inflammatoire dans l'entonnoir fibreux lui-même, d'où le nom de *capsulite* que lui donna M. de Wecker. C'est là une erreur anatomique : l'inflammation du tissu fibreux est très rare, et dire de la ténonite que c'est l'inflammation de la capsule de Tenon, c'est dire que dans l'hydarthrose du genou c'est la capsule articulaire qui est enflammée. Or, c'est la synoviale du genou qui est prise, et dans l'œil il existe devant la capsule, derrière la sclérotique, un tissu trabéculaire fin qui ne rappelle pas les synoviales articulaires, mais les bourses de glissement sous-cutanées, comme les bourses olécranienne, prérotulienne, par exemple. La surface des trabécules est recouverte d'un endothélium que l'on peut mettre en évidence par le nitrate d'argent. C'est donc un hygroma de l'articulation rétro-globaire. Quels sont ses caractères symptomatiques ?

Le premier symptôme qu'accusent les malades réside dans des douleurs péri-orbitaires intenses, survenant par accès, comme s'il s'agissait d'une névralgie. A ces douleurs s'ajoute une sensation de pression, de plénitude dans l'œil, une douleur gravative qui paraît siéger dans le fond de l'orbite. La douleur suit le trajet des rameaux de la branche ophtalmique de Willis, le sus-orbitaire et le nasal en général, plus rarement les filets terminaux du sous-orbitaire. Dans cette période, dite prémonitoire, ce qui est surtout caractéristique, c'est que tout mouvement du globe est douloureux : aussi les malades tiennent-ils les yeux fermés et immobiles. On ne constate d'ailleurs rien d'anormal à l'inspection des yeux. Dès le second ou le troisième jour de la maladie apparaissent deux symptômes capitaux, qui sont pathognomoniques de l'affection : une exophtalmie légère et du chémosis.

L'exophtalmie est, en général, peu prononcée ; elle a été notée dans toutes les observations ; c'est un symptôme qui effraye le malade et le médecin qui n'est pas au courant de cette affection. Je me souviens, en particulier, d'une femme, que je vis en consultation avec mon regretté collègue des hôpitaux, Legroux : elle présentait une exophtalmie assez prononcée avec un chémosis faisant saillie hors des paupières, qui l'étranglaient. Je rassurai Legroux et sa malade sur l'issue de l'affection, et j'eus la satisfaction de découvrir que cette personne était rhumatisante et avait été soignée, quinze années auparavant, pour une hydarthrose dont elle ne se souvint que sur mes demandes réitérés au sujet du rhumatisme.

Avec l'exophtalmie ou peu après elle, survient le chémosis ou œdème séreux de la conjonctive péricornéenne ; cet œdème apparaît d'abord dans le fornix inférieur et s'accompagne d'une bouffissure marquée de la paupière inférieure ; plus tard, le chémosis s'étend à tout le pourtour de la cornée. Cet œdème est graduel, lent à venir ; il se montre au début sous forme de grosses cloques jaunâtres, qui grossissent et entourent complètement la cornée, pour constituer un bourrelet plus ou moins saillant. Ce bourrelet, quelquefois étranglé par les paupières, sèche à l'air, rougit et s'enflamme. Habituellement le chémosis est humecté par une légère hypersécrétion lacrymale ; mais, symptôme caractéristique, il n'y a pas trace de sécrétion muqueuse ou muco-purulente, la conjonctive est à peine rougie par la compression de ses vaisseaux et non enflammée.

En général, la ténonite commence brusquement et sans préférence, soit par l'œil gauche, soit par l'œil droit. Deux ou trois jours après, le second œil est pris, et au troisième ou quatrième jour de la maladie on observe un aspect caractéristique : les deux yeux exophtalmes, douloureux, hagards, sont entourés de bourrelets chémotiques et se meuvent difficilement, à cause de la douleur et de la limitation de leur excursion dans l'orbite. Leurs axes optiques se dissocient et il en résulte de la diplopie, une diplopie mécanique se produisant dans toutes les directions, dans les mouvements extrêmes.

Il est à remarquer que l'acuité visuelle ne subit aucune modification en général ; cependant il est des cas où elle peut baisser et même dans une forte proportion : chez notre malade, l'acuité visuelle dans l'œil atteint est descendue à un tiers.

On observe, en outre, à l'ophtalmoscope une légère hypérémie rétinienne.

Mais tous ces phénomènes sont passagers ; tandis que le second œil arrive au summum de l'attaque, le premier œil est déjà au déclin et il se produit en cinq ou six jours, quelquefois plus vite, souvent plus lentement, une résolution complète de tous les phénomènes alarmants. Parfois, comme dans le cas actuel, deux, trois attaques se succèdent jusqu'à la résolution finale.

Pour bien comprendre le développement des symptômes qui caractérisent la ténonite et leur ordre d'apparition, quelques notions anatomiques sont indispensables.

La capsule de Tenon est un entonnoir fibreux, dense en avant, purement cellulaire en arrière, et traversé tout autour du globe par les six tendons des muscles moteurs de l'œil auxquels elle fournit autant de gaines complètes. Étroites vers la jonction du tendon au corps charnu du muscle, ces gaines s'élargissent et s'étalent à l'insertion scléroticale des tendons terminaux, au point que, tout autour de la cornée, les gaines aponévrotiques voisines se confondent entre elles et s'unissent solidement avec la sclérotique d'une part et avec la conjonctive de l'autre.

A mesure qu'on se reporte en arrière, les diaphragmes intertendineux s'amincissent et finissent par se confondre avec le tissu lamineux qui entoure le globe et lui forme sa bourse de glissement. C'est par leur intermédiaire que le tissu cellulaire sous-ténonien communique avec le tissu cellulaire sous-conjonctival ; aussi une injection de liquide coloré poussée dans la bourse sous-ténonienne passe-t-elle dans le tissu cellulaire sous-conjonctival et *vice versa*. Par là passe aussi le liquide séreux qui constitue le chémosis. C'est également le chemin des ecchymoses sous-conjonctivales consécutives aux fractures de la base du crâne. Le sang, primitivement déversé dans l'orbite, arrive le long du nerf optique dans la bourse rétro-globaire et de là dans le tissu cellulaire sous-conjonctival. Il faut un certain temps au sang pour suivre tout ce trajet ; aussi l'ecchymose n'a-t-elle d'importance que lorsqu'elle est tardive, qu'elle n'apparaît que deux ou trois jours et plus après le moment de l'accident.

Les considérations anatomiques que je viens de vous exposer permettent de comprendre comment une inflammation et un léger épanchement de la bourse rétro-bulbaire produiront d'abord la compression des nerfs ciliaires et les douleurs, avec mouvements pénibles du globe ; un épanchement plus considérable déterminera l'exophtalmie, puis le liquide, filtrant à travers les gaines tendineuses, ira faire saillie sous la conjonctive et donner lieu au chémosis ; en même temps, les tendons musculaires eux-mêmes étant entourés de liquide, se trouvant enflammés par contiguïté et distendus légèrement, les mouvements, excessivement bornés, ne se feront qu'au prix de vives douleurs. Un épanchement considérable pourra aussi comprimer les veines vorticineuses et provoquer une stase dans la rétine ; la compression du nerf optique ne peut guère avoir lieu, parce que la capsule, étant celluleuse en arrière, laisse fuser le liquide dans le tissu rétro-ténonien, dans la loge postérieure de l'orbite. Cela explique jusqu'à un certain point comment l'exophtalmie ne peut pas dépasser un certain degré. Si une quantité trop grande de liquide s'accumule dans la bourse rétro-oculaire, il aura tendance à filtrer d'une part dans le tissu cellulaire sous-conjonctival, d'autre part dans le tissu cellulo-graisseux de l'orbite.

Ainsi donc voilà expliqués successivement les symptômes cardinaux : douleurs, dyskinésie, exophtalmie, chémosis, tétrade symptomatique qui ne laisse à l'esprit aucun doute au point de vue du diagnostic. Je répète encore que tous ces phénomènes ont lieu sans la moindre mucosité, sans conjonctivite.

Tout cela dure en moyenne un septénaire, et la résolution est la règle ; c'est dire que le pronostic est essentiellement favorable.

Quant au traitement, il doit être local et général.

Le traitement local consiste surtout en l'application, pendant le jour, de compresses chaudes d'eau de sureau, qu'on remplace la nuit par un pansement ouaté chaud légèrement compressif. Si l'on observe l'accolement des paupières, on pourra faire quelques lotions chaudes d'eau boriquée ou bien appliquer un peu de vaseline boriquée sur les bords palpébraux. Il faut, d'une façon générale, bien se garder de *nitrater* ces yeux, d'y mettre quelque collyre ou quelque pommade irritante que ce soit.

Le traitement général aura pour but surtout de calmer les douleurs ; ce qui m'a le mieux réussi, c'est l'antipyrine, seule ou combinée au sulfate de quinine. Vous pourrez prescrire une potion avec 2 grammes d'hydrate de chloral pour la nuit. Mais il ne faudra pas oublier de traiter le tempérament rhumatismal de ces malades. Vous emploierez dans ce but le salicylate de soude ou de lithine. Le salicylate de soude a le double avantage d'être une préparation alcaline et d'agir comme anesthésique sur l'élément douleur. Je l'administre à la dose de 4 grammes par jour, à trois reprises, peu de temps avant les repas, dans un demi-verre d'eau additionnée d'une cuillerée à café de cognac ; ainsi pris, il est habituellement bien toléré par l'estomac.

XVII

TÉTONITE SUPPURÉE ET TÉTONITE INDURÉE CHRONIQUE.

A propos d'une ténonite avec orchite, j'ai exposé devant vous tout ce qui a trait à la variété commune, séreuse, de cette affection. Aujourd'hui, je vais vous entretenir de la ténonite suppurée et d'une forme chronique, infiniment plus rare, pouvant en imposer cliniquement pour un sarcome.

En traitant de la conjonctivite morbilleuse, j'ai insisté sur un cas intéressant de ténonite suppurée; plus souvent encore, on rencontre cette complication au cours de l'érysipèle; je viens d'en observer récemment en ville un exemple chez un adulte atteint d'érysipèle gangreneux de la face : l'abcès ténonien s'est ouvert, comme c'est à peu près la règle, à la partie supéro-interne du pourtour de l'orbite, entre le droit supérieur et le droit interne, par suite d'une disposition anatomique non signalée, qui pourrait bien tenir à la présence de la gaine conjonctive plutôt que fibreuse, enveloppant le tendon du grand oblique, depuis la poulie de réflexion de ce muscle jusqu'à l'insertion du tendon à la partie postérieure de la sclérotique : le pus contenu dans l'infundibulum formé par la capsule de Tenon, fuserait par là et aboutirait ainsi au grand angle de l'œil, au-dessus du tendon de l'orbiculaire. Ce malade a guéri comme l'enfant atteint de rougeole ; c'est pourquoi il faut s'attacher à séparer nettement au point de vue du diagnostic et du pronostic la ténonite suppurée de la cellulite ou véritable phlegmon de l'orbite, au moins au début, car plus tard, la première variété d'inflammation peut se tranformer en la seconde : nous croyons même que les choses procèdent ainsi plus souvent qu'on ne le pense, témoin ce moignon oculaire que nous venons d'extirper chez un individu offrant toutes les apparences d'un phlegmon orbitaire, et où, à la dissection, nous avons trouvé simplement un plastron périscléral induré de ténonite plastique. Le vitré de ce moignon n'avait pas suppuré et contenait du pneumocoque, comme l'ont démontré les ensemencements : on peut, d'après ces faits, admettre que la ténonite lardacée était sous la dépendance du même microbe. Il est à présumer que, dans la ténonite suppurée dont je vous ai parlé, d'origine érysipélateuse, comme dans celle que je vous décrirai plus loin, à type hyperplasique simple, et consécutive également à l'érysipèle, il faut incriminer le streptocoque. Chez l'enfant dont la ténonite suppurée a succédé à la rougeole, il y a lieu de se demander si le pneumocoque, cause fréquente de broncho-pneumonies secondaires, n'a pas été l'agent infectieux.

A côté des ténonites consécutives à des maladies générales, je mentionnerai celles, beaucoup plus rares, d'origine traumatique ; on les observe à la suite de blessures accidentelles de l'orbite avec ou sans corps étrangers, et on en signalait autrefois des exemples après l'opération de la strabotomie. L'agent infectieux est alors variable ; le plus souvent, dans ces derniers cas, le staphylocoque ou le streptocoque sont en cause, comme dans les autres traumatismes.

Sans vouloir prétendre à une exactitude rigoureuse, voici quels sont les signes dont vous pourriez tirer parti pour distinguer la ténonite suppurée de la cellulite orbitaire de même nature.

Dans la ténonite, au début, alors qu'il y a encore peu d'exorbitis, on est frappé par l'immobilité rapide du globe et le chémosis charnu prononcé du tissu sous-conjonctival, donnant lieu à la production de bourrelets qui font déjà saillie entre les paupières ; la douleur éprouvée par la malade est modérée, parfois nulle, alors que tout effort pour mouvoir le globe devient extrêmement pénible. Malgré ce gonflement et un fort boursouflement des paupières, d'aspect érysipélateux, la cornée conserve sa transparence, l'iris est normal, les milieux de l'œil diaphanes, et l'ophtalmoscope ne décèle pas de lésions du côté de la papille, sauf peut-être une légère hypérémie veineuse ; l'acuité visuelle, bien qu'affaiblie, se conserve très longtemps, alors que dans le phlegmon orbitaire, elle est rapidement perdue. La céphalalgie, la fièvre, l'abattement, les douleurs circumorbitaires spontanées et violentes, qui surviennent presque dès le début dans cette dernière affection font en grande partie défaut dans la première. A la période suppurative, le pus collecté est en petite quantité (une cuillerée à café dans mes cas) et continue à rester peu abondant pendant les jours qui suivent l'ouverture : j'ai insisté tout à l'heure sur le mode favorable de terminaison de la ténonite contrastant avec la destruction à peu près fatale du globe et même la terminaison par la mort dans le cas de phlegmon ; de plus la propagation du côté de l'encéphale reste chose tout à fait exceptionnelle, sauf transformation d'un type en l'autre.

Laissant maintenant de côté la ténonite suppurée, je vais vous entretenir d'un type à marche chronique dont je viens d'observer le premier exemple, et qui mérite donc de vous être exposé en détail, d'autant plus qu'on aurait pu le confondre avec un sarcome, dont il revêtait certaines allures. Pour le distinguer des variétés séreuse et suppurative, je le désignerai sous le nom de *ténonite chronique proliférante*. Voici l'observation qui en est la base :

Il s'agit d'une jeune femme de vingt-trois ans, couchée à la salle Sainte-Agnès, brune et robuste. Elle a été réglée à douze ans et régulièrement depuis lors jusqu'au 8 décembre 1896, époque où ses règles cessèrent, en même temps qu'apparurent des pertes blanches ; puis elle s'est aperçue que son œil droit commençait à être exorbitique. Un mois auparavant elle avait eu une angine grave avec céphalalgie intense ; à Saint-Antoine et à la Salpêtrière, où elle alla consulter, on constata une rougeur érysipélateuse occupant toute la moitié droite de la face et du cou. Une incision pratiquée dans la région sous-maxillaire n'amena qu'une issue de sang. Fièvre et délire consécutifs, avec érysipèle manifeste de la face. Le 15 novembre, elle va à Aubervilliers et y reste trois semaines ; elle est traitée par les bains froids, qu'on interrompt par suite d'une congestion pulmonaire gauche. L'exophtalmie étant alors à son summum, elle va dans une clinique ophtalmologique, où on diagnostique la ténonite et où on la traite sans succès par les frictions mercurielles et l'iodure de potassium ; on constate en même temps un scotome central ; à la suite du traitement elle eut une stomatite grave, dont elle porte encore les traces, avec haleine fétide caractéristique et déchaussement des dents. Depuis lors, son exorbitis n'a fait que s'accentuer, et c'est dans cet état qu'elle est entrée à l'Hôtel-Dieu, le 22 mars 1897 ; on a alors constaté ce qui suit :

Paupières rouges, œdémateuses à l'excès ; chémosis inflammatoire considérable avec saillie des bourrelets conjonctivaux tout autour de la cornée, dont on n'aperçoit que le centre au fond de cette sorte de coquetier ; la malade est incapable de soulever la paupière supérieure tombante ; le globe, immobile, est repoussé en avant, en bas et en dedans et est privé de tout mouvement. Tout autour, on sent par la palpation une masse dure, lardacée, rappelant la consistance d'un sarcome. Bien que la conjonctive soit très rouge, il y a peu de sécrétion ; la malade se plaint d'une violente céphalalgie avec irradiations douloureuses autour de l'orbite et insomnie persistante. Odorat et ouïe conservés ; sensibilité tactile de la face intacte. Pas de surdité. Pas de fièvre. Pas de trace de syphilis dans ses antécédents. La malade n'était pas non plus enceinte, ce qui semble indiquer que son aménorrhée dépend de son affection pharyngo-oculaire, d'origine probablement érysipélateuse.

Tous les détails précédents ont fait penser qu'il s'agissait d'un état phlegmoneux sans suppuration, ayant pour siège principal la capsule de Tenon, plutôt que d'un sarcome véritable ; la conservation prolongée du globe (cinq mois) et l'absence de lésions intra-oculaires, ainsi que la possibilité de distinguer la lumière, ont écarté l'idée de phlegmon de l'orbite. L'absence de toute lésion des fosses nasales et des sinus m'a fait rejeter aussi le diagnostic de périostite orbitaire.

Pensant que l'origine de cette affection devait tenir à une toxhémie érysipélateuse et probablement streptococcique, je soumis la malade, après traitement local de la stomatite mercurielle, aux injections intra-musculaires quotidiennes d'un centimètre cube chaque fois d'huile au biiodure de mercure, contenant exactement 4 milligrammes de ce sel. Dès la cinquième injection l'exophtalmie diminua, la mobilité du globe apparut, l'acuité visuelle se releva, le scotome central que nous avions constaté disparut, et, à la dix-septième injection, tout rentra dans l'ordre. Après trente injections tout était terminé et la vision devenue normale, bien que la malade gardât un certain degré de blancheur de son nerf optique, comme le fait est fréquent dans les cas où le nerf optique a été longtemps comprimé. L'état général est redevenu excellent, la malade ayant repris de l'embonpoint. Comme toujours, la malade n'a éprouvé pendant la cure ni stomatite, ni diarrhée, ni albuminurie, ce qui démontre une fois de plus la supériorité des injections sur les frictions et l'administration du mercure par la bouche.

Ce n'est d'ailleurs pas la première fois que je me trouve en présence de néoplasies pseudo-sarcomateuses d'origine infectieuse cédant à un traitement hydrargyrique ou arsenical. Il suffit de vous reporter à la communication que j'ai faite à cet égard il y a trois ans, à Londres, au Congrès de la Société ophtalmologique de la Grande-Bretagne, et que vous trouverez relatée tout au long dans les *Archives françaises d'ophtalmologie.*

XVIII

CONSIDÉRATIONS CLINIQUES SUR LES SARCOMES DE L'ORBITE.

Vous venez d'examiner une malade de cinquante ans, atteinte d'exorbitis prononcée de l'œil gauche depuis quatre ans, et dont l'état paraît rester stationnaire depuis cette époque, bien qu'elle ait été soumise aux injections huileuses intra-musculaires de biiodure d'hydrargyre, puis alternativement à l'iodure de potassium et à l'arsenic administrés par la bouche. Si, depuis, je ne suis pas intervenu opératoirement, c'est que nous avons vu apparaître une tuméfaction de mauvais augure au niveau de la région temporale, formant voussure, particularité faisant craindre que la tumeur ne fût en partie située dans le crâne.

Actuellement, la vision est entièrement abolie par atrophie blanche complète du disque optique ; l'odorat et le goût sont conservés, tandis que l'ouïe du même côté est profondément affaiblie. La protrusion de l'œil est directe, et les mouvements du globe limités en tous sens, ce que l'on est convenu, depuis de Græfe, de considérer comme un signe indiquant que la tumeur provient du nerf optique. Tout autour du globe, particulièrement en haut et en dehors, on sent une induration charnue, sarcomateuse, qui très certainement est de mauvaise nature, d'où l'inefficacité du traitement médical mis en œuvre depuis quatre ans.

Dans le diagnostic de semblables tumeurs orbitaires, deux questions sont surtout importantes à résoudre au point de vue de l'intervention chirurgicale : l'origine du néoplasme et sa présence dans le crâne.

Toutes les fois que, comme ici, on voit bomber la région temporale, particulièrement la portion constituée par l'écaille du temporal, il est à présumer que la fosse cérébrale moyenne est envahie. Même en l'absence de toute saillie cranienne, nous pouvons tirer parti d'autres signes, fournis par la lésion des nerfs circonvoisins, tels que l'olfactif, le maxillaire inférieur; par contre les paralysies des trois nerfs moteurs du globe et des deux premières branches du trijumeau, ophtalmique de Willis et maxillaire supérieur, ne signifient pas nécessairement qu'il y a pénétration cranienne, tous ces nerfs pouvant être comprimés par une tumeur dans l'orbite ou par envahissement de la fosse ptérygo-maxillaire; je ne veux pas insister davantage sur l'anosmie symptomatique, et, quant à la valeur de la lésion de la troisième branche du trijumeau (dentaire inférieur et lingual), il suffit de se rappeler que ce nerf passant directement par le trou ovale et n'ayant dès lors aucun rapport avec l'orbite, ne saurait être comprimé que par une masse située dans la fosse cérébrale moyenne. Il faut donc attacher une très grande importance aux douleurs des dents de la mâchoire inférieure. Je me rappelle un cas où mon maître Nélaton avait porté le diagnostic de pénétration d'une tumeur orbitaire dans le crâne, en se fondant sur ce dernier signe; le diagnostic fut confirmé deux à trois mois plus tard par l'apparition d'une tumeur de la tempe.

En ce qui concerne le point d'origine des sarcomes, il est bon de poser de suite en principe que le plus grand nombre naît aux dépens du périoste et du tissu cellulo-graisseux; ceux qui dérivent du nerf optique et de ses gaines sont moins fréquents. Pour de Græfe, ces derniers se caractériseraient cliniquement par la protrusion directe du globe en avant, la longue conservation de sa mobilité et l'amaurose rapide avec atrophie précoce de la papille, alors que, dans les sarcomes de la première catégorie, l'exophtalmie se ferait obliquement de façon à déterminer un strabisme mécanique entravant de bonne heure les mouvements du globe, surtout du côté de la tumeur.

Chez notre malade, bien que la tumeur soit surtout prononcée en haut et en dehors, dans la région de la glande lacrymale, comme cela a lieu pour les tumeurs pariétales, le globe n'est nullement strabique, et sa mobilité, bien que réduite, reste égale dans tous les sens : il s'agit là d'un contraste qu'on pourrait expliquer en admettant que la néoplasie revêt ici la forme d'un entonnoir entourant l'œil de toutes parts. Inversement, nous connaissons des cas d'exophtalmie oblique et où cependant il s'agissait de tumeurs dépendant de la gaine durale du nerf optique. En voici un exemple intéressant :

Chez un homme de cinquante ans, notre regretté confrère Gillet de Grammont avait constaté l'existence d'une exorbitis directe traduisant une tumeur du nerf optique, alors que l'acuité visuelle se conservait intacte pendant deux ans. Au bout de ce temps, l'œil fut refoulé obliquement en bas et en dehors, et le doigt, enfoncé profondément dans l'orbite, percevait une légère induration dans le sens opposé. Notre confrère, trouvant ce cas anormal, voulut bien me demander mon avis et me confier l'extirpation de la tumeur, en tâchant de ménager le nerf optique, nullement atrophié.

Après chloroformisation, une incision semi-circulaire permit de détacher un auvent formé par les deux paupières : nous pûmes ainsi constater que le siège principal de la tumeur était dans l'entonnoir constitué par les quatre muscles droits ; elle entourait le nerf optique de toutes parts : c'était là évidemment l'origine première de la néoplasie. De plus, dans les derniers temps, une partie de la tumeur avait traversé l'entonnoir entre les muscles droit supérieur et droit interne, pour envahir la partie supéro-interne de l'orbite : c'est ce prolongement qui avait transformé l'exorbitis directe en oblique. Pénétrés de l'impossibilité d'enlever cette tumeur en respectant le nerf optique et les muscles, nous procédâmes à l'énucléation totale, ainsi qu'il avait été au préalable convenu avec le malade ; la dissection nous permit de constater que la tumeur, née de la face externe de la gaine durale, avait envahi le tissu cellulaire contenu dans l'entonnoir musculaire, alors que la cavité sous-vaginale et le nerf optique avaient été respectés ; du côté de la rétine et du globe nous ne trouvâmes pas la moindre altération. Les nouvelles reçues, trois ans plus tard, du malade, qui habite la province, indiquaient l'absence de toute repullulation.

On pourrait, d'après ces faits, topographier les tumeurs sarcomateuses de l'orbite en deux classes : celles, plus rares, qui évoluent dans l'entonnoir musculaire aux dépens ou autour du nerf optique, et celles, plus communes, qui naissent du périoste ou du tissu graisseux de l'orbite, situé entre l'entonnoir musculaire et les parois osseuses.

L'atrophie optique consécutive aux tumeurs ne revêt pas toujours au début le même type : tantôt il s'agit d'une papillite avec ou sans stase, guère pathognomonique d'une tumeur profonde, non encore accessible, puisque cette papillite peut dériver soit d'un néoplasme exclusivement cranien, soit d'un processus méningitique ; à la période atrophique, on voit alors le disque optique décoloré, entouré par un anneau choroïdien dépigmenté et dentelé sur les bords ; tantôt, et le plus souvent, la tumeur orbitaire, comprimant directement le nerf optique, finit par l'atrophier de proche en proche et d'arrière en avant, et le disque se décolore sans jamais revêtir les caractères d'une neuro-rétinite ; il s'agit là d'atrophie dite descendante.

Toutes les fois que la vision est encore conservée, le chirurgien a le devoir d'essayer d'extirper la tumeur en ménageant le globe et ses annexes. Pour y parvenir, il faut se créer une voie large, soit en détachant à la base la demi-circonférence externe des deux paupières, soit en pratiquant, d'après le procédé de Krönlein, une résection temporaire de la paroi externe de l'orbite. Si l'on est obligé de couper le droit externe, on pratique une section en plein milieu, afin de pouvoir le suturer après coup. En se servant de la sonde cannelée, on s'attache à ménager le plus possible les vaisseaux et les nerfs, et on évite de contusionner le globe, grâce à une spatule qui le préserve.

Il faut reconnaître que si le succès est parfois possible, on a souvent le regret d'avoir pratiqué une intervention incomplète, et il arrive même que, par suite de dégâts inévitables, le globe primitivement conservé se perd secondairement, par kératite hypopyonique, due à la lésion des nerfs ciliaires, ainsi que le fait a été observé d'ailleurs à propos de la section optico-ciliaire, à l'époque où cette méthode était encore en vogue. Pour toutes ces raisons, il est bon, avant d'intervenir, de ne jamais garantir la réussite, et de s'entendre avec le malade sur l'opportunité de l'énucléation au cours de l'opération.

XIX

EXOSTOSES ORBITAIRES.

Nous venons d'examiner un malade que mon collègue et ami Nélaton a bien voulu m'adresser. Il s'agit indubitablement chez lui d'un cas d'exostose de l'orbite. Ces exostoses sont, parmi celles qui ont pour siège le crâne et la face, les plus communes de toutes. Dans l'immense majorité des cas, l'ostéome est en totalité ou en partie éburné, à surface mamelonnée ou mûriforme ; les ostéochondromes sont rares.

La paroi supéro-interne est le lieu de prédilection de ces tumeurs ; cela tient à la prédominance des exostoses venues des cavités voisines, particulièrement du sinus frontal, puis du labyrinthe ethmoïdal, plus rarement du sinus maxillaire. Habituellement un seul orbite en est le siège, les exostoses bilatérales et symétriques constituant des exceptions. Le volume et la forme de ces productions varient suivant les cas ; toujours l'ostéome est entouré par une capsule, périoste pour celles primitivement orbitaires, fibro-muqueuse pour celles des sinus : cette fibro-muqueuse, de mince qu'elle est à l'état physiologique, devient épaisse, rouge, livide ou même kystique, au point d'en imposer au premier abord pour du tissu érectile.

La marche de ces tumeurs est extrêmement lente, et, chose curieuse à noter, les nerfs et les organes importants qui les entourent échappent le plus ordinairement à la compression : tel est particulièrement le cas du globe et du cerveau.

Lorsque l'odorat est émoussé ou aboli, cela tient le plus souvent à un envahissement de la lame criblée de l'ethmoïde ; la compression des nerfs sensitifs de l'orbite se traduit par des névralgies ou l'insensibilité dans les territoires correspondants. S'agit-il du nerf optique, on aura de l'amblyopie par atrophie blanche, plus rarement par stase. Les nerfs musculo-moteurs échappent le plus souvent à la compression ; le strabisme et la diplopie résultent presque toujours du refoulement du globe par la tumeur orbitaire. Il va sans dire que l'exophtalmie, toujours oblique, est en rapport avec le volume de l'ostéome. Dans les cas extrêmes, la cornée, ne se trouvant plus protégée par les paupières, s'enflamme et s'ulcère, et la fonte purulente du globe peut en être la conséquence. Par elle-même, la tumeur est indolente, même lorsqu'on la comprime fortement. Jamais elle ne contracte d'adhérences avec les parties molles qui l'entourent, sauf inflammation accidentelle, pouvant aller jusqu'à la suppuration, à la nécrose et à l'expulsion spontanée de l'exostose.

Au point de vue anatomo-pathologique et opératoire, il faut distinguer les exostoses sessiles, faisant corps avec les os sus-jacents, de celles faiblement pédiculées ou même tout à fait libres. Les premières s'accompagnent d'une hyperostose pouvant s'étendre plus ou moins loin, alors que les secondes, généralement sinusiques, distendent, amincissent et perforent les parois de la cavité qui leur a donné naissance. C'est ce qu'on observe en particulier pour les exostoses du sinus frontal, de beaucoup les plus communes. Il ne faudrait pas, comme Dolbeau et la plupart des chirurgiens français, aller jusqu'à croire à la non-existence des ostéomes diffus dans les cavités sinusiques. Pour mon compte, j'en ai communiqué un exemple absolument concluant au Congrès de chirurgie, il y a douze-quatorze ans et la pièce en question a été figurée dans mon *Traité* (t. II, p. 420). On peut dire que, dans ce cas, tout a été envahi par la tumeur, sinus frontal droit et gauche, orbite, cavité cranienne, sinus sphénoïdal, le tout accompagné d'hyperostoses du frontal, de l'os propre du nez et de l'apophyse montante de l'os maxillaire supérieur. Une fois la portion orbitaire réséquée, je dus m'arrêter, dans l'impossibilité où j'étais d'enlever la totalité d'un pareil massif montagneux : d'après ce fait vous voyez combien il est erroné de croire à la possibilité admise de toujours énucléer d'un seul coup les exostoses provenant du sinus frontal.

Tout n'est pas terminé quand on a établi le diagnostic d'exostose orbitaire ; il faut aussi pouvoir déterminer si la tumeur provient des parois de l'orbite, ou bien a pris naissance dans les sinus. Chez le malade que nous venons d'examiner, homme de vingt-neuf ans, sans antécédents ni héréditaires ni personnels, la tumeur, du volume d'une noix, siège à l'angle supéro-interne de l'orbite et descend jusqu'au niveau du tendon de l'orbiculaire. Il est difficile de sentir son pédicule d'implantation, qui est profond ; un sillon très marqué sépare la face interne de l'ostéome de l'apophyse montante du maxillaire supérieur.

Pas de voussure appréciable du sinus frontal, ni en avant ni en bas. La narine correspondante est libre et le sens de l'odorat parfaitement conservé de ce côté. Il va sans dire qu'avec une semblable tumeur, le globe est refoulé en bas et en dehors ; cette exorbitis a commencé il y a deux ans ; cependant tous les mouvements sont libres, bien que dans un rayon plus restreint, surtout du côté de la tumeur, V = 1/4. Champ visuel normal à l'ophtalmoscope, stase papillaire très marquée. Distingue bien les couleurs. — Aucun symptôme encéphalique ; ni anesthésie ni douleur dans les branches du trijumeau.

Si l'on se fie à la fréqueuce très grande de pareilles exostoses provenant du sinus frontal, on est conduit à attribuer à celle-ci semblable origine, le fait que le sinus frontal ne bombe pas en avant ne constituant pas un argument péremptoire contre cette manière de voir : il y a en effet de ces exostoses qui, dès le début, perforent la paroi inférieure, si mince, de cette cavité, pour évoluer sans entrave en plein orbite ; il en est de même de l'absence de signes encéphaliques. Force nous est donc de faire des restrictions, à moins qu'on n'arrive à compléter le diagnostic par un examen radiographique. D'ailleurs, même alors, le doute pourrait subsister, en supposant qu'une exostose, née du labyrinthe ethmoïdal, pût à la rigueur, en perforant la paroi supéro-interne de l'orbite, avancer dans le sinus frontal, comme elle le fait parfois pour la fosse nasale correspondante.

Pareille incertitude ne modifie pas du reste sensiblement le mode opératoire, sauf qu'il vaut mieux alors commencer par une large incision orbitaire, faite au-dessous du sourcil, et permettant d'attaquer la tumeur de bas en haut, en se réservant de défoncer les parois du sinus, si l'on constate un prolongement de l'ostéome vers cette cavité.

La pathogénie des exostoses fronto-orbitaires, qui sont en somme de beaucoup les plus communes, est encore controversée, d'autant plus qu'il en est d'absolument libres de toutes adhérences, ou faiblement pédiculées, et d'autres faisant partie de véritables hyperostoses diffuses. Vous savez que le sinus frontal commence à se développer vers douze ou quatorze ans, par des aréoles analogues à celles du labyrinthe ethmoïdal : c'est à ce moment, je crois, d'accord avec Virchow, Arnold et Conheim, que les ostéomes apparaissent, à la suite d'un trouble évolutif de la moelle osseuse. Suivant que la tumeur provient de trabécules osseuses ou de la fibro-muqueuse qui tapisse la cavité, l'ostéome est sessile et largement implanté dans le premier cas, faiblement pédiculé, ou même tout à fait libre dans le second. D'après cela, on peut rapprocher les exostoses orbito-sinusiques de celles des membres, dites de croissance, qui, comme vous le savez, apparaissent à la jonction des diaphyses et des épiphyses.

Les exostoses étant en somme bénignes de leur nature, ne nécessitent l'intervention opératoire que pour protéger l'œil. Malheureusement, jusqu'ici la statistique a démontré les dangers d'une pareille ablation, faite nécessairement à l'aide de la gouge et du maillet. A cet égard, la statistique dressée par Berlin dans l'*Encyclopédie* de de Græfe et de Semich est particulièrement navrante ; aussi propose-t-il de limiter l'intervention à la résection de la portion intra-orbitaire de l'exostose. Je compte moi-même deux cas de mort par méningite, bien que toutes les précautions antiseptiques eussent été prises. Cependant, il existe des exemples consolants, alors même qu'il a fallu pratiquer une large perte de substance, et mettre le cerveau à nu : c'est dire qu'on ne peut pas poser en règle l'abstention. Peut-être, dans les cas compliqués, une véritable craniotomie serait-elle moins grave que des interventions plus timides : l'avenir en décidera.

L'ablation de l'exostose faite par M. Nélaton a démontré qu'il s'agissait, dans le cas cité plus haut, d'un ostéome ayant pris naissance à la partie postérieure du labyrinthe ethmoïdal. Sa portion la plus élevée avait perforé le plancher du sinus frontal dans lequel elle pénétrait légèrement, et projetait, à l'examen radiographique, une ombre sur la partie la plus inférieure de cette cavité ; le reste du sinus se laissait éclairer, n'interceptant pas les rayons X. La guérison s'est faite promptement et sans accident.

XX

BLESSURES ET CONTUSIONS DE L'ORBITE.

Rien ne mérite plus d'attention de la part du clinicien que les traumatismes, en apparence parfois insignifiants, ayant pour siège les paupières et le pourtour de l'orbite. Je vous rappellerai en premier lieu les *ecchymoses* ou les bosses sanguines qui constituent l'accident le plus commun : la coloration bleu violacé caractéristique fait diagnostiquer un hématome traumatique, mais cela ne suffit pas. Souvent on a affaire à un *emphysème* concomitant, qui passe inaperçu lorsqu'on ne le recherche pas de parti pris : or cet emphysème a grande importance, puisqu'il est l'indice certain d'une fracture du rebord orbitaire. Cette fracture existe de préférence du côté interne en rapport avec les fosses nasales et où elle intéresse la branche montante de l'os maxillaire supérieur, l'unguis ou l'os planum ; plus rarement elle siège sur le côté inférieur, en rapport avec le sinus maxillaire, auquel cas il s'agit d'une fêlure de la gouttière sous-orbitaire, avec compression possible du nerf de même nom, caractérisée par une douleur localisée en ce point, une autre indirecte qu'on provoque par pression latérale sur les deux arcades zygomatiques, et avant tout par l'anesthésie de la moitié correspondante de la lèvre supérieure. La fracture peut atteindre enfin le côté supérieur de l'orbite au voisinage du sinus frontal ; dans ce cas, l'emphysème occupe non plus la paupière inférieure, mais la supérieure : seule la fracture de la paroi externe ne donne pas lieu à l'épanchement d'air dans le tissu cellulaire, puisqu'elle est indépendante de toute cavité aérienne.

On donne généralement comme signe caractéristique de l'emphysème sous-cutané, la crépitation qui rappelle celle des bulles de savon ; elle se produit lorsqu'on presse sur les tissus ; mais comme celle-ci peut être confondue avec la crépitation sanguine, mieux vaut rechercher le bruit tympanique que fournit la percussion : il suffit pour cela d'appliquer sur la partie gonflée de la paupière une ou plusieurs chiquenaudes qui servent également à délimiter l'étendue de l'emphysème. Un autre caractère également important, c'est de voir le gonflement s'accentuer davantage, chaque fois que le malade se mouche.

En lui-même, l'emphysème n'a pas d'importance, et ne complique nullement la situation, puisqu'il est spontanément résorbé, pour peu que la communication du foyer avec les fosses nasales et les sinus se trouve interceptée : ici, pas plus que lors des fractures de côtes, la présence de l'air dans le foyer de la contusion ne provoque jamais la suppuration.

Une autre particularité, qui passe souvent inaperçue dans les contusions, par le fait même du gonflement avec occlusion des paupières, c'est un certain degré d'exorbitis : en écartant les paupières avec les doigts ou des crochets, il n'est pas rare d'observer un degré variable de protrusion du globe, avec ou sans ecchymose du tissu cellulaire sous-conjonctival. A cette protrusion s'ajoute une réduction de la mobilité du globe en tous sens, qui fait que, dans les mouvements de latéralité, le malade peut accuser de la diplopie vers les limites du champ visuel. En pareille occurrence, il faut admettre que l'hématome, ayant dépassé la limite des paupières, a envahi l'orbite ou l'espace sous-ténonien ; on peut alors constater à l'ophtalmoscope un certain degré d'hypérémie par stase des veines rétiniennes. Cet hématome orbitaire, à moins d'être très prononcé, se résorbe en même temps que celui des paupières, sans laisser subsister aucun trouble visuel. C'est ainsi que les choses se sont passées chez un malade qui m'avait fait appeler à Trouville : à la suite d'une chute, il avait vu se produire une exorbitis assez prononcée de son œil droit ; je le revis deux mois plus tard ; tout était rentré dans l'ordre, il ne restait plus qu'un certain degré de diplopie à l'extrême limite du champ visuel ; cette gêne légère disparut même peu à peu.

Les plaies de l'orbite sont nettes ou contuses, suivant la nature de l'instrument vulnérant ; leur gravité est moins en rapport avec l'étendue de la lésion qu'avec sa profondeur : c'est ainsi que des plaies en apparence peu importantes peuvent avoir des suites graves, lorsqu'elles se compliquent de suppuration ou de la présence de corps étrangers. Ces derniers passent souvent et même assez longtemps inaperçus, lorsqu'ils s'enfoncent dans l'orbite : on en a trouvé de toutes sortes, fragments de bois, de verre et projectiles même de fort calibre. Je vous rappellerai un petit garçon tombé sur un vitrage et chez lequel je pus extraire, trois mois après, alors que la plaie s'était cicatrisée, une lame triangulaire de verre, qui avait déterminé de la suppuration, sous forme d'un abcès qu'il fallut ouvrir. Je me souviens également d'un capitaine blessé en Crimée et chez lequel, vingt ans après, survint un phlegmon de l'œil droit, dont l'ouverture permit de constater au fond de l'orbite la présence d'une balle de fusil chassepot. Jusque-là la vision était restée indemne.

Des faits de ce genre se rencontrent toutes les fois que le corps étranger est aseptique, et pour expliquer la révolte tardive de l'organisme, il faut nécessairement faire intervenir une infection secondaire d'origine toxhémique, localisée dans l'orbite par le fait de la présence même du corps étranger.

Un autre genre de complications dérive de la blessure de gros troncs vasculaires, tels que la carotide interne, le sinus caverneux dans le crâne ; le cas le plus célèbre est celui de Nélaton, dans lequel un bout de parapluie cassé, en traversant obliquement l'orbite et les fosses nasales, vint atteindre la carotide dans le sinus caverneux du côté opposé, entraînant secondairement la formation d'un anévrysme artério-veineux et de l'exophtalmie avec thrill et double souffle à renforcements ; c'est à ce dernier phénomène qu'on donne le nom d'*exophtalmie pulsatile*, par opposition à la variété dont je vous ai déjà parlé, où toute pulsation et tout souffle font défaut : le malade que vous venez de voir à la consultation a reçu un coup de poing sur l'œil gauche avec chémosis, plaie de la paupière supérieure, exorbitis simple et diplopie dont nous avons étudié plus haut le mécanisme.

Il existe des cas singuliers où, après un traumatisme, il survient un état oscillant du globe, où une exophtalmie non pulsatile alterne avec l'enophtalmie, cette dernière devenant par la suite le phénomène prédominant ; dans mon *Traité* (t. II, p. 401), j'ai relaté l'observation curieuse d'une malade de trente-huit ans, qui, à la suite d'une chute sur la région sourcilière gauche, survenue à l'âge de dix-huit ans, vit apparaître de l'exophtalmie du même côté, avec tumeur veineuse de la grosseur d'une noisette, à l'angle supéro-interne de l'orbite. Six ans après, l'œil s'enfonce dans l'orbite, et, pour dissimuler la difformité devant le public, la malade se serre le cou avec un ruban sous forme de cravate ; chaque fois qu'elle se penchait, l'œil devenait exorbitique.

Il existe dans la science trois autres cas du même genre, et tout dernièrement M. Terson fils (de Toulouse) vient d'en ajouter un autre.

Au lieu de ce syndrome, on peut avoir affaire à une énophtalmie traumatique primitive : elle fut signalée la première fois par Himly en 1843 ; viennent ensuite les cas de Nieden, Talko, Gesner, V. Becker, Lang, Schwartzschild, Löw, Beer et Tweedy. La question de la pathogénie est actuellement difficile à résoudre, vu le manque d'examens anatomo-pathologiques. S'agit-il, comme le veut Gesner, d'une inflammation du tissu graisseux de l'orbite, de brides rétractiles entre les parois osseuses et le globe, ou de troubles trophiques par vaso-constriction du sympathique, suivant l'opinion de Beer et Talko, c'est ce qu'on ne saurait affirmer.

Les plaies contuses de la queue du sourcil sont fréquentes et méritent une mention spéciale. Nous venons d'en voir ensemble deux exemples, dans lesquels les suites ont été différentes. Chez l'un de ces malades, il s'agit d'un coup de talon sur la région orbitaire gauche ; il en est résulté une plaie linéaire de la queue du sourcil, avec vaste épanchement sanguin dans la paupière supérieure, la joue et le front : il n'y a chez lui aucun signe de suppuration, sans doute parce que la plaie est aseptique, et il n'y aura aucune suite, à moins qu'il se néglige ou qu'il ne s'expose à un courant d'air, auquel cas il peut survenir, même après cicatrisation de la blessure, un érysipèle tenant à une infection secondaire par streptocoques.

La forme linéaire à peu près constante des plaies contuses de la queue du sourcil constitue la règle : on en pourrait être étonné si l'on ne se rendait pas bien compte de leur mécanisme. Ici, en effet, l'agent de la section n'est pas le corps vulnérant, mais le bord tranchant de l'os qui supporte les parties molles : il en résulte que la solution de continuité débute toujours par la profondeur, périoste et muscles, et qu'elle intéresse le derme le dernier et dans une moindre étendue. C'est là une disposition par suite de laquelle le sang épanché s'accumule entre le périoste et l'os dans une sorte de cloaque, et, lorsqu'il survient une infection, la suppuration décolle au loin la membrane périostale, provoquant soit un phlegmon, soit un érysipèle grave par rétention. C'est dire qu'une antisepsie rigoureuse s'impose dès le début en pareil cas, qu'il faut se garder d'appliquer des sutures sur la plaie et que, s'il survient de la rétention, il faut ouvrir largement le foyer. En médecine légale, dans ce cas particulier, il n'y a donc rien à préjuger de la forme linéaire de la plaie, pour en induire la nature de l'agent vulnérant.

En fait de complications infectieuses en pareil cas, il faut encore signaler la propagation à l'orbite, et les accidents métastatiques dus à l'intoxication sanguine. Comme exemple, je ne saurais mieux faire que de vous rappeler un deuxième malade qui se trouve actuellement dans nos salles.

C'est un jeune homme qui, à la suite d'une plaie de la queue du sourcil par coup de pied de cheval, a eu un énorme phlegmon orbitaire avec protrusion de l'œil; il est actuellement guéri, grâce à de larges incisions et à des lavages antiseptiques. Notons qu'il a eu secondairement une plaque érysipélatoïde à l'oreille du même côté, actuellement en voie de régression. Depuis hier, nous observons à l'oreille opposée, la gauche, une plaque d'érysipèle bulleux avec gonflement, tout à fait indépendante de la première. De plus, on constate au front une phlébite indurée avec rougeur de la veine sus-orbitaire du même côté. Le cordon phlébitique s'arrête immédiatement au-dessus du sourcil, où existe une vieille cicatrice adhérente; ce point correspond à une ancienne oblitération de la veine. En résumé, ce malade, à la suite d'une blessure du sourcil droit, a eu au bout de quatre jours un phlegmon orbitaire du même côté, puis un érysipèle du pavillon de l'oreille droite, enfin une plaque d'érysipèle bulleux de l'oreille gauche, et une thrombophlébite de la portion périphérique de la veine sus-orbitaire gauche.

Ici, le phlegmon peut être envisagé comme une simple propagation de l'infection du foyer traumatique vers l'orbite; quant à l'érysipèle de l'oreille droite, puis de la gauche, et à la phlébite frontale, il est plus que probable qu'il s'agit de manifestations indirectes par endo-infection.

Pour en finir avec ce qui a trait aux conséquences des contusions et blessures de l'orbite, il me reste à mentionner des cas relativement rares où il survient une cellulite orbitaire chronique pouvant simuler le sarcome, erreur de diagnostic d'autant plus grave qu'elle conduirait le chirurgien à proposer l'ablation, alors même que l'œil serait encore sain.

Je me rappelle une méprise de cet ordre, commise par mon maître Velpeau chez un enfant de quatorze ans, ayant reçu quelque temps auparavant sur l'orbite droit un coup de pied de cheval; il y avait une forte exophtalmie sans douleurs, et avec aspect normal du globe. Velpeau ayant pratiqué une ponction exploratrice profonde au bistouri, qui ne donna issue qu'à du sang frais et pur, conclut à un sarcome; mais, comme la vision était conservée, il différa toute intervention, et, en attendant, fit appliquer sur l'œil des cataplasmes que le malade gardait en permanence, tout en se promenant dans les salles. Bien que débutant, puisque j'étais candidat au bureau central, je me permis de contester ce diagnostic et de proposer celui de phlegmon chronique de l'orbite : la suite me donna raison, puisque trois mois plus tard une perforation spontanée donna lieu à l'écoulement de pus crémeux, et, à partir de ce moment, l'exophtalmie disparut et l'œil reprit son fonctionnement et sa mobilité. Ce qui m'a conduit à ce diagnostic, c'était le souvenir de l'observation du général Radezky relatée tout au long dans Mackenzie. Cet officier, après une blessure de guerre ayant intéressé l'orbite, vit survenir du gonflement avec exorbitis, jugée de nature maligne par les chirurgiens en renom de l'époque, qu'il avait consultés à Vienne et à Milan. Le malade s'étant opposé à l'opération qui lui était unanimement proposée, eut le bonheur de guérir spontanément par évacuation du pus.

Je ne vous parle que pour mémoire de la possibilité de confondre des ostéo-périostites, elles-mêmes chroniques, traumatiques ou spontanées, avec des tumeurs de l'orbite.

Des faits qui précèdent, il y a une conclusion générale à tirer, à savoir qu'en présence d'une contusion avec ou sans plaie, il faut toujours faire des réserves au point de vue du pronostic, à cause des complications ultérieures possibles. Quant au traitement, ici plus qu'ailleurs une antisepsie rigoureuse s'impose ; n'oubliez pas non plus la possibilité de la présence de corps étrangers, pouvant donner lieu à des accidents, alors que la guérison paraît assurée.

Comme les abcès tendent toujours à s'ouvrir vers la partie supérieure de l'orbite, c'est là qu'il faut rechercher la fluctuation, et pratiquer de bonne heure les débridements nécessaires ; une fois l'ouverture faite, il faut drainer et faire des injections antiseptiques non irritantes, telles que la solution de permanganate de chaux à 10 centigrammes pour 1000, et mieux encore le violet de méthyle ou le bleu d'éthyle à 1/1000 ou 1/2000. Chez le malade cité plus haut, c'est cette dernière solution qui a le mieux réussi à tarir la suppuration.

N. B. — L'examen bactériologique du pus et du liquide de la phlyctène de la plaque érysipélatoïde de l'oreille, chez le malade signalé en dernier lieu, nous a montré la présence de staphylocoques blancs ; en revanche, il n'y avait pas de streptocoques, et le sang ne contenait aucun microbe. Cela ne prouve pas nécessairement qu'il n'y eût pas eu à un certain moment du streptocoque, car celui-ci a pu disparaître et faire place à des microbes d'infection secondaire, comme nous en avons eu des exemples expérimentaux sur des yeux de lapin.

XXI

GOMMES DU REBORD ORBITAIRE SUPÉRIEUR OU SINUSITES FRONTALES ?

Nous sommes en présence d'un cas qui suggère bien des réflexions et nous montrera combien il est parfois difficile de se prononcer en pleine connaissance de cause.

Le malade que voici porte, comme vous le voyez, à la jonction du tiers interne avec les deux tiers externes du rebord orbitaire supérieur, deux trajets fistuleux symétriques ; il existe à ce point un enfoncement ombiliqué de la peau qui adhère à l'os. Des deux côtés, les paupières supérieures sont attirées en haut et raccourcies ; il y a donc une double lagophtalmie, moins prononcée à droite, où l'œil reste encore recouvert, beaucoup plus marquée à gauche, avec complication d'ectropion qui laisse l'œil exposé à l'air, aussi bien pendant la veille que pendant le sommeil ; il en résulte, de ce côté, un gonflement chémotique de la partie supéro-externe de la conjonctive, avec larmoiement abondant.

Ce malade, âgé de vingt-huit ans, de bonne constitution, dit avoir contracté un chancre en 1889, étant au régiment ; traité par les pilules de protoiodure d'hydrargyre, il n'aurait présenté aucun accident spécifique depuis lors. Il y a quatorze mois, il a vu apparaître, sur les points du rebord orbitaire gauche que je viens de vous indiquer, une tuméfaction qui a suppuré et a déterminé la fistule que nous constatons. Même chose s'est produite à droite dix à douze mois après. A part un léger empâtement des parties molles du front au niveau des deux bosses sourcilières, où la pression éveille peu de douleur, il n'existe aucune voussure osseuse, ni là ni du côté de l'orbite, pouvant faire croire à une sinusite. L'exploration au stylet des trajets fistuleux montre une légère dénudation de l'os, mais toutes les tentatives destinées à faire pénétrer l'instrument dans la cavité des deux sinus frontaux restent sans résultat. L'examen rhinoscopique démontre que, sous la narine gauche, la muqueuse est injectée, et la cloison quelque peu déviée de ce côté ; mais il n'y a ni croûtes ni ozène ; le pharynx est également rouge sans productions adénoïdes ; tout au plus constate-t-on de la sécheresse de l'arrière-gorge. Amygdales normales ; pas de ganglions, sauf un léger engorgement du préauriculaire gauche, pouvant se rattacher d'ailleurs à l'ectropion de la paupière supérieure correspondante.

Il y a peu de temps encore, le diagnostic, porté d'emblée, eût été celui de gommes par périostite syphilitique, mais, depuis que nous savons combien sont fréquents les cas de sinusite frontale passés inaperçus et confondus avec les gommes, une discussion serrée devient nécessaire. Amené, il y a cinq ans, à m'occuper sérieusement de cette question, j'ai professé et écrit que désormais il fallait mettre en suspicion tout ce qui concerne les prétendues gommes, ostéo-périostites et nécroses du rebord orbitaire supérieur. Laissez-moi vous rappeler à ce propos l'observation d'un Roumain âgé de cinquante-cinq ans, qui, porteur depuis dix ans d'une fistule analogue au niveau de la queue du sourcil gauche, avec ectropion semblable à celui-ci, vint me consulter, après avoir inutilement eu recours à Billroth, de Vienne, Fieuzal et mon ami Lucas-Championnière, de Paris ; tous furent d'avis que le malade, probablement syphilitique, était atteint d'ostéite, et ils ne manquèrent pas de pratiquer le curettage de l'os ; moi-même je commençai par penser comme eux, mais sans tarder à soupçonner que cette suppuration pouvait bien être la conséquence d'un empyème chronique du sinus frontal, malgré l'absence de voussure ou d'autre signe me permettant d'établir un diagnostic ferme. Je résolus dès lors de pratiquer une trépanation en plein sinus, vers la tête du sourcil, et bien m'en prit : cette opération me révéla que les parois osseuses de la cavité étaient éburnées et avaient une épaisseur d'un centimètre ; une fois la paroi ouverte, nous vîmes sortir de l'antre un flot de pus crémeux et gélatinoïde ; avec la curette, toute la muqueuse rouge, épaisse, tomenteuse, polypoïde, fut évidée; un stylet courbe, introduit, sortit aisément par l'orifice fistuleux de la queue du sourcil, confirmant le diagnostic.

Instruit par des faits analogues, j'aurais, je l'avoue, une propension très nette à rattacher ce cas à une double sinusite frontale, mais je ne puis oublier que cet homme est un syphilitique tertiaire, et, comme tel, tout autant justiciable d'ostéo-périostite orbitaire de cette nature, d'autant plus qu'en supposant le trajet communiquant avec le sinus, rien n'empêche d'admettre qu'une gomme nécrosante ait pu ouvrir celui-ci par usure, de dehors en dedans. Inversement, un abcès réellement non communicant n'exclut pas nécessairement l'idée d'un empyème frontal, car j'ai constaté pareil fait sur un individu chez lequel, soupçonnant tout de même la sinusite, je pratiquai de propos délibéré la trépanation du sinus frontal; j'en vis jaillir le pus glaireux caractéristique. Il s'agissait dans ce cas d'un abcès orbitaire indépendant, analogue à ceux décrits par Gerdy dans certaines coxalgies sous le nom d'abcès par retentissement, ou encore circonvoisins.

Un argument qu'on pourrait peut-être faire valoir ici en faveur des gommes, c'est la bilatéralité et la symétrie des lésions fistuleuses; toutefois il ne s'agit pas là d'une preuve péremptoire, le même fait pouvant survenir au cas de sinusite double.

En présence de ces incertitudes de diagnostic, comme vous le voyez inévitables, je me propose d'agir de la façon suivante: sans m'attarder à un traitement spécifique d'épreuve, qui a d'ailleurs été tenté à Saint-Louis sans succès, je vais intervenir chirurgicalement. Le malade étant chloroformisé, je disséquerai le trajet fistuleux et les brides cicatricielles qui ont provoqué l'ectropion avec lagophtalmie de la paupière supérieure gauche ; cela permettra de mettre largement à nu la portion malade de l'os, de rapprocher les deux paupières et de les suturer partiellement dans l'étendue voulue, après avivement de la lèvre postérieure des bords libres supérieur et inférieur, jusqu'à la commissure externe, pour protéger l'œil. L'os sera ensuite soumis à l'évidement et, si nous trouvons que le foyer communique avec le sinus, nous réséquerons une partie des parois de celui-ci pour le curetter à fond. Il ne restera alors qu'à placer un drain, à pratiquer un lavage antiseptique et à bourrer la cavité de gaze iodoformée.

A droite, il y a actuellement très peu de suppuration, et l'on dirait que le trajet tend à se fermer : comme la paupière recouvre bien l'œil, il n'y a pas lieu non plus de recourir à une tarsorraphie ; pour toutes ces raisons, je ne compte intervenir opératoirement de ce côté que plus tard et s'il y a lieu.

N. B. — L'opération, pratiquée comme il a été exposé, nous a mis en présence de séquestres provenant de la paroi orbitaire du sinus : ceux-ci une fois extraits, le sinus s'est trouvé largement ouvert; il contenait alors très peu de pus, mais sa muqueuse était rouge et tomenteuse : lavage antiseptique et bourrage à la gaze iodoformée; pansement ouaté sec. Actuellement, après un mois, la guérison s'accentue, le malade ne souffre plus de son œil gauche et le trajet fistuleux du côté droit est à peu près tari.

Réflexions. — Étant donnés ce que nous avons dit plus haut sur la symétrie absolue des lésions, l'absence d'accumulation de pus dans le sinus gauche que nous avons ouvert, l'absence d'état ozéneux qui, comme on le sait, est l'origine à peu près constante de ces sinusites, enfin l'état syphilitique du malade, nous nous demandons si, dans un cas semblable, on n'est vraiment pas autorisé à admettre des productions gommeuses térébrantes et ayant déterminé la communication subséquente des foyers avec le sinus. C'est là une conclusion probable, mais non encore absolument certaine, et qui démontre que, dans des cas de cet ordre, on peut hésiter entre une véritable gomme et une sinusite, même le bistouri à la main. C'est ce qui fait l'intérêt de cette observation pouvant servir pour l'interprétation d'autres du même ordre.

XXII

PATHOGÉNIE ET TRAITEMENT DU STRABISME FONCTIONNEL DIT CONCOMITANT

Dans la vision binoculaire, propre à l'homme, il faut nécessairement que l'image de l'objet visé s'imprime sur les deux macula à la fois ; sans cela le sensorium ne saurait les superposer et il en résulterait de la diplopie, apparente ou latente, suivant que l'individu parvient ou non à neutraliser celle des deux images devenue paramaculaire ou aberrante et qui est la moins nettement perçue.

Pour que les choses se passent ainsi, il faut que les axes visuels restent fixement *parallèles* dans la vision à distance, au delà de 5 mètres, et symétriquement *convergents* dans la vision de près : il ne peut en être ainsi que si les muscles régulateurs des mouvements du globe, adducteurs et abducteurs, sont en parfait état, ce qui exclut toute idée de *rétraction* ou de *parésie*, que si les nerfs qui les animent, oculo-moteur et abducens, sont indemnes, et que si, finalement, le centre encéphalique coordinateur est en état d'intégrité parfaite.

L'étude attentive du strabisme fonctionnel, tant convergent que divergent, démontre le fonctionnement normal des muscles et des nerfs, à preuve l'*égalité absolue* ou à peu près des arcs excursifs des deux yeux, aussi bien de celui qui louche habituellement que de celui dont l'attitude est en apparence correcte, contrairement à l'inégalité de ces arcs, sitôt qu'il s'agit de contracture ou de paralysie musculaire. C'est donc avec raison que de Græfe a proposé le terme de *concomitant*, pour désigner le strabisme fonctionnel, par opposition à ceux de paralytique ou spastique qu'on pourrait appeler aussi non concomitants, puisqu'ils se caractérisent par l'inégalité des arcs excursifs des deux yeux.

Cela étant, force est donc d'admettre que le strabisme qui nous occupe réside dans la simple incoordination de la convergence, laquelle se compose de deux parties, l'une *positive* ou de convergence proprement dite, l'autre *négative* ou de divergence. Dans l'une comme dans l'autre de ces deux composantes troublées, les muscles et les nerfs n'entrent pour rien, ainsi que le prouve entre autres la cessation du strabisme pendant le sommeil naturel ou chloroformique et sa guérison spontanée, chez beaucoup de sujets, par le seul fait de la croissance. D'après cela, ce serait une erreur que de continuer à assimiler le strabisme concomitant au pied bot, dont l'essence est une contracture ou une paralysie des muscles, et de l'appeler le pied bot de l'œil, ainsi que l'ont fait Stromeyer, J. Guérin et autres orthopédistes. Il n'en est pas moins vrai que cette conception erronée conduisit ses auteurs à la cure chirurgicale du strabisme, intervention excellente, mais dont l'action doit être interprétée d'une tout autre façon, ainsi que nous le verrons par la suite.

Du moment que le strabisme réside dans l'incoordination d'une fonction en partie double, incoordination qui fait que, dans la vision au loin, les lignes visuelles, au lieu de rester parallèles, *se croisent* (strabisme convergent) ou *se décroisent* (strabisme divergent), on ne saurait admettre un seul instant que le strabisme concomitant puisse se cantonner sur un seul œil appelé incorrect, alors que son congénère, dit correct, serait indemne de toute inclinaison anormale.

Cette conception de l'unilatéralité du strabisme, vraie pour la forme paralytique ou par contracture, est absolument fausse en ce qui concerne le strabisme concomitant : ici, les deux axes visuels sont anormalement inclinés à la fois, par rapport au plan médian et toujours d'une même quantité. Si le contraire est encore admis par plusieurs, c'est qu'on s'est fié aux apparences : cela découle de la nécessité où se trouve le strabique de placer en position correcte l'un de ses yeux, généralement le meilleur, pendant que l'autre se met à loucher *du double* de ce qui lui revient, lors d'inclinaison anormale bilatérale. Pour se convaincre, il suffit de voir ce qui se passe dans le strabisme alternant, où chaque œil converge ou diverge tour à tour d'une quantité rigoureusement égale, comme si une entrave invisible empêchait les deux yeux de jamais prendre la position parallèle. Du reste,lors de fort strabisme convergent, il suffit de la moindre attention pour s'assurer de l'inclinaison des deux pupilles, qui tendent à se cacher sous le pli semi-lunaire.

Ce n'est donc qu'au point de vue purement optique qu'on pourrait continuer à appeler *correct* l'œil qui vise habituellement les objets, et *incorrect* celui qui louche d'une façon permanente. En réalité, les deux yeux sont entachés d'incorrection motrice et au même degré.

Ce qui nous fit pencher vers la bilatéralité de la déviation, ce fut l'exemple d'une fillette de sept ans, dont les deux cornées à la fois disparaissaient du côté du grand angle, bien qu'il ne s'agît chez elle que de pur strabisme concomitant ayant évolué vers l'âge de trois ans, sans autre cause qu'une hypermétropie de deux dioptries. Les globes, bien développés, de volume normal, et non nystagmiques, apparaissaient comme enfoncés dans l'orbite, par suite du rétrécissement des fentes palpébrales, comme c'est la règle en pareil cas. Une première ténotomie, faite sur l'œil gauche, n'ayant procuré qu'un redressement imparfait de ce côté, la question se posait de savoir s'il fallait ténotomiser à nouveau le même muscle, ou s'il ne valait pas mieux sectionner le droit interne opposé. Nous étant arrêté à ce dernier parti, nous vîmes avec satisfaction que la correction était parfaite et rendue définitive des deux côtés. Bien que ce fait remonte déjà à dix-huit ans, ce n'est que bien plus tard que nous avons eu la conception nette de la nécessité d'une intervention bilatérale d'emblée. On ne s'étonnera pas de ce retard, si l'on songe que, parmi ceux mêmes qui actuellement envisagent le strabisme comme une incoordination purement fonctionnelle de la convergence, beaucoup hésitent à en tirer le corollaire obligatoire pour la pratique, qu'à tout déséquilibre bilatéral il convient d'appliquer une action correctrice également bilatérale.

On objectera des faits où l'opération répétée sur un œil a pu corriger le strabisme, mais cela est rare, et, le plus souvent, le contraire arrive, ainsi qu'en témoignent les nombreuses interventions successives rendues nécessaires et qu'on a décorées depuis de Græfe de la désignation inexacte de *dosage* de la ténotomie. Nul opérateur, si habile qu'il fût, n'abordait l'opération du strabisme sans se sentir une certaine anxiété, lors des examens subséquents des malades, non plus qu'il n'osait se porter garant d'avance du succès. Au contraire, en procédant comme nous le dirons par la suite, on peut affirmer d'avance que le redressement du strabisme constitue la règle, après une seule intervention.

Une erreur qui a cours encore, et que nous avons longtemps partagée, c'est de croire que le strabisme, purement fonctionnel au début, ne tarde pas à se compliquer par la suite, à cause de la position vicieuse rendue fixe des yeux, de *rétractions* des muscles et de leur appareil aponévrotique, dans le sens de la déviation, et de *relâchement* des mêmes tissus dans le sens opposé. La preuve qu'il n'en est rien, c'est que, quelle que soit l'ancienneté du strabisme, l'égalité des axes excursifs, à de rares exceptions près, reste entière et la mobilité de l'œil n'est en rien amoindrie. La faible encoche du champ de fixation, qu'on a signalée du côté de l'antagoniste, et qu'on a attribuée à un certain degré d'impotence de ce muscle, s'explique par le changement de position de l'horoptère, dont le centre se rapproche dans le sens de l'inclinaison strabique, gagnant en étendue d'un côté ce qu'il perd de l'autre.

Une fois la nature purement fonctionnelle du strabisme établie, il reste à rechercher si l'incoordination est d'ordre central ou périphérique. Pour résoudre ce problème, quelques considérations préliminaires sont indispensables.

Chez les animaux, privés qu'ils sont de vision binoculaire, la convergence mutuelle des yeux fait défaut. Chez les nouveau-nés, cette fonction ne s'établit en réalité que plus tard, par suite de la nécessité d'échapper à la diplopie, autrement dit de voir simple avec les deux yeux, et d'acquérir ainsi la notion de la troisième dimension des corps. Pour que pareil résultat puisse être atteint, il faut que les deux yeux soient à peu près égaux comme réfraction et acuité visuelle, que les muscles, les nerfs et leurs centres encéphaliques coordinateurs soient à leur tour indemnes de toute lésion matérielle. Comme il a été établi précédemment que, dans le strabisme, la musculature et l'innervation périphérique sont intactes, il ne reste à invoquer que deux facteurs, soit une incorrection fonctionnelle des yeux, soit une lésion ou un manque d'évolution normale du centre coordinateur : dans le premier cas, le strabisme aurait une origine *périphérique,* dans le second un siège *central.*

Or, l'étude attentive des faits cliniques prouve à n'en pas douter que des strabiques possédant une réfraction bilatérale normale, ou pour le moins égale aux deux yeux, et une acuité visuelle bonne ou identique, sont on ne peut plus rares; alors que, presque toujours, on se trouve en présence d'yeux amétropes, surtout anisométropes, dont l'un offre une mauvaise perception, par intransparence des milieux, par anisométropie et, plus rarement, par des altérations matérielles de la rétine et du nerf optique : cela étant, on ne saurait rattacher le strabisme à un trouble nerveux central, que dans le petit nombre de cas d'yeux emmétropes ou qui, myopes, louchent en dedans, ou, bien qu'hypermétropes, divergent anormalement. D'ailleurs, avant d'invoquer un arrêt de développement, ou une lésion primitive du centre coordinateur, il faudrait pouvoir préciser à quelle affection nerveuse se rattache un pareil trouble. Il n'est pas douteux que bien des strabiques sont en même temps des nerveux et l'hérédité du strabisme est bien établie, mais, outre que l'amétropie est elle-même héréditaire, un grand nombre de nerveux échappent au strabisme, d'où la nécessité d'invoquer des causes déterminantes d'un autre ordre.

Le grand mérite de Donders a été de prouver d'une façon irréfutable la liaison intime qui existe entre le strabisme et les vices de réfraction et d'accommodation. Il a fait plus ; dans les deux variétés principales du strabisme, le convergent d'une part et le divergent de l'autre, il a reconnu que le premier, de beaucoup le plus fréquent, s'associe à l'hypermétropie, le second à la myopie. Depuis lors, divers auteurs, et notre collègue Javal en particulier, n'ont pas manqué d'insister sur le rôle prépondérant que jouent l'anisométropie et l'astigmatisme, vices de réfraction dans lesquels le jeu de l'accommodation ne saurait suppléer.

Le fait qu'à tout âge les taies de la cornée, la cataracte traumatique ou spontanée et diverses autres causes d'inéclairabilité de l'œil, ou simplement l'amblyopie d'un œil, sont aptes à provoquer du strabisme, prouve que la convergence constitue durant toute la vie un acte physiologique instable, que le moindre obstacle suffit à déranger. Du reste, nous savons que, pendant toute la durée du sommeil, les yeux, strabiques ou non, reprennent leur attitude de repos, qui est le parallélisme avec un léger degré de divergence. Telle est du reste la raison pour laquelle le strabisme concomitant, contrairement au paralytique et aux attitudes forcées ou vicieuses des membres, ne se complique pas de rétraction ni d'insuffisance des muscles.

Si nous avons tant insisté sur la pathogénie du strabisme, c'est qu'il en découle un changement de front pour le traitement chirurgical. Nous avons essayé d'établir qu'il s'agit ici non de lésions musculaires ou nerveuses, mais d'un pur déséquilibre fonctionnel, reconnaissant presque toujours pour origine l'inégalité des yeux. Ce n'est pas à dire pour cela que le névrosisme n'entre pour rien, puisque, à degré égal, ou même inférieur, d'amétropie, il y a des sujets qui louchent et d'autres pas ; mais le névrosisme constitue ici simplement le terrain sur lequel agissent les causes prochaines précédemment indiquées, d'ordre périphérique.

Le strabisme concomitant, tel que nous venons de le définir, est on ne peut plus fréquent et constitue non seulement une réelle difformité, capable de déparer les plus beaux visages, mais qui devient, aussi bien pour le riche que pour le pauvre, une source de nombreux mécomptes dans la vie. Ajoutons qu'un œil strabique, rendu fixe, perd par inaction de plus en plus, et sans lésion optico-rétinienne apparente, de son acuité visuelle, au point de devenir inapte à suppléer son congénère, en cas d'accident ou de maladie oculaire.

On conçoit dès lors combien il importe d'intervenir, en s'adressant au plus tôt aux moyens optiques, les verres correcteurs, et aux exercices de l'œil dont l'acuité se montre défaillante, en recouvrant pour cela son congénère d'un écran opaque. De même, on tâchera de rétablir les fonctions harmoniques des muscles par l'emploi du stéréoscope et d'autres moyens gymnastiques de même ordre.

Passé l'âge de neuf à dix ans, alors surtout que le strabisme n'a montré aucune tendance à décroître, malgré l'emploi persévérant des moyens précités, ou simplement par les seuls effets de la croissance, l'opération s'impose, sauf à revenir aux moyens orthoptiques, avec port des verres correcteurs voulus.

L'idéal du traitement serait à la fois la disparition de la difformité et le rétablissement de la vision binoculaire. Si l'on compulse les faits cliniques sans parti pris, on ne tarde pas à se convaincre que le dernier but n'est pas souvent atteint, ce qui tient à ce que sa réalisation demande beaucoup de temps, de la persévérance sans bornes et non moins d'intelligence et d'ingéniosité, conditions qu'on ne saurait exiger non seulement des enfants, mais aussi de beaucoup d'adultes. Mais, à tout prendre, ce n'est pas un petit service que celui de faire disparaître une difformité choquante et qui pour beaucoup d'individus constitue une tare physique. A cet égard, les cas les plus favorables, au point de vue du rétablissement de la vision binoculaire, sont ceux qui concernent le strabisme convergent périodique ou alternant, avec acuité visuelle sensiblement égale, ou rendue telle par des exercices des deux yeux : par contre, les strabismes fixes, de longue durée, et en général le strabisme externe, offrent moins de prise.

L'opération comprend en elle-même deux méthodes : 1° la ténotomie, autrement dit le recul du tendon des muscles déviateurs; 2° l'avancement des antagonistes. Chacune de ces méthodes a ses avantages et ses indications spéciales, mais, pour être réellement efficaces, elles doivent s'adresser à la fois aux deux yeux, précepte opératoire qui découle nécessairement de la bilatéralité désormais acquise du strabisme concomitant. Non seulement on arrive ainsi à un succès à peu près assuré, mais on évite la difformité qui résulte du déplacement statique de l'œil opéré, saillie ou enfoncement anormal, suivant qu'on recule ou qu'on avance le muscle, contrastant avec la position gardée par l'œil congénère, qui n'a pas été touché.

Lors de strabisme concomitant interne, de beaucoup le plus fréquent, la majeure partie des opérateurs donnent la préférence à la ténotomie des droits internes. C'est qu'en effet cette opération jouit d'une efficacité supérieure à l'avancement des antagonistes, outre qu'elle est infiniment plus simple dans son exécution et dans ses suites immédiates. A part une légère ecchymose *in situ*, il ne survient ni réaction, ni douleur vive, ni chémosis séreux, alors que dans l'avancement, d'une exécution bien plus compliquée, les choses se passent tout autrement, et qu'il subsiste longtemps après une exubérance disgracieuse due au plissement du tendon et de la conjonctive au niveau de la cicatrice opératoire.

Là où l'avancement musculaire ou capsulaire des droits internes, avec ou sans recul des droits externes, est indiqué, c'est lors de strabisme divergent prononcé. Le seul reproche adressé à la ténotomie en général, c'est qu'elle exposerait à une certaine insuffisance du muscle coupé, mais, en y regardant de plus près, on s'aperçoit qu'on a exagéré ce résultat, vu que, dans le strabisme interne, on ne fait jamais trop pour combattre l'excès de convergence et que, dans l'externe, l'insuffisance des muscles abducteurs coupés ne devient gênante que vers l'extrême limite de l'abduction, partie dont l'individu se sert rarement et dans laquelle il parvient facilement à se débarrasser de toute diplopie, en inclinant légèrement la tête du côté correspondant.

Du reste, pour montrer le peu d'action de l'avancement seul, il suffit de rappeler qu'il échoue même dans la simple insuffisance de convergence, telle qu'on la rencontre souvent chez les myopes, ainsi que cela ressort de la statistique contenue dans la thèse de doctorat de Laîné, de Rouen.

Malgré sa supériorité d'action et sa grande simplicité, la ténotomie restait, ainsi que nous l'avons dit précédemment, une ressource assez souvent incertaine, tant qu'elle ne s'adressait qu'à un seul œil. Pour les raisons exposées à propos de la pathogénie, nous fûmes conduit à en répartir l'action sur les deux yeux à la fois, non sans une certaine crainte de dépasser le but; mais l'expérience clinique nous ayant bientôt appris que ce n'était pas encore assez, nous crûmes devoir y ajouter l'élongation des muscles, et alors seulement les résultats furent aussi parfaits qu'on pouvait le désirer. Pour agir ainsi, nous avions été guidé par l'idée erronée, encore généralement admise, que, dans le strabisme établi, il y avait à lutter contre une rétraction des muscles et de leur appareil aponévrotique (Communication à l'Académie de médecine, 1896). Mais, en y réfléchissant davantage, nous avons été conduit à expliquer d'une façon différente la part réelle qui revenait à l'élongation des muscles. C'est qu'en effet, ici, la traction exercée a pour effet non seulement d'affaiblir la tonicité du muscle, mais de diminuer l'influx nerveux qui le met en action : cela découle nettement des expériences des physiologistes et non moins des résultats thérapeutiques obtenus dans le traitement des névralgies du trijumeau et contre les douleurs et l'incoordination des ataxiques, qu'on agisse directement sur les troncs nerveux, par tractions, ou sur la moelle épinière elle-même par la suspension et les attitudes forcées imprimées au tronc.

Il est d'autant moins étonnant d'invoquer cette influence, lors d'excès de convergence ou de divergence strabique, que le tiraillement des nerfs ne se limite pas à l'intérieur du muscle, mais peut retentir plus ou moins loin, du côté du centre coordinateur de la convergence. Toujours est-il qu'en agissant ainsi, on ne risque pas de trop faire en transformant le strabisme concomitant interne en externe; loin de là, la seule crainte à avoir c'est de ne pas faire encore assez, et d'être obligé dans certains cas de recourir après coup à l'avancement capsulaire des antagonistes. Cette combinaison devient à peu près la règle lors de strabisme divergent prononcé, où, pour réussir sûrement, nous pratiquons à la fois la ténotomie des externes et l'avancement des internes.

La méthode que nous venons d'exposer a été pratiquée par nous sur 220 sujets comprenant 210 strabismes convergents et 10 divergents. Parmi les premiers, nous comptons 180 redressements complets et immédiats et 30 où il subsistait encore un certain degré de convergence. Dans cette dernière catégorie rentrent les observations de deux sœurs, l'une de sept ans, l'autre de neuf ans, dont le strabisme remontait, aux dires de la mère, à la naissance : les deux yeux étaient déviés en dedans de 15° pour l'œil droit et de 20° pour le gauche; il y avait un léger nystagmus oscillatoire horizontal et une réfraction hypermétropique de 10 dioptries sans astigmatisme; milieux transparents, rétine et nerfs optiques normaux. Acuité visuelle de 2/3, sensiblement égale des deux côtés. Une particularité consistait dans le déséquilibre simultané des mouvements excursifs de latéralité, par suite duquel, lorsqu'on invitait les fillettes à tourner les yeux vers l'extrême limite temporale, soit à droite, soit à gauche, l'un d'eux exécutait librement l'adduction, pendant que l'autre, en abduction, s'arrêtait court vers le milieu de la fente palpébrale, qu'aucun effort ne parvenait à lui faire franchir. Par contre, lorsqu'on répétait l'expérience avec un seul œil, l'autre étant tenu fermé, l'abduction devenait complète : preuve qu'on ne saurait invoquer ici une paralysie des droits externes.

Les trois quarts de nos opérés pour strabisme convergent étaient des enfants des deux sexes de cinq à seize ans; le dernier quart comprenait des individus de seize à trente. Sauf une dizaine d'emmétropes, il s'agissait presque toujours d'hypermétropes, le plus souvent anisométropes, avec accompagnement, pour un tiers, d'astigmatisme direct ou inverse; quinze d'entre eux étaient faiblement myopes, sauf un jeune homme de seize ans, fils d'un confrère, dont la myopie atteignait 4 dioptries : comme toujours, l'œil strabique fixe était le plus amétrope des deux.

L'angle de la déviation strabique a varié entre 10, 25 et 30 degrés. Chez aucun de nos opérés il n'y a eu de surcorrection persistante.

Sur les dix strabiques divergents que nous avons eu à traiter, le recul des externes a suffi dans huit cas, relativement légers, tandis que, dans les deux autres, particulièrement chez une jeune malade de sept ans, fille de confrère, nous avons obtenu le redressement complet, en pratiquant dans une même séance la ténotomie des droits externes et l'avancement capsulaire des internes. Le résultat reste définitivement acquis depuis plus d'un an.

Il nous reste à décrire le procédé opératoire, tel que nous l'avons réglé depuis bientôt six ans.

Le sujet étant chloroformisé, on place le blépharostat et on procède au lavage des bords libres et des culs-de-sac conjonctivaux avec la solution de biiodure d'hydrargyre.

Saisissant un pli conjonctival horizontal avec la pince à dents, on l'incise au moyen de ciseaux, en y comprenant le fascia sous-conjonctival. Le crochet à strabisme est alors introduit profondément dans la boutonnière ainsi faite, et, grâce à un mouvement de circumduction, on charge à la fois le tendon et sa gaine ténonienne aussi largement que possible. Tenant le crochet à plat, on procède à des tractions lentement progressives, jusqu'à ce que le bord interne de la cornée atteigne sans résistance la commissure externe des paupières. En procédant de la sorte, jamais nous n'avons eu à constater le moindre arrachement tendineux, accident d'autant moins à craindre que, d'après les expériences sur les chiens que nous a communiquées M. Dianoux, de Nantes, il ne faut pas moins de 5 kilogrammes pour arracher le tendon. La seule précaution à prendre consiste donc à éviter les à-coups, auxquels rien ne résisterait.

L'élongation du muscle terminée, on procède, comme d'habitude, à la section totale du tendon, au ras de la sclérotique, et, pour s'assurer qu'il ne subsiste pas la moindre adhérence, on passe à chaque extrémité le crochet, qui se promène alors librement sur la surface de la sclérotique. Une fois le sang étanché avec de l'ouate stérilisée humide, on ferme la plaie conjonctivale par un point de suture au catgut et l'opération est terminée. Il ne reste plus qu'à la répéter de la même façon sur l'œil congénère.

Au début, dans la crainte d'une surcorrection, alors surtout qu'il s'agissait de strabisme faible, ne dépassant pas un angle de 10 à 15°, nous bornions l'élongation au seul œil strabique fixe, nous contentant de la simple ténotomie sur l'autre ; l'expérience clinique nous ayant surabondamment démontré depuis que la double élongation était une condition de succès, nous ne nous en sommes plus départi.

Nous avons dit combien les suites de cette opération sont insignifiantes, surtout si l'on a soin de tenir les deux yeux fermés sous le bandage ouaté sec, pendant vingt-quatre à quarante-huit heures. A part une petite ecchymose *in situ*, la conjonctive et la sclérotique conservent leur aspect normal, et, au bout de cinq à six jours, époque à laquelle la suture au catgut tombe ou se résorbe, la cicatrisation se montre parfaite.

Vers le dixième jour, nous donnons congé à nos malades, en leur recommandant le port de conserves légèrement fumées, jusqu'à disparition totale de la petite ecchymose angulaire, après quoi, ils doivent se munir d'une paire de lunettes correctrices appropriées, toutes les fois qu'ils sont amétropes ou astigmates, ce qui constitue la règle.

Plus tard, en vue de rétablir la vision binoculaire, commenceront les exercices par le stéréoscope et autres moyens orthomorphiques qui, pour être effectifs, doivent être continués longtemps, avec beaucoup d'assiduité et d'intelligence. De même, on doit s'attacher, lors d'amblyopie d'un œil par inaction, à rétablir l'acuité visuelle, en faisant travailler celui-ci seul, pendant qu'on recouvre le congénère d'une louchette imperforée.

Avant de terminer cet exposé, il ne sera pas inutile de rappeler les différentes étapes par lesquelles a passé la pathogénie du strabisme, et le traitement chirurgical qui en découle.

Mackenzie incriminait vaguement le cerveau et les nerfs qui président à l'association des actes des muscles du globe.

On répète volontiers que Krenchel le premier (*Arch. f. Ophtalmol.*, 1873) a insisté sur l'incoordination de la convergence, fonction possédant d'après lui une innervation indépendante, et dont les troubles restent distincts de ceux qui dérivent de la musculature elle-même.

Il est juste de noter toutefois que M. Javal, dès 1867

(*Annales d'oculistique*, p. 7, et traduction française de l'*Optique physiologique* de Helmholtz, p. 833), appelle l'attention sur la nature fonctionnelle du strabisme. Il y relate, en effet, l'observation d'une jeune fille faiblement hypermétrope, de dix-sept ans, atteinte depuis l'âge de trois ans de strabisme convergent alternant, ne mesurant pas moins de 11 millimètres de déviation au strabomètre. Il s'agissait d'un sujet éminemment nerveux, à preuve l'incontinence nocturne d'urine qui s'est prolongée jusqu'à l'âge de quinze ans. Après une double ténotomie des internes, *pratiquée en une seule séance*, la correction du strabisme fut parfaite et resta telle au bout de trente ans, époque à laquelle notre collègue a eu l'occasion de revoir la malade. — Dans un mémoire paru en 1871 (*Ann. d'ocul.*, t. LXV, p. 193), M. Javal incrimine d'autres causes de strabisme, telles que : les convulsions, les fièvres éruptives, la malaria, la diphtérie, etc., ce qui le conduit à cette conception « que dans un grand nombre de cas, le strabisme concomitant interne, de beaucoup le plus commun, serait sous la dépendance d'une *paralysie temporaire de l'accommodation* survenue chez des jeunes hypermétropes ». Pour lui, il s'agit d'une rupture survenue entre l'accommodation et la convergence, dont l'association est une fonction *acquise :* un effet d'habitude, ainsi qu'il le dit à la page 44 de son *Manuel du strabisme*, paru chez Masson en 1896.

Comme le strabisme évolue en bas âge, on comprend que la paralysie accommodative temporaire en question puisse passer inaperçue, même pour un observateur attentif (*l. c.*, p. 207).

Alf. Græfe (*Motilitætstörungen*, p. 58 et 221, année 1880) proclame à son tour que le strabisme concomitant est purement fonctionnel et le fait dériver d'un spasme ou d'une parésie de la coordination, suivant qu'il s'agit de strabisme convergent ou divergent.

Donders, en physiologiste qu'il était, non seulement a établi, sur des bases solides, que seule la convergence était en cause, mais en outre il a démontré les liens qui rattachent cette fonction à celle de l'accommodation. Suivant que cette dernière est en excès, comme chez la plupart des hypermétropes, le strabisme convergent prédomine, alors que le divergent s'établit d'ordinaire chez les myopes, par suite du peu d'accommodation mis en jeu : en définitive, pour Donders, la perturbation de l'influx nerveux coordinateur de la convergence, aboutissant au strabisme, aurait un point de départ nettement périphérique, à savoir l'amétropie.

Parinaud, dans diverses publications successives (*Arch. de neurologie*, 1883, *Bull. de la Soc. française d'ophtalmol.*, 1887 et 89; *Annales d'oculistique*, 1891, 92 et 97), définit le strabisme « un vice de développement de l'appareil de la vision binoculaire, portant à la fois sur la partie motrice et sur la partie sensorielle (rétine) de cet appareil ». Dans un rapport à la Société française d'ophtalmologie (1893), cet auteur s'attache à spécifier la part qui revient à l'accommodation, aux réflexes rétiniens et à la rétraction consécutive, qu'il juge précoce, des parties périoculaires, principalement de la capsule de Tenon.

Landolt, dans un dernier travail d'ensemble paru en 1897 (*Arch. d'ophtalmologie*), pose en principe « qu'une difficulté quelconque au développement de la vision binoculaire est la cause la plus fréquente du strabisme. Il ajoute que « lorsqu'un œil diverge, son congénère supposé bon diverge également, mais, comme ce dernier est obligé de fixer, la divergence ne se traduit que sur l'œil malade ». Le même fait est vrai, dit-il, lors de strabisme convergent, à preuve l'égalité des arcs excursifs dans les deux cas. Plus loin, l'auteur ajoute que le strabisme convergent concomitant est un strabisme double, absolument comme le divergent.

Pour Landolt, les lésions primitives des centres encéphaliques coordinateurs constituent l'exception, et seulement pour des strabismes survenus sur des yeux emmétropes, ou sur ceux qui, étant hypermétropes, divergent, ou qui, bien que myopes, convergent.

Enfin il ajoute que, le strabisme étant toujours bilatéral, la limitation des champs d'excursion et la rétraction des tissus perioculaires se rencontrent sur les deux yeux, quand bien même le strabisme ne se manifesterait que sur l'un deux. Au point de vue de l'opération, il en tire le corollaire qu'il faut l'attaquer aux deux yeux à la fois, et, pour cela, il donne la préférence à l'avancement des antagonistes.

G. A. Berry (*Edinburgh Med. Journ.*, 1897) adopte à son tour la nature purement fonctionnelle du strabisme, en rappelant que Hansen Grut, pour expliquer le strabisme interne, avait le premier invoqué l'excès d'innervation de la convergence, ayant pour résultat de rapporter de plus en plus en dedans l'attitude de repos des yeux. Berry, comme preuve, rappelle la disparition temporaire du strabisme, lors d'anesthésie générale, et sa diminution graduelle par les progrès de l'âge, la concomitance parfaite du strabisme, alors même qu'il est devenu permanent, et finalement l'absence de toute altération anatomique du côté des muscles oculaires.

On sait qu'en ce qui concerne la concomitance absolue, admise depuis de Græfe, notre collègue Javal, dans son *Manuel du strabisme*, juge qu'en réalité il existe une certaine discordance entre les deux yeux : c'est ainsi que, lorsqu'on oblige l'œil dit incorrect à fixer, pendant qu'on recouvre l'autre d'un verre semi-opaque, la déviation secondaire de ce dernier apparaît tant soit peu inférieure à celle primitive de l'œil incorrect ; le contraire se réalise lorsque le malade, ayant les deux yeux libres, s'arrange pour loucher de son œil correct. Pour Berry, ces petites oscillations s'expliqueraient par la simple inégalité des forces accommodatives mises en jeu dans les deux yeux, correct et incorrect, et non par le fait d'une rétraction quelconque des muscles.

On voit, d'après ce qui précède, combien la nouvelle pathogénie du strabisme a fait de progrès, par le nombre et la valeur de ses adhérents. La seule chose qui étonne c'est de voir combien peu se sont encore ralliés à la pratique opératoire qui en découle, celle de l'intervention sur les deux yeux, dont nous avons cherché à établir l'indiscutable supériorité.

Nous ne nous attarderons pas à réfuter l'opinion de ceux qui attachent peu d'importance au perfectionnement des méthodes opératoires orthomorphiques du strabisme, sous le fallacieux prétexte que, si on fait disparaître une difformité, envisagée par eux-mêmes comme une tare réelle au point de vue social, on n'arrive pas à rétablir dans la même proportion la vision binoculaire. Outre que c'est là un problème tout différent, on voudra bien nous accorder qu'à égales difficultés, provenant de l'inégalité de perceptibilité des deux rétines, due la plupart du temps à l'inactivité de l'œil devenu strabique fixe, à l'inéclairabilité des milieux, et autres causes de même ordre, un procédé qui assure le redressement des yeux du coup, après une intervention unique, au moins dans la majorité des cas, ne peut que contribuer mieux que tout autre à la réfection du rétablissement fonctionnel des yeux par les moyens optiques et la gymnastique oculaire.

Par le chiffre déjà élevé des opérations et la certitude d'une correction définitive qui date pour la plupart des cas de deux, quatre, cinq et six années, nous espérons que l'opération qui fait le sujet de la présente leçon trouvera des imitateurs. C'est dans ce but que nous avons cru devoir la communiquer à l'Académie, après en avoir fait le sujet de nombreuses démonstrations et conférences, au lit du malade, dans notre clinique de l'Hôtel-Dieu.

VOIES LACRYMALES

XXIII

DACRYOCYSTITE FONGUEUSE SIMULANT UNE TUMEUR

La présence d'une tumeur solide au niveau du sac lacrymal et de l'embouchure supérieure du canal nasal, a souvent conduit a des erreurs de diagnostic. C'est ainsi que des tumeurs fibromateuses en ont imposé pour des exostoses, que le diagnostic de gomme syphilitique a été porté au lieu de tuberculose ; on y a vu parfois des kystes par accumulation dans le sac pris pour des lipomes ; on y trouve encore, très rarement il est vrai, des dermoïdes méconnus.

Aujourd'hui, je désire appeler votre attention sur une tumeur que je me permettrai d'appeler *tumeur blanche du sac lacrymal.*

Nous venons d'examiner ensemble une jeune fille de vingt ans assez bien développée. Elle a un teint terreux, des cheveux noirs, un système pileux exubérant, des dents cariées ; elle présente l'aspect caractéristique de ce que l'on appelle la scrofule noire. Elle porte en outre une adénite du volume d'une noix au niveau du muscle sterno-mastoïdien droit ; à gauche, des ganglions sous-maxillaires. Pas d'otorrhée. Depuis son enfance, sécrétions nasales abondantes et croûteuses, pharynx parcheminé, signes propres de l'ozène. Elle a été réglée à treize ans ; depuis lors elle est sujette à des ménorragies et à la leucorrhée. Aucun signe de syphilis.

La tumeur, comme siège et volume, rappelle le sac lacrymal distendu; elle semble faire corps avec l'os sous-jacent; la peau est rougeâtre, adhérente, et par sa consistance la production rappelle au premier abord une exostose, dont on a décrit nombre d'exemples, ayant précisément pour siège de prédilection le pourtour de l'orifice supérieur du canal nasal. Il faut toutefois reconnaître que les véritables exostoses y sont rares, et qu'elles ont été confondues avec des gommes périostales, assez fréquentes en cette région, et certains fibromes, comme dans un cas signalé par Vignes. C'est donc dire qu'il faut être très réservé quant au diagnostic de véritable exostose.

Excluant l'idée d'exostose et de gomme syphilitique, puisque la malade n'a aucun antécédent, je rattacherai volontiers cette production à la scrofulose, qui cadre avec l'état général du sujet. Je ne discute pas la question du sarcome, étant donné que cette néoplasie est pour ainsi dire inconnue dans le sac lacrymal. Une seule fois j'ai observé un néoplasme de cet ordre à Lariboisière chez un vieillard atteint de polype sarcomateux de la fosse nasale correspondante : l'extirpation, que je lui ai pratiquée, a démontré qu'il s'agissait d'un prolongement de la tumeur dans le sac à travers le canal nasal.

Chez notre malade, pour me rendre compte de la nature exacte de la tumeur, j'ai fait une ponction exploratrice au bistouri : elle m'a démontré que la masse était constituée par un tissu fongueux entouré d'une coque fibreuse dense; il en est sorti une goutte de liquide séro-purulent mélangé de sang. L'introduction d'un stylet par l'ouverture a permis de constater la perméabilité du canal nasal, et ulle part de surface osseuse dénudée.

Huit ans auparavant, la malade nous dit avoir eu un catarrhe oculo-nasal, et, en pressant sur le sac, elle provoquait l'issue de pus par les points lacrymaux, preuve que le mal a débuté par une dacryocystite ; depuis six mois, rien ne fait plus irruption du côté du canalicule lacrymal : le catarrhe conjonctival a disparu, et il ne subsiste qu'un peu de larmoiement.

Tels sont les faits ; il nous reste maintenant à en donner l'interprétation, pour expliquer la constitution anatomique de la tumeur simulant un fibrome.

Il y a huit ans, la malade a eu de la rhinite chronique, qui, de bas en haut, a envahi le canal nasal et provoqué une dacryocystite. Cette dernière, revêtant la forme chronique, aurait pu suivre indéfiniment sa lente évolution, ainsi qu'il est de règle : par suite de la constitution éminemment scrofuleuse, en d'autres termes tuberculeuse du sujet, les parois du sac sont devenues le siège d'une altération fongoïde analogue à celle des tumeurs blanches articulaires ; ce tissu fongueux se détruit et suppure, ou bien il subit l'organisation fibroïde, autrement dite scléreuse ; je pense que c'est de cette dernière métamorphose qu'il s'agit ici. Comme ce travail se fait surtout autour de la muqueuse, il en résulte que la cavité du sac se trouve considérablement réduite, tout en contenant encore une petite quantité de muco-pus, parfois mêlé de sang noirâtre et même de cristaux de cholestérine.

Seule, l'extirpation constitue une intervention utile. Pour cela, il suffit de pratiquer une incision verticale, comprenant la peau et le tendon de l'orbiculaire, de disséquer les téguments, de circonscrire la tumeur par quelques coups de bistouri et d'enlever complètement la masse en se servant de ciseaux courbes. Comme il reste toujours une portion adhérente à la gouttière lacrymale, il faut racler le fond avec la curette, puis cautériser avec le thermocautère olivaire, dont nous nous servons habituellement dans le traitement de la dacryocystite chronique ; la cavité sera bourrée de gaze iodoformée, et on appliquera par-dessus un bandage ouaté.

Tel est le plan opératoire que nous allons suivre ; il y faut ajouter le traitement des lésions nasales et un traitement antituberculeux général, qui consistera, en dehors des moyens hygiéniques et du régime fortifiant, dans l'administration d'iodoforme par la bouche à la dose de 30 centigrammes par jour, mêlé avec le double de poudre de café torréfié, le tout divisé en deux cachets azymes.

N. B. — Le résultat constaté deux mois plus tard a été des plus satisfaisants et le larmoiement de ce côté a presque complètement cessé.

XXIV

DACRYOADÉNITE AIGUË SUPPURÉE DE LA PORTION ORBITAIRE DE LA GLANDE LACRYMALE

Les notions cliniques concernant l'inflammation de la glande lacrymale sont de date relativement récente. La dacryoadénite, pour l'appeler de son nom, revêt deux formes, l'une chronique, l'autre aiguë. Comme la glande est composée de deux parties, l'une principale orbitaire, l'autre palpébrale, on peut subdiviser l'affection en deux. Bien que continus, les deux systèmes sont séparés par un canal fibreux intermédiaire analogue en petit au canal inguinal et constitué par l'expansion aponévrotique ou aileron de la capsule de Tenon, qui se rend à la base de la paupière supérieure, pour se fixer au tarse en haut, et, vers l'apophyse orbitaire du frontal, en dehors. Il en résulte que les portions orbitaire et palpébrale de la glande peuvent être prises isolément, plus rarement ensemble.

Chez la fillette de quinze mois que nous venons d'examiner, on aperçoit au premier abord un gonflement notable, couleur lie de vin, de la paupière supérieure droite, entièrement tombante. Ce gonflement envahit la queue du sourcil et empiète sur la partie attenante de la fosse temporale. La palpation y fait percevoir de la fluctuation, indice que la paupière est le siège d'un abcès chaud. Il y a six semaines, cette enfant fut prise de fièvre vive, avec coryza et catarrhe bronchique, et, trois jours après, survenait le gonflement phlegmoneux de la paupière.

En présence d'une fluctuation très nette, j'ai pratiqué l'ouverture de l'abcès au bistouri, en me contentant d'une petite incision verticale. Contrairement au précepte classique, qui veut que les incisions faites aux paupières soient transversales dans la direction des plis cutanés, auquel cas l'ouverture devra être plus grande, je professe qu'il faut ici, comme pour les bubons suppurés de l'aine et pour les abcès de la marge de l'anus, donner la préférence aux incisions perpendiculaires ; de la sorte, l'ouverture pratiquée devient de plus en plus béante et le plus s'écoule facilement de lui-même, sans qu'il soit nécessaire d'introduire un drain. Ici, ce sont les fibres de l'orbiculaire qui se chargent de maintenir l'écartement des lèvres de la plaie, et, dès lors, la cicatrisation se fait plus vite ; c'est à peine si l'on voit plus tard une très légère cicatrice. Cela tient à ce qu'ainsi il ne se produit pas de cloaques amincissant la peau et donnant lieu, par la suite, à une cicatrice enfoncée, difforme.

Une fois l'incision faite, j'ai fait pénétrer une sonde cannelée : elle m'a permis de constater que la collection purulente s'était formée entre la glande lacrymale orbitaire repoussée en bas et le périoste de la fossette du frontal en haut. Cette portion de la glande était d'ailleurs enflammée et indurée, preuve que le pus crémeux et phlegmoneux qui s'était écoulé provenait d'une dacryoadénite aiguë, et non du périoste ou de l'os : cette constatation ainsi que la marche aiguë de l'affection excluent l'idée d'un abcès ossifluent de nature tuberculeuse.

En ce qui concerne l'étiologie de cette adénite, il est permis de l'attribuer à l'affection fébrile catarrhale, sorte d'influenza, qui l'a précédée. Ce n'est pas la première fois que je vois une sembable complication, et chacun connaît les nombreux cas de dacryoadénite pouvant compliquer des affections toxhémiques de toute sorte, particulièrement les pyrexies, rougeole, scarlatine, variole, oreillons et parfois la blennorrhagie constitutionnelle : il faut reconnaître toutefois que la plupart des dacryoadénites revêtent plutôt la forme indurée chronique et qu'alors la portion palpébrale ou glande de Rosenmüller est souvent prise, en même temps ou isolément; ici, cette partie est indemne. Le fait que le pus, dans ce cas, est resté encapsulé vers la base de la paupière, au lieu de venir fuser dans le cul-de-sac conjonctival supérieur, s'explique par la présence de plans aponévrotiques inférieurs constitués par l'expansion palpébrale de l'entonnoir de Tenon et le large tendon du releveur; en avant, le pus n'est séparé des téguments que par la base du ligament suspenseur, relativement mince ; aussi la collection s'est-elle portée directement en avant, en même temps qu'elle a fusé quelque peu vers la fosse temporale. L'adhérence intime de la glande en bas, alors que quelques liens celluleux lâches la rattachent seuls au périoste de la fossette lacrymale du frontal, explique son refoulement en bas.

Je pense que ce genre d'adénite suppurée est plus fréquent qu'on ne pourrait le supposer au premier abord, et que si le contraire est admis, c'est que souvent on se contente du diagnostic d'abcès aigu de la paupière supérieure, sans procéder à des investigations plus minutieuses.

N. B. — La petite malade a été revue quelques jours plus tard : tout était rentré dans l'ordre.

CORNÉE

XXV

KÉRATOCÈLE

La kératocèle constitue une complication des ulcères transparents, et plus souvent purulents, de la cornée. Par une coïncidence fortuite, nous voici en présence de deux cas, chez deux petites filles, l'une gravement atteinte, actuellement dans les salles, l'autre qui va être opérée, et chez laquelle la kératocèle constitue la lésion dominante.

Par suite de la destruction du stroma, la membrane de Descemet se trouve mise à nu, et, ne pouvant résister à la poussée de l'humeur aqueuse, à cause du tonus physiologique, elle se laisse distendre au point de faire hernie en avant sous la forme d'une perle de verre transparente. Cette dernière variété s'observe particulièrement au cours des conjonctivites purulentes aiguës et peut occuper le centre ou la périphérie de la cornée. Chez notre malade, elle reconnaît cette dernière cause et est située au centre.

En raison de sa transparence et de sa marche rapide, la kératocèle peut passer inaperçue, jusqu'au moment où elle vient à éclater ; on se trouve alors en présence d'une chambre antérieure vide, avec application de l'iris et même du pôle antérieur du cristallin contre la face postérieure de la cornée. Au moment de cet accident, le malade accuse une douleur vive avec écoulement brusque d'un liquide chaud sur la joue : c'est l'humeur aqueuse. Cette douleur s'apaise bientôt ; elle est même suivie d'un soulagement momentané. Chez notre malade, rien de semblable ne s'est produit.

La partie de la cornée qui entoure la hernie peut rester encore transparente, ou devenir le siège d'une infiltration opaque. Lorsque la lésion est située au niveau du limbe, l'iris s'y engage et produit un enclavement noirâtre, qu'on désigne sous le nom de myocéphalon (tête de mouche) ; ce même enclavement irien peut encore compliquer les perforations centrales et entraîner plus tard une fistule cornéenne permanente avec hypotonie très marquée. Le pôle du cristallin subit lui-même une altération de son épithélium sous-capsulaire, qui aboutit à la formation d'une cataracte polaire antérieure, avec ou sans synéchies irido-capsulaires. L'œil, dans ces divers cas, passe par des alternatives d'hypertonie et d'hypotonie, chaque fois que l'orifice fistuleux se rouvre ou se referme : il y a de la douleur, de l'injection périkératique, de la photophobie, un staphylome conique peut en être aussi la conséquence. En admettant que tout se termine par un leucome adhérent, on a encore à craindre des infections microbiennes consécutives du tissu cicatriciel, pouvant entraîner à un moment donné une panophtalmie destructive.

Pour toutes ces raisons, une intervention chirurgicale devient nécessaire dès le début de la kératocèle, d'autant plus que, abandonnée à elle-même, la hernie de la cornée tend à s'accentuer, par le fait de la destruction de proche en proche du stroma.

Pour s'y opposer, on a recours aux collyres myotiques, si la perforation siège à la périphérie, et aux mydriatiques si elle occupe le centre, en vue de prévenir l'enclavement de l'iris. Une compression douce, par le bandage ouaté occlusif, est également nécessaire pour empêcher la kératocèle de bomber de plus en plus.

Tous ces moyens seuls demeurent pourtant le plus souvent insuffisants, et le mieux est de perforer la saillie staphylomateuse de la membrane de Descemet, soit avec une aiguille à cataracte, soit (ce qui vaut mieux) à l'aide d'une fine pointe de thermocautère. Ce dernier procédé a l'avantage non seulement d'affaisser pour un certain temps la kératocèle, mais aussi d'arrêter le travail ulcératif du stroma ; dans le même but on antiseptise le tissu infiltré par un lavage boriqué, la pommade iodoformée, et mieux encore, par l'instillation réitérée de violet de méthyle ou de bleu d'éthyle : c'est alors que le bandage occlusif agira utilement en favorisant la cicatrisation de l'ulcère cornéen. C'est ce que je me propose de faire chez cette petite fille, et j'espère que la guérison sera rapide. Je me rappelle un malade qui, dans le cours d'une ophtalmie blennorrhagique, eut une kératocèle transparente du centre de la cornée ; chez lui, le traitement ainsi institué, avec adjonction d'instillations d'ésérine, en eut complètement raison, laissant subsister un très faible néphélion, ne gênant pas sensiblement la vision.

XXVI

KÉRATITE BULLEUSE

La kératite bulleuse est une lésion relativement rare, consistant dans la présence sur la cornée d'une grosse vésicule située plus ou moins au centre et qui au premier abord peut passer inaperçue, par suite de la petite quantité de liquide contenu dans la cavité. Pour en démontrer l'existence, on est parfois obligé de refouler le liquide y contenu sur un point de la périphérie, soit directement avec un stylet, soit par l'intermédiaire des paupières. Il arrive un moment où la bulle crève spontanément, et alors on se trouve en présence d'une érosion très superficielle de la cornée, qu'on rend surtout manifeste en promenant au devant la flamme d'une bougie : l'image devient diffuse sur toute la partie érodée. Tout autour, la cornée conserve sa transparence ou la perd, suivant les cas. Le plus souvent on y constate de l'anesthésie, comme dans la kératite dite neuro-paralytique, ce qui n'empêche pas le malade d'accuser des douleurs spontanées vives, s'accompagnant de larmoiement et d'injection épisclérale plus ou moins prononcée.

La kératite bulleuse peut être spontanée, ou succéder à un traumatisme terminé par néphélion ou cicatrice. La forme spontanée apparaît presque toujours sur des yeux anciennement glaucomateux ou staphylomateux, et la bulle, souvent alors récidivante, se rattache au processus glaucomateux lui-même. Plus rarement, on assiste à l'évolution d'une kératite bulleuse périodique sur des cornées saines ; cette variété se rattache à la kératite vésiculeuse fébrile et au zona, dont elle a les allures : la poussée s'accompagne de douleurs vives, de larmoiement, et parfois d'un mouvement fébrile ; une fois l'éruption passée, la cornée retrouve sa transparence. La forme herpétique en question tient souvent à un léger traumatisme, tel qu'une éraflure de l'épithélium cornéen, à la suite d'un coup d'ongle, par exemple, comme cela se produit assez souvent chez les nourrices griffées par leurs nourrissons.

Un point intéressant et encore insuffisamment connu, c'est l'anatomie et la physiologie pathologiques de cette affection. Nous possédons une pièce qui vient de vous être soumise sous le microscope : elle appartient à une femme atteinte de kératite bulleuse sur un œil glaucomateux, et que j'ai opérée devant vous, il y a quelques jours, par la staphylectomie : ici la bulle avait crevé. Vous le voyez, les parois de la bulle sont exclusivement constituées par l'épithélium, tandis que le fond de l'ulcère est tapissé par la membrane de Bowmann : le liquide a donc transsudé à travers cette dernière; mais d'où vient ce liquide? Normalement, le stroma cornéen est creusé d'espaces interfasciculaires, où circule une petite quantité de plasma et de leucocytes ; ici, nous sommes en présence de vastes cavités libres donnant l'aspect d'un tissu hydrotomisé, sans que nulle part on rencontre des leucocytes : il s'agit donc d'un œdème cornéen par du liquide séreux, analogue à l'humeur aqueuse. Si l'on réfléchit que l'altération bulleuse s'observe avant tout sur des yeux glaucomateux absolus, avec élévation énorme de la tension, on peut admettre la transsudation de l'humeur aqueuse à travers le stroma de la cornée, puis jusque sous l'épithélium, que le liquide soulève en forme d'ampoule. Vous savez qu'à l'état normal, l'endothélium de la membrane de Descemet s'oppose au passage de l'humeur aqueuse dans l'épaisseur de la cornée, mais si, comme sur cette pièce, cet endothélium vient à être détruit sur un point (ici la partie centrale), alors, rien ne s'oppose à l'infiltration. Reste encore à expliquer le soulèvement de l'épithélium par le liquide. Ici, la membrane de Bowmann constitue encore un obstacle à la diffusion, ainsi que cela a été démontré par Mermet dans sa thèse inaugurale (1897). Cet expérimentateur injecte quelques gouttes de perchlorure de fer dans la chambre antérieure, puis il instille sur la cornée du ferrocyanure de potassium : la réaction bleue caractéristique ne se produit, qu'on n'ait pratiqué une lésion de l'épithélium et de la membrane de Bowmann. Si donc, sur des yeux glaucomateux, le liquide traverse cette dernière membrane pour soulever l'épithélium, cela tient sans doute à la grande exagération de la tension, grâce à laquelle l'œdème cornéen se propage à l'épithélium par les petits canaux microscopiques, que traversent les filets terminaux du plexus nerveux sous-basal, pour former le plexus sous-épithélial de Ranvier.

Dans les cas de cornée transparente sans glaucome, la bulle débute sur place par de toutes petites vacuoles herpétiques, qui finissent par se confondre ; les choses se passent ici, comme dans la production de la bulle du vésicatoire, par altération de la couche profonde de l'épithélium. Sous l'action d'un processus irritatif des nerfs de la cornée, comme dans le zona, processus qui peut être spontané ou traumatique, les cellules profondes se liquéfient et constituent le contenu de la bulle, entouré par la couche cornée superficielle.

Une particularité anatomo-pathologique sur laquelle l'attention a été appelée dans les derniers temps, c'est la production possible, à la surface dénudée de la bulle, de filaments épithéliaux, sortes de cordages qui s'allongent, tombent et se reproduisent : c'est là la variété décrite sous le nom de kératite filamenteuse, et qui peut même se montrer sur une cornée dépourvue d'exulcérations.

Au point de vue thérapeutique, deux points sont à noter : la nécessité d'intervenir pour calmer les douleurs très vives, et l'institution d'un traitement capable d'éviter les rechutes fréquentes de cette affection.

Pour satisfaire à la première indication, on fera bien de recourir à l'application de compresses chaudes, ou à l'ouverture et au raclage de la bulle, qu'on peut encore traiter par des attouchements au nitrate d'argent ou au thermocautère.

Lorsqu'il s'agit d'yeux glaucomateux, on fera instiller trois à quatre fois par jour du collyre de pilocarpine ou d'ésérine, se réservant de pratiquer une ou plusieurs sclérotomies et au besoin l'iridectomie ; celle-ci, il est vrai, reste presque toujours inefficace et peut même être dangereuse, lors de glaucome absolu avec ou sans staphylome. C'est dans les cas de cet ordre qu'on a pratiqué mainte et mainte fois l'énucléation, à laquelle j'ai substitué avec avantage, dans ces dernières années, la *kératectomie*, avec ablation de l'iris et du cristallin, suivie de suture : c'est ce qui a été fait chez notre malade, et vous pouvez voir que le résultat est très satisfaisant.

Dans les cas de véritable herpès cornéen bulleux, qui peut coexister avec de l'hypotonie, le traitement consistera en topiques chauds, instillations d'atropine, et dans l'administration de certains agents, tels que le salicylate de soude, le sulfate de quinine, l'antipyrine, le bromure de potassium. En cas de douleurs persistantes, on peut pratiquer des injections de morphine à la tempe. La cocaïne en collyre doit être proscrite, à cause de son action destructive sur l'épithélium cornéen.

XXVII

HYPOPYON. — PATHOGÉNIE ET TRAITEMENT

En clinique, on entend par hypopyon la collection de pus dans la chambre antérieure. Le plus ordinairement, cette suppuration succède à des ulcères infectieux de la cornée, d'où le nom de kératitis-hypopyon proposé par

Semich, mais il est des cas dont je vous citerai des exemples, où l'épanchement de pus se fait d'emblée dans l'œil, indépendamment de toute lésion cornéenne ; il en est de cette dernière variété, qui sont récidivants ; dès lors la question se pose de suite, de savoir si le pus provient, comme on l'a cru longtemps, de la cornée infiltrée elle-même, ou bien des parties vasculaires profondes, iris et procès ciliaires. Pour résoudre cette importante question de pathogénie, touchant à un sujet plus général encore, celui de l'ophtalmie neuro-paralytique par lésion du trijumeau, force nous est d'envisager les ulcères cornéens qui sont le plus souvent le prélude de cette affection, puis les résultats expérimentaux et même chirurgicaux concernant les lésions de la cinquième paire.

Les ulcères à hypopyon, dits encore *serpigineux* (ulcus serpens), succèdent à une infection de la cornée, le plus ordinairement après piqûre ou même simple éraflure de son épithélium ; on les provoque d'ailleurs expérimentalement en inoculant divers microbes entre les lames de la cornée chez les animaux. L'origine des microbes doit être recherchée du côté du sac lacrymal, particulièrement, chez les ozéneux, des culs-de-sac et, plus souvent qu'on ne le croit, des bords libres des paupières qui, au niveau de l'embouchure des glandes à sébum, hébergent, même chez les individus sains, des microbes pathogènes (*Staphylococcus albus*, *aureus*, etc.). Du reste, les variétés rencontrées jusqu'ici sur les ulcères cornéens tendent à se multiplier. En dehors du staphylocoque, on peut signaler le pneumocoque (Axenfeld et Uhthoff), les bacilles de Lœwenberg et de Vedova, signalés chez les ozéneux et très voisins du pneumocoque ; le streptocoque, surtout lorsqu'il s'associe à d'autres microbes, tels que le bacille de la diphtérie, le gonocoque, un petit bacille fin qui détermine la conjonctivite avec taches hémorragiques, et jusqu'au coli-bacille. Il va de soi qu'en dehors du germe il faut toujours tenir compte de l'état du sujet, et voilà pourquoi, chez les vieillards et les cachectiques, l'ulcère revêt une forme particulièrement grave et se complique d'hypopyon.

Lorsqu'on étudie anatomiquement la lésion suppurative de la cornée, on peut se convaincre que le stroma de cette membrane est infiltré de pus caséeux, incapable de se déverser dans la chambre antérieure, sans compter que la membrane élastique de Descemet résiste très longtemps à la destruction, et que la chambre antérieure peut être remplie d'une abondante quantité de pus sans qu'il y ait aucune perforation. On peut dès lors affirmer que si l'hypopyon est une complication de la suppuration cornéenne, du moins il n'en dérive pas directement. Les expériences de Leber, consignées dans son traité sur l'inflammation, prouvent du reste que la pénétration des microbes eux-mêmes dans la chambre antérieure n'est pas nécessaire, et, pour qu'il y ait suppuration, il suffirait de la simple filtration de leurs toxines. Je crois qu'on peut aller plus loin et admettre que, chez les sujets dyscrasiés, tout traumatisme de l'œil, fût-il une simple contusion sans plaie, peut entraîner de l'hypopyon par endo-infection.

De toutes ces considérations réunies on devra, je crois, conclure que l'hypopyon consiste en une inflammation suppurative induite de l'iris et des procès ciliaires.

Quoi qu'il en soit, si l'hypopyon réside dans une irido-cyclite purulente septique, on n'a pas pour cela toujours trouvé des microbes dans le pus, tant s'en faut: cela ne prouve rien d'ailleurs, car le micro-organisme, cause efficiente, peut avoir disparu rapidement, pour faire place quelquefois à des agents vulgaires d'infections secondaires, le *Staphylococcus albus*, par exemple. Une preuve de ces faits réside dans une de nos expériences : nous inoculons un lapin au flanc avec une culture de *Bacterium coli*, puis nous irritons aseptiquement la chambre antérieure en y introduisant deux gouttes d'acide acétique, ou mieux lactique : il en résulte un trouble de l'humeur aqueuse par inflammation de l'iris ; l'examen microscopique et bactériologique de ce liquide, fait le surlendemain, démontre la présence du coli-bacille dans la chambre antérieure. Huit jours plus tard, nous examinons à nouveau l'humeur aqueuse, et nous constatons sa substitution par du *Staphylococcus albus* ; plus tard celui-ci disparaît à son tour. Il en résulte qu'il ne faut pas conclure à l'absence de tout microbe dans la genèse de la suppuration, mais on n'est pas certain que celui qu'on rencontre à un moment donné puisse être incriminé.

Pour achever de démontrer l'indépendance des ulcères purulents de la cornée et de l'hypopyon, il suffit de se rappeler qu'il y a de vastes ulcères cor éens, englobant les trois quarts de cette membrane, comme chez la vieille malade que vous venez de voir, sans épanchement purulent, alors que chez d'autres, la moindre éraillure de l'épithélium, et moins encore, suffit pour le provoquer. En voici des exemples :

Un vieux comte normand, grand et d'apparence robuste, vint me consulter un jour, parce qu'il ne pouvait pas trouver, pour lire, de lunettes convenables. A l'examen ophtalmoscopique, je constate des hémorragies rétiniennes bilatérales, dépendant d'une légère albuminurie démontrée par l'examen des urines. Soumis au régime lacté, le malade éprouva une amélioration de sa vision ; un an plus tard, se trouvant dans sa propriété de Gisors, il dut s'exposer au froid de la nuit, à l'occasion de l'incendie d'une de ses meules : dès le lendemain, il survint, sans traumatisme, à son œil droit, de la rougeur, une douleur vive, et, lorsque je fus appelé en consultation, je constatai un hypopyon sans lésion cornéenne ; ici donc c'est une endo-infection qui seule doit être incriminée.

Le second malade était également un vieillard, habitant le Pecq : tirant de sa poche son mouchoir, il fit sauter en l'air une carte de visite qui lui effleura la cornée par un de ses coins ; il en résulta un hypopyon : vu l'insignifiance de la lésion cornéenne, je pensai tout de suite à une cause infectieuse interne, et l'analyse des urines, y démontrant la présence de sucre et d'albumine, confirma ma manière de voir.

Enfin, tout dernièrement, je fus appelé en consultation aux environs de Lille, pour un industriel qui, étant à la chasse, le cigare à la bouche, eut une parcelle de cendre projetée sur la cornée au moment où il tirait un coup de fusil : deux ou trois jours plus tard cet œil rougissait, et un épanchement purulent se formait dans la chambre antérieure, alors que l'épithélium cornéen ne conservait plus aucune trace du léger traumatisme. L'examen des urines montra de la cystite et non seulement un excès d'acide urique, mais en même temps de l'hématurie ; le malade est manifestement goutteux ; ici encore l'origine toxhémique ne peut être mise en doute.

Abandonnant la discussion des ulcères cornéens, j'aborde maintenant ce que l'on appelle « hypopyon par *kératite neuro-paralytique* ». Ce sont les physiologistes Magendie et Cl. Bernard qui, les premiers, signalèrent l'ulcération de la cornée et l'hypopyon comme conséquence de la section du trijumeau dans le crâne ; ils furent suivis dans cette voie par Duval et Laborde (1889). Seul Gley (91) conclut de ses expérienes à l'absence de lésions trophiques après cette section ; telle est également l'opinion de Ferrier (90), de Furner (95) et de Doyen, ces derniers à propos de l'extirpation du ganglion de Gasser.

Ici encore, on a cherché à rattacher directement l'hypopyon aux lésions ulcéreuses de la cornée, mais il existe des faits expérimentaux avérés (Laborde et nous-même) dans lesquels l'hypopyon fut primitif. Je possède un exemple de cet ordre : c'est une dame atteinte depuis un an de paralysie spontanée totale de la cinquième paire droite, et qui, cinq ans auparavant, avait eu une paralysie faciale *à frigore* du même côté. Chez cette malade, je vis évoluer un hypopyon primitif, sans altération de la cornée, que je soumis à Vulpian : des compresses chaudes, la paracentèse de la chambre antérieure et des instillations d'atropine firent disparaître l'épanchement, non sans laisser subsister une occlusion pupillaire qui me conduisit à pratiquer plus tard l'iridectomie optique. Comme la cornée était restée claire, la malade put se servir de cet œil ; l'œil étant entièrement anesthésique ainsi que les paupières, l'opération de l'iridectomie n'éveilla pas la moindre douleur.

A part ces faits déjà anciens, on est aujourd'hui en possession de 94 tentatives d'extirpation du ganglion de Gasser chez l'homme (voir mémoire de Gérard Marchand et H. Herbet : *Résection du ganglion de Gasser dans les névralgies faciales rebelles* [*Revue de chirurgie*, 1897, p. 287]). Dans ces divers cas, on a signalé tantôt des lésions oculaires, tantôt pas ; aussi les avis des opérateurs sont-ils partagés, les uns attribuant au trijumeau un rôle trophique sur l'œil, les autres lui déniant toute influence.

Les adversaires de l'action neuro-paralytique du trijumeau sur les lésions cornéennes et hypopyoniques, parmi lesquels il faut citer Snellen le premier, invoquent pour les expliquer la cessation du clignotement des paupières qui exposerait la cornée à s'enflammer par dessèchement, et prétendent que l'occlusion prolongée de ces voiles suffit à prévenir tout retentissement oculaire. Snellen sutura donc les paupières des lapins en expérience, ou simplement recouvrit l'œil avec le pavillon de l'oreille. Mais, ainsi que le fait observer Gérard Marchand (*loc. cit.*, p. 304, note), si le réflexe palpébral ne se produit pas quand on touche la cornée anesthésiée, il ne s'observe pas moins d'une façon normale, les mouvements de clignotement étant synergiques avec ceux des paupières de l'œil sain. Krause invoque comme cause de dessèchement la diminution de la sécrétion lacrymale, qui se serait produite chez six sur huit de ses opérés d'extirpation du ganglion de Gasser, et qu'il attribue à la blessure du grand nerf pétreux superficiel; mais si l'on veut bien se rappeler que les susdites altérations du globe peuvent se produire alors même qu'on a eu soin d'antiseptiser l'œil préalablement et de clore les paupières, et que, d'autre part, elles font habituellement défaut après ablation de la glande lacrymale et surtout dans la lagophtalmie par paralysie du facial, force nous est d'admettre que l'inocclusion de l'œil y intervient, mais de façon accessoire et, en tout cas, à un degré moindre que l'énervation par section ou lésion du trijumeau; cette lésion elle-même ne suffit pas, puisque aussi bien les animaux que l'homme qui en sont atteints peuvent échapper à l'ophtalmie neuro-paralytique. Je crois donc que toutes ces conditions nocives ont chacune leur part, mais qu'au-dessus d'elles il faut encore ici invoquer l'infection de la cornée et de l'iris par des microbes venus tantôt du dehors, tantôt par la voie sanguine. De là la nécessité d'un traitement préventif antiseptique tant oculaire que général.

Ainsi s'expliquent, je crois, les résultats variables obtenus par les physiologistes et les chirurgiens. J'ajoute que ces données sont en rapport avec tout ce que nous a appris la bactériologie moderne, au sujet de la prédisposition des organes énervés (poumons, reins, membres, etc...) aux infections microbiennes.

Telle est, je pense, la pathogénie complexe de l'hypopyon. Je vais maintenant insister sur son traitement au point de vue ophtalmologique.

Lorsque l'épanchement purulent de la chambre antérieure succède à un ulcère infectieux de la cornée, cas le plus commun, il faut s'adresser à cette membrane pour arrêter les progrès envahissants de l'ulcère ; à cet effet, Semich a proposé de la sectionner, en ayant soin de comprendre dans la section les bords infiltrés et quelque peu surélevés ; cette section a en outre l'avantage d'évacuer le pus contenu dans la chambre antérieure, et comme celui-ci se reproduit, on a soin d'écarter à plusieurs reprises les lèvres de l'incision avec une spatule mousse en argent. Ce traitement compte, j'en conviens, des succès, mais beaucoup de revers aussi, qui tiennent à la marche sans cesse envahissante de l'ulcère dans d'autres sens que celui de la section, caractère propre à tous les ulcères rongeants.

Je crois donc que le meilleur moyen de s'opposer à l'extension du foyer septique, c'est de le cautériser au centre et à la périphérie jusqu'aux confins des parties saines et quelque peu au delà, avec le thermo ou l'électro-cautère, de faire une antisepsie fréquente par des lavages boriqués ou hydrargyriques faibles, et d'appliquer certains topiques antiseptiques, parmi lesquels je donne la préférence à l'iodoforme et au violet de méthyle, qui a la propriété de diffuser.

L'évacuation de la collection purulente s'impose, et, pour la pratiquer, il faut se conformer au précepte de chirurgie générale qui veut que l'ouverture soit faite le plus largement possible et au point le plus déclive de l'abcès : c'est pourquoi je pratique, à la pique ou au couteau de de Græfe, une incision périphérique occupant la partie inférieure du limbe : le pus s'écoule alors en masse, refoulé qu'il est par l'humeur aqueuse, sauf lorsqu'il est fortement fibrineux et qu'il adhère à la face postérieure de la cornée ou antérieure de l'iris : il suffit alors d'introduire dans la chambre antérieure une pince à caillots pour l'extraire en entier.

Il m'est arrivé d'observer, après l'évacuation de tout le contenu de la chambre antérieure, l'apparition brusque d'une nouvelle quantité de pus, provenant cette fois de l'espace rétro-iridien, alors même que le bord supérieur concave de l'hypopion ne dépassait pas le bord inférieur de l'orifice pupillaire. Cela prouve, je crois, que le pus dérive non seulement de l'iris, mais aussi des procès ciliaires, et qu'on peut dès lors donner à l'affection la dénomination plus exacte d'*irido-cyclite purulente hypopyonique*. Cette constatation me conduisit à joindre à l'évacuation du pus un lavage antiseptique intra-oculaire, fait avec une seringue chargée d'une solution de biiodure d'hydrargyre.

Grâce à tous ces moyens combinés, j'ai eu la satisfaction de guérir un nombre respectable d'hypopyons, pourvu que la destruction de la cornée ne fût pas trop avancée, en conservant au malade un œil utile, ainsi qu'en font foi plusieurs thèses sorties de la clinique de l'Hôtel-Dieu.

On pourrait craindre, en procédant ainsi, de provoquer une hernie de l'iris : c'est très rare, car l'iritis purulente ne va pas sans provoquer des synéchies et l'occlusion pupillaire, et, en supposant que cette complication se produise, on en sera quitte pour pratiquer séance tenante une *iridectomie* : elle aura en outre le grand avantage d'ouvrir l'espace rétro-iridien et de faciliter ainsi l'issue du pus qui pourrait se trouver accumulé derrière l'iris. Je n'irai pourtant pas aussi loin que ceux qui la conseillent, après de Græfe, dans tous les cas ; je crains en effet qu'en procédant de la sorte, en pleine purulence, on ne s'expose à voir la nouvelle pupille se fermer, tandis qu'en pratiquant l'iridectomie tardivement, on est sûr d'un bon résultat optique.

Lorsque l'hypopyon n'occupe pas plus du tiers inférieur de la chambre antérieure, on peut espérer obtenir la résorption du pus et éviter ainsi la paracentèse. De tous les moyens proposés, la chaleur humide sous toutes ses formes, douches chaudes, compresses chaudes souvent renouvelées et recouvertes de taffetas gommé, cataplasmes, constituent un moyen vraiment utile. On y associera les lavages et les instillations antiseptiques, sans négliger les mydriatiques qui calment la douleur et luttent contre l'occlusion pupillaire par synéchies. Ce n'est que quand ce traitement se montre inefficace qu'on peut avoir recours aux moyens précédemment indiqués. Dans tous les cas, il ne faut pas, surtout chez les dyscrasiques, négliger le traitement général, toniques et reconstituants, et en cas de diabète, d'albuminurie, de toxhémie quelconque, on aura recours aux médications spéciales. Le calomel, en sa qualité de révulsif et d'antiseptique intestinal, en dehors de son action générale par celle de ses parties absorbée par l'organisme, trouve également ses indications.

XXVIII

INCONVÉNIENTS ET DANGERS DES TAIES DE LA CORNÉE

Vous savez que les taies de la cornée ne constituent pas une entité morbide, mais la terminaison habituelle des altérations inflammatoires ulcéreuses ou traumatiques, qui atteignent si souvent cette membrane.

Depuis l'antiquité on les a distinguées, d'après le plus ou moins de saturation de la tache, de couleur gris perle, en nubécules ou néphélions, albugos ou leucomes, ces derniers étant non seulement les plus opaques, mais les plus indélébiles, car il s'agit alors d'un véritable tissu de cicatrice.

Toutes choses égales, les taies gênent la vision lorsqu'elles ont pour siège le centre de la cornée, qui correspond à l'orifice pupillaire.

Ne croyez pas qu'elles agissent seulement comme un écran opaque interceptant une partie de la lumière incidente; le fait que la lumière est diffusée en passant à travers le néphélion le plus léger, détermine un trouble bien autrement important, en s'opposant à la netteté des images rétiniennes. Ce n'est pas tout : la cornée perd souvent à ce niveau sa courbure normale, soit pour bomber, soit pour s'aplatir, soit surtout pour être comme découpée en facettes, condition qui provoque de l'astigmatisme, tantôt régulier et par cela même corrigible par les verres, tantôt et le plus souvent irrégulier.

Mais les choses ne s'arrêtent pas là, et il est fréquent (dans environ la moitié des cas d'après une statistique de Chauvel [42,7 p. 100] : *Recueil d'ophtalmologie*, 1892, p. 570 et 590) de voir l'altération cornéenne entraîner après elle de la myopie véritable déterminée objectivement, et non apparente, par amblyopie, ainsi que le prétendent beaucoup de classiques.

Chez la malade que nous venons d'examiner, il existe deux néphélions cornéens centraux, celui de l'œil droit bien plus opaque. Elle est myope surtout de ce côté, et cela depuis son bas âge, preuve que les taies, résultant chez elle d'une ophtalmie des nouveau-nés, en sont la cause. Actuellement, l'œil droit est amblyope, du fait d'un synchysis du vitré, dû sans doute à de la choroïdite plastique, et quant au gauche il offre le conus myopique caractéristique.

Pour expliquer cette myopie, les auteurs font intervenir le travail à courte distance chez les individus atteints de taies cornéennes : l'effort accommodatif qui en résulte serait alors l'origine de la myopie. Je ne conteste pas qu'il en puisse être ainsi, surtout si l'on songe que la convergence exagérée intervient à son tour, mais un fait qui n'a pas été mis suffisamment en évidence, c'est que les lésions phlegmasiques de la cornée, et plus généralement du segment antérieur de l'œil, retentissent à n'en pas douter sur la chorio-rétine du pôle postérieur, par une sorte de processus encore mal défini, mais qui n'en est pas moins réel. Il en résulte une choroïdite polaire postérieure, circumpapillaire, maculaire ou encore aréolaire disséminée, qui devient alors la cause prépondérante d'une myopie pathologique souvent progressive.

D'autres complications, pour être plus rares, n'en sont pas moins possibles, strabisme et nystagmus par exemple, cataractes polaires antérieures et postérieures.

Lors de leucome, surtout de celui qui se complique d'adhérence de l'iris, on peut craindre par la suite de voir apparaître un processus glaucomateux dit symptomatique, qui finit par compromettre la vision, si l'on n'intervient pas à temps. De plus, ces leucomes se laissent facilement pénétrer par des microbes ou des toxines qui, à un moment donné, à propos d'une cause banale, refroidissement, grain de poussière dans l'œil, chaleur vive des fourneaux, etc., peuvent provoquer un hypopyon et une panophtalmie destructive, comme dans le cas d'une jeune femme de trente ans, plieuse du journal *le Figaro*, qui se présenta à nous avec une panophtalmie, alors que sa taie cornéenne remontait à l'enfance, sans avoir provoqué jusque-là le moindre accident.

D'une façon générale, les taies, même légères, constituent pour l'œil, en permanence, un lieu de moindre résistance : aussi ne sauait-on s'en désintéresser et doit-on mettre tout en œuvre pour les faire disparaître. Abandonnés à eux-mêmes, les néphélions peuvent à tout instant déterminer pour le moins des sortes de *kératites réchauffées*, de façon à perpétuer toute la vie l'état pathologique de l'œil.

De tout temps on a donc institué un traitement dit éclaircissant, au moyen de collyres, de pommades et de poudres dont le sucre candi, le calomel, le bioxyde d'hydrargyre, l'iodure de potassium, le sulfate de soude et autres agents chimiques ont fait les frais. Ces moyens sont toujours d'un usage courant; il faut leur associer l'action de la chaleur humide (douches ou compresses) et parfois le courant électrique et le massage de l'œil.

Lors de néphélions ou d'albugos indélébiles, on améliore très sensiblement l'acuité visuelle en tatouant la tache avec l'encre de Chine ; de la sorte on supprime la gêne très grande qui tient à la diffusion de la lumière. Voilà pourquoi les taies très saturées sont à cet égard moins préjudiciables que de simples néphélions.

La correction par les verres est indispensable contre la myopie, l'astigmatisme, l'hypermétropie, ce qui nécessite l'examen à l'ophtalmomètre, la skéascopie, lorsqu'elle est possible et la détermination par les verres. La fente sténopéique, avec adjonction d'un cylindre, convient particulièrement, lors d'astigmatisme irrégulier. Lorsque le centre est occupé par une taie opaque, ou rendue telle par tatouage, une iridectomie optique nécessairement étroite peut aussi rendre de réels services, si l'on choisit comme emplacement l'un des méridiens inférieurs les moins incorrects : cette opération sera également indiquée, ainsi que l'usage des myotiques, s'il survient une complication glaucomateuse, surtout à craindre lors de leucomes adhérents.

Pour prévenir des rechutes de kératite, des précautions hygiéniques locales sont toujours nécessaires ; on s'attachera à maintenir l'œil propre par des lotions antiseptiques ; on le garantira contre l'action du froid, de la lumière vive et des poussières, par le port de verres protecteurs ; dans le même ordre d'idées il faut proscrire les boissons alcooliques et tout ce qui peut provoquer des congestions du côté des yeux.

XXIX

KÉRATITE D'HUTCHINSON

Hutchinson a eu le grand mérite d'ériger en entité morbide la kératite dont il va être question; il en a tracé la symptomatologie de main de maître et a démontré que la syphilis héréditaire en était l'origine et la cause habituelle; c'est pourquoi cette affection a été désignée couramment depuis sous le nom de kératite hérédo-syphilitique, terme que je n'accepte qu'en partie, et sous certaines réserves. Avant d'entrer dans la discussion de cette pathogénie, permettez-moi de vous énumérer les caractères classiques de cette maladie.

Les sujets qui en sont atteints, à des exceptions près, offrent le type de dégénérés : taille peu développée, jambes plus ou moins torses, comme dans le rachitisme, avec ou sans nodosités des épiphyses ; hydarthrose chronique du genou souvent observée, peau terreuse, face bouffie en même temps que ridée, particulièrement au niveau du menton, des lèvres et du front; dents incisives petites, cuspidées avec encoches en V ou W au niveau de la couronne; souvent aussi un sillon ou collet sépare la dent en deux portions, l'une marginale, petite, jaunâtre, s'effritant facilement, l'autre radiculaire ayant l'apparence de l'émail normal. Le palais est profond, étroit, ogival; le voile, la luette et le pharynx rouges, comme œdématiés; parfois on trouve une perforation palatine ou l'adhérence des piliers avec la paroi postérieure du pharynx, par une cicatrice qui témoigne d'anciennes ulcérations pharyngées guéries. La surdité n'est pas rare, et tient soit à une inflammation chronique de la trompe et de la caisse, soit à la sclérose du tympan, composé, comme la cornée, d'un stroma élastique central limité de chaque côté par une couche épithéliale.

Mais les lésions vraiment caractéristiques sont celles de la cornée : cette membrane s'opacifie en plein stroma et de la périphérie vers le centre, au point de revêtir parfois l'aspect porcelanique ; l'épithélium est bien conservé, au moins à la première période. Plus tard, deux réseaux vasculaires fins, de nouvelle formation, l'un supérieur, l'autre inférieur, envahissent le stroma au point d'en recouvrir toute l'étendue ; enfin à une troisième période, cette vascularisation anormale se dissipe en sens inverse, du centre à la périphérie, en même temps que la cornée recouvre en totalité ou en partie sa transparence ; ce n'est que dans des cas particulièrement graves ou non traités que des portions de cette membrane restent à jamais opaques et sclérosées. La conjonctive et l'episclère s'injectent nécessairement ; la photophobie existe, bien que modérée, et il y a peu de douleurs oculaires et circum-orbitaires, au moins d'une façon générale.

La marche de l'affection est longue, et il y a toujours lieu de craindre des récidives au bout d'une ou plusieurs années, avec cette particularité qu'alors la cornée, en apparence transparente, conserve de légères macules disséminées dans son stroma, ainsi que de très fins vaisseaux, visibles seulement lorsqu'on les examine avec l'ophtalmoscope muni d'une loupe oculaire de 18 à 22 dioptries.

Cette maladie n'est qu'exceptionnellement congénitale, auquel cas elle est liée à un certain degré d'hydrophtalmie et une élévation du tonus, état appelé pour cette raison glaucome infantile. La kératite d'Hutchinson apparaît, en somme, pendant la seconde enfance et l'adolescence, jusqu'à vingt-vingt-cinq ans, et, chose curieuse, sans que, jusque-là, se soit nécessairement manifesté aucun symptôme de syphilis héréditaire, roséole, plaques muqueuses, dermatoses, gommes, etc. Le sexe féminin présente une certaine prédominance. Les commémoratifs familiaux sont : une assez forte mortalité en bas âge chez les enfants, des avortements, précoces d'abord, puis de plus en plus tardifs à mesure que le nombre des naissances se multiplie. Pour les parents, il en est de très manifestement syphilitiques, mais, à moins de parti pris, on n'arrive à démontrer cette tare que dans les deux tiers des cas, l'autre tiers restant à partager entre la strumo-tuberculose et d'autres dyscrasies, goutte héréditaire par exemple, encore insuffisamment définies.

Il y a près de trente ans que j'ai cru devoir protester contre ceux qui ne voient à la kératite parenchymateuse qu'une étiologie unique, la syphilis. Déjà, avant moi, Förster et Mooren avaient émis des idées analogues. Ce qui m'inspira une juste réserve, c'est qu'il existe des sujets de grande taille, parfaitement constitués en apparence, avec denture irréprochable, et qui n'en sont pas moins victimes de cette affection entre quinze et vingt-cinq ans; à côté d'eux, il en est qui offrent tout le type hutchinsonien, y compris la denture, et chez lesquels la kératite fait défaut. Des observations et des moulages que j'ai reproduits à l'époque, à la Société de chirurgie de Paris, témoignent de ces contrastes. J'avais fait également valoir combien la cornée est un terrain réfractaire à la syphilis acquise, alors que l'iris et la chorio-rétine constituent son siège de prédilection ; dès lors on ne saurait comprendre une pareille infraction à la règle générale, qui veut que la syphilis héréditaire revête le même mode d'évolution et les mêmes *localisations*; elle devrait donc s'attaquer beaucoup moins à la cornée qu'au tractus uvéal. Comment se fait-il, d'ailleurs, que la kératite apparaisse presque invariablement bien des années après la naissance, alors que les autres accidents, même tertiaires (gommes viscérales et affections du système nerveux), se montrent souvent dans les premières semaines ou les premiers mois?

Il n'est pas jusqu'au traitement qui, d'après Hutchinson lui-même, n'établisse une différence, fondée sur la supériorité fréquente de l'iodure de potassium par rapport au mercure, au moins en ce qui concerne l'éclaircissement de la cornée, détail thérapeutique qui me semble assez généralement méconnu.

Pour concilier l'ensemble des faits cliniques, j'avais donc émis cette idée que la kératite en question constituait non une *manifestation directe* de la syphilis, mais une inflammation résultant du mauvais état du sujet, qui naît hypotrophique ou à l'état de marasme, d'où le nom de *cachectique*, que j'avais donné à cette lésion. J'ajoutais que, de toutes les causes qui tendent à tuer le germe, la syphilis tient la première place : c'est donc à tort qu'on m'avait accusé de nier l'origine syphilitique de cette kératite. Mes idées n'ont pas trouvé au début beaucoup d'écho, sans doute parce qu'en pathologie beaucoup sont simplicistes, et n'aiment pas à tenir compte des restrictions; mais, comme la vérité finit toujours par triompher, on est arrivé à admettre aujourd'hui la doctrine d'après laquelle la kératite d'Hutchinson constitue une manifestation indirecte de la syphilis, et reconnaît également d'autres causes d'infection, tuberculose, goutte, voire des causes d'intoxication, alcoolisme, diabète, etc.

Ce qui assure, du reste, ce revirement, c'est que non

seulement des ophtalmologistes, mais des syphiligraphes éminents, le professeur Fournier en tête, proclament, statistiques en main, la vérité de cette doctrine. Pour ce dernier, la kératite d'Hutchinson est une manifestation purement *dyscrasique*, terme très voisin de celui de cachectique dont je m'étais servi, et comme telle, rentrant dans les manifestations para-syphilitiques, au même titre que le tabes et la paralysie générale, par exemple.

Comme consécration de notre manière de voir, il importe de signaler des faits rapportés au dernier Congrès de syphiligraphie (1897), d'individus ayant eu la kératite avec le type classique d'Hutchinson, et qui *n'en ont pas moins contracté la syphilis*, fait significatif, étant donnée l'absence ou du moins l'extrême rareté des réinfections syphilitiques.

On a dit et écrit qu'il est des types graves de kératite parenchymateuse diffuse, réfractaires à tout traitement et entraînant après eux la sclérose avec opacification indélébile de la cornée, et perte de la vision distincte pour le malade. Je puis vous affirmer qu'il ne m'a pas été donné jusqu'ici de rencontrer de cas où, après un traitement prolongé de six à dix-huit mois, je ne sois parvenu à rendre à la cornée sa transparence, et je pense que si vous voulez bien vous conformer aux moyens que je vais vous exposer, vous arriverez au même résultat.

Je débute toujours par les injections huileuses intramusculaires de biiodure d'hydrargyre contenant chacune 4 milligrammes : on en fait une tous les jours ou deux tous les deux jours, jusqu'à la somme totale de 30 à 40; après un repos de quinze jours, pour donner au mercure le temps de s'éliminer, j'administre, pendant six semaines à deux mois, de 2 à 4 grammes d'iodure de potassium par jour : nouveau repos de deux semaines, nouvelle série de 20 à 30 injections huileuses, et je répète ainsi le traitement pendant six mois et au delà, s'il le faut. Conjointement, compresses chaudes enveloppées sur l'œil, douches de vapeur sur l'œil recouvert de linges, de dix minutes à un quart d'heure de durée, instillations journalières de collyre d'atropine pour calmer la douleur et prévenir des synéchies iriennes possibles. A la fin, alors que la vascularisation a complètement disparu, application de pommade hydrargyrique, avec ou sans massage léger du globe, pour résorber les reliquats d'opacité cornéenne; le régime tonique et réparateur est évidemment de rigueur.

Le traitement ainsi combiné vient à bout de la kératite, que celle-ci soit d'origine syphilitique, tuberculeuse, ou qu'elle tienne à toute autre dyscrasie. En voici un exemple dont vous avez été témoins : c'est une fillette de quatorze ans, à type hutchinsonien classique, entrée à l'Hôtel-Dieu, le 9 février 1897, salle Sainte-Agnès. Son histoire personnelle et familiale exclut nettement toute tare syphilitique ; par contre, quatre enfants sur dix sont morts en bas âge de méningite ; jamais sa mère n'a eu de fausse couche ; elle-même a eu une tumeur blanche du genou droit, soignée à l'hôpital Trousseau et terminée par ankylose : on voit encore sur ce genou des cicatrices de pointes de feu ; on retrouve aussi dans ses antécédents un abcès froid de l'aisselle droite, et un autre de la région sus-hyoïdienne. Son ouïe est affaiblie du côté droit depuis un an, et, en examinant cette oreille, on constate de la suppuration du conduit auditif; rien de notable du côté des poumons. Les deux yeux sont le siège d'une infiltration cornéenne profonde avec vascularisation, photophobie intense, sans qu'on puisse dire s'il y a de l'iritis, à cause de l'opacité des cornées : ils distinguent la lumière, mais ne peuvent compter les doigts.

Pour nous, il s'agit manifestement ici du type strumo-tuberculeux, et, comme le mercure est tout autant indiqué dans ces cas que lors de syphilis, la malade est soumise aux injections de biiodure, sans négliger le traitement local précédemment indiqué. Le 6 mars, l'amélioration est tellement prononcée que les cornées, redevenues en grande partie transparentes, laissent apercevoir les pupilles nettes et très dilatées, parce qu'il n'existe pas de complications iritiques. Le 30 mars, toute injection disparaît ; plus de larmoiement, plus de photophobie ; seul, le centre des cornées conserve encore de l'opacité ; l'ouïe est également améliorée. Le 8 avril, l'œil droit a une acuité visuelle de 1/20, le gauche de 1/30 : la petite malade, pouvant se conduire librement, quitte l'hôpital. Revue le 15 mai, alors qu'elle avait cessé tout traitement ; les cornées sont devenues presque complètement claires, sauf le sommet de la gauche : V = 1/8 facilement, à droite, 1/10 à peine à gauche. Le 30 juin, même état.

Ce qu'il y a eu de très remarquable dans ce cas, c'est que cette petite fille, au teint absolument terreux, a repris des forces et des couleurs, grâce aux injections hydrargyriques et que, lorsqu'elle a quitté l'hôpital, son état général était complètement transformé.

Dans un deuxième cas, d'origine aussi nettement scrofuleuse, la guérison a été obtenue, au lieu de mercure, par l'administration d'iodoforme à la dose de 30 centigrammes par jour. Voici un résumé de cette observation, décrite tout au long dans la thèse de mon élève Desvaux (thèse Paris, 1898, p. 92).

Fille de quatorze ans, entrée à l'Hôtel-Dieu le 5 avril

1897. Père bien portant, mère aussi; celle-ci a eu six enfants et deux fausses couches. Sur les six enfants, quatre sont morts, l'un à vingt mois, de méningite, l'autre à neuf mois de convulsions, ainsi que le troisième et le quatrième. Notre malade est la quatrième de la famille, après les deux fausses couches ; elle n'est pas encore réglée ; elle n'a ni nodosités aux jambes, ni incurvation des tibias. A la région sous-maxillaire, surtout du côté droit, ganglions indurés, ainsi que dans l'aine droite. Respiration un peu faible aux deux sommets ; rien au cœur. Constitution faible, pâle, profondément anémique.

La malade offrait à son entrée deux kératites parenchymateuses diffuses, avec vascularisation intense des deux cornées, empêchant d'apercevoir l'iris. C'est trois mois avant, que l'œil gauche avait été pris le premier, et le droit trois semaines après. Un traitement institué ailleurs par des instillations d'atropine, des frictions d'onguent napolitain et six sangsues à la tempe n'ayant produit aucun amendement, la malade se décida à entrer à l'Hôtel-Dieu. Pendant les dix premiers jours de son séjour, on se contenta d'instillations répétées d'atropine et de violet de méthyle, de compresses chaudes avec douches de vapeur. Dix jours plus tard, voyant que les cornées ne se modifiaient pas, je lui prescrivis de l'iodoforme en cachets, à la dose de 30 centigrammes par jour, avec le double de café pulvérisé. Dix jours de ce traitement suffirent pour faire disparaître la photophobie et la vascularisation cornéenne. L'opacité blanc grisâtre parenchymateuse offrait alors cela de particulier, qu'elle était parsemée de petits foyers blanc jaunâtre, rappelant l'aspect des granulations tuberculeuses. Pupilles largement dilatées par l'atropine, tension des deux yeux normale. Au bout de deux mois de traitement, les cornées, surtout celle de droite, étant suffisamment éclaircies, on détermine l'acuité visuelle, qui mesure 1/6 à droite et 1/4 à gauche ; deux jours après, elle quitte l'hôpital en pleine voie de guérison. J'ajoute en terminant qu'à son entrée à l'hôpital, la fillette était pâle et comme cachectisée ; à sa sortie, elle avait pris le teint rosé et de l'embonpoint. En tout temps, chez elle, les dents sont restées excellentes, ainsi que les oreilles, et le facies décrit par Hutchinson a fait défaut.

Dans les cas, relativement très rares, publiés jusqu'ici et concernant la kératite parenchymateuse syphilitique acquise, il est à noter que l'affection a débuté le plus ordinairement par de l'iritis syphilitique, l'infiltration cornéenne étant alors secondaire : il y a lieu, dès lors, de se demander si, dans la kératite héréditaire de même ordre, le tractus uvéal est intéressé. Si je m'en rapporte aux faits nombreux qui ont passé sous mes yeux, à l'hôpital et en ville, je puis affirmer que, le plus ordinairement ici, la kératite apparaît comme lésion initiale, et que les complications iritiques n'interviennent que dans le quart ou le cinquième des cas environ. En ce qui concerne la choroïde en particulier, on ne pourrait guère reconnaître sa participation qu'après un examen pratiqué alors que les cornées se sont éclaircies. D'après un travail récent de V. Hippel (*Græf's Archives*, 1896), il semblerait que des plaques choroïdiennes situées vers l'ora serrata fussent assez communes, mais c'est là un point qui appelle de nouvelles observations.

XXX

CONSIDÉRATIONS SUR LE KÉRATOCONE

Je viens de vous présenter à la polyclinique une femme de trente-huit ans, employée à l'Imprimerie nationale, d'aspect cachectique, à nez aplati, ozéneux : il y a trois ans, cette femme s'est aperçue que sa vue baissait graduellement ; elle ajoute d'ailleurs que la vision a toujours été défectueuse, car, pendant son travail, ses yeux larmoient et se troublent.

Elle est atteinte de l'affection désignée sous le nom de *kératocone* ou *cornée conique*; c'est là une singulière maladie : une cornée saine ou du moins telle en apparence, pointe graduellement en son centre, pour prendre peu à peu la forme en pain de sucre; il en résulte une myopie considérable compliquée d'astigmatisme irrégulier à peu près réfractaire à tous les verres; tout cela s'accomplit sans trace d'inflammation ni de douleur. La cornée se déforme, devient bosselée, rachitique; la tension intra-oculaire provoque sa projection en avant ; la lésion est limitée au sommet de la membrane et c'est lui qui s'effondre: une telle affection, dépourvue de toute hypérémie, ne peut trouver place dans le cadre des kératites communes.

Ce n'est pas à vrai dire un cône, mais une hyberbole que représente la forme de la cornée. Par un examen très oblique à l'éclairage latéral rasant la surface cornéenne, vous constatez que la partie malade n'est pas transparente, mais opalescente dès le début; elle peut même arriver à constituer une taie : est-ce là le fait de la pression intra-oculaire ou d'une véritable infiltration, c'est ce qu'il serait difficile de dire.

Si vous pressez sur ce dôme central, avec une spatule en écaille par exemple, vous voyez qu'il se déprime avec la plus grande facilité ; la minceur de la partie lésée peut être telle qu'elle ne dépasse pas l'épaisseur d'une feuille de papier à cigarettes.

C'est une maladie que l'on observe de quinze à trente ans, à trente-huit ans, par exception, chez notre malade : elle est donc l'apanage de la deuxième enfance et de la jeunesse. On ne l'a pas rencontrée jusqu'ici sur des enfants en bas âge ; cependant, pour certains auteurs, elle tiendrait à une dystrophie cornéenne congénitale : ce qui n'est pas douteux, c'est que beaucoup de ces malades se plaignent d'avoir été antérieurement myopes ; la myopie est fréquente à l'origine du kératocone. C'est du moins une affection en rapport avec l'*évolution*. Dans certains cas, elle passe d'une génération à l'autre ; elle est héréditaire ; c'est rare, mais ce qui l'est moins c'est de voir deux ou plusieurs enfants atteints dans la même famille. De là à rechercher cette cause toujours invoquée de la syphilis congénitale, il n'ya qu'un pas ; je n'y crois pas, pour ma part, car le plus souvent il est impossible de déceler le plus léger stigmate syphilitique. De plus, la maladie est plus fréquente chez la femme ; or la syphilis héréditaire n'a pas de prédilection de sexe ; il faut donc se garder de trop généraliser les méfaits de la tare familiale. On ne trouve pas grand'chose comme stigmates rachitiques ; il est donc difficile de faire de cette affection une lésion concomitante de celles qui peuvent accompagner le développement du système osseux et dentaire.

Tel est le kératocone primitif, mais il existe une autre forme de la même maladie. C'est un enfant qui a eu une kératite phlycténulaire ayant laissé à sa suite un albugo : au moment de la puberté se développe au même point un kératocone ; le malade interrogé vous apprend qu'il a eu des ophtalmies. Un caractère important de différenciation, c'est que, tandis que dans la forme spontanée la lésion est toujours centrale, ici, elle peut être centrale, sans doute, suivant le caprice de l'ulcération originelle, mais elle est le plus souvent paracentrale. De plus, le kératocone spontané est bilatéral, l'acquis n'atteint qu'un seul œil, ou, tout au moins, il n'y a pas de symétrie absolue entre les deux côtés.

La pathogénie de l'affection reste donc très obscure : on ne peut invoquer ni le rachitisme ni la syphilis ; voyons si l'anatomie pathologique est susceptible de nous éclairer.

La partie centrale, la seule malade, extrêmement amincie, serait infiltrée de cellules lymphoïdes déterminant l'opacité : c'est le propre de toutes les taies de la cornée. Un point intéressant est l'étude de l'épithélium antérieur et de l'endothélium de Descemet. Lorsque, sur un lapin, vous détruisez ce dernier en un point, vous voyez la cornée s'infiltrer exactement au point touché ; si vous dessinez avec l'instrument vulnérant une croix, un triangle, l'infiltration reproduit fidèlement votre dessin, et, chose curieuse, ne s'étend pas au delà. C'est un mode pathogénique analogue qu'on a adopté pour la maladie qui nous occupe, lorsque Leber nous eut appris qu'on pouvait produire la lésion en introduisant un petit crochet dans la chambre antérieure et grattant l'endothélium postérieur : chez le lapin on détermine ainsi un kératocone expérimental : le fait a été récemment constaté à nouveau par Routier. Il y a donc lieu de supposer que le kératocone est dû à une lésion localisée de la membrane de Descemet ; quant à l'épithélium antérieur, il reste intact.

Nous pouvons donc produire un kératocone expérimental, seulement il guérit, et la lésion disparaît par reproduction des cellules détruites. Or chez l'homme, c'est une maladie à marche essentiellement progressive, et très difficile à enrayer : le microscope ne permettant de constater aucune lésion endothéliale, nous sommes, en résumé, peu avancés au point de vue pathogénique.

C'est, vous ai-je dit, une affection à tendance progressive pendant toute la vie ; elle peut s'arrêter quelque temps pour reprendre plus tard ; une dame soignée d'un kératocone par Desmarres père, avant son mariage, vit sa maladie rester stationnaire jusqu'à soixante ans ; à ce moment elle vint me trouver, car la lésion avait repris sa marche et s'aggravait : ce sont là faits qui démontrent l'utilité d'un traitement longtemps continué.

Un autre mode possible d'évolution, c'est la rupture ; il se fait un jet d'humeur aqueuse, et la guérison spontanée peut en être la conséquence : cette cure naturelle a inspiré un mode de traitement que nous reverrons tout à l'heure.

Dans les premiers temps où cette singulière maladie fut connue, elle fut considérée comme une simple myopie excessive ; sa seule particularité était de ne pouvoir être corrigée par les verres. Mais le malade est en outre un singulier myope : il ne regarde jamais un objet en face ; il ferme un de ses yeux, baisse la tête et examine l'objet de très près, par côté : ce seul aspect vous fait soupçonner la maladie ; l'aspect saillant de la cornée, réfléchissant vivement toutes les lumières, parfait le diagnostic.

Il n'est d'ailleurs plus permis aujourd'hui, avec

l'ophtalmoscope, de méconnaître le kératocone. Vous vous servirez d'abord du miroir sans lentille ; projetez alors la lumière sur l'œil malade, et imprimez au miroir un léger mouvement de rotation sur son axe : vous voyez alors se former sur la cornée une série d'ombres et de lumières revêtant la forme d'une rose des vents ayant la lésion pour centre : ce centre vous paraît sombre. Si alors vous voulez procéder à l'examen ophtalmoscopique avec la loupe, pour examiner le fond de l'œil, vous voyez très mal, trouble ; les secteurs lumineux de la cornée sont seuls éclairés. Vous procédez ensuite à l'éclairage latéral, et le diagnostic est au complet. Ces phénomènes lumineux furent observés d'abord par Bowmann ; quand Quiniet eut inventé la skéascopie, il lui donna le nom de kératoscopie, mauvaise dénomination, car la cornée n'intervient en rien dans leur production.

Telle est cette affection ; plus accentuée généralement d'un côté, elle gagne progressivement l'œil opposé : c'est le cas chez notre malade.

Voyant que la correction par les verres était impossible, et sachant qu'il s'agissait là d'un milieu singulièrement hyperbolique, les physiciens ont songé à corriger la forme de la cornée. En Angleterre, Herschell proposa des coques en verre ayant la forme d'une cornée normale et appliquées directement sur l'œil pathologique ; puis on construisit des appareils en gélatine : l'œil se révolte très rapidement. Sans connaître les travaux d'Herschell, un jeune Allemand, Fick, construisit des verres dits *verres d'approche* ; presque au même moment la même idée vint à un de mes élèves, Kalt : grâce à ces moyens le malade pouvait lire et écrire, mais au bout d'une heure au plus il ne supportait plus les coques qu'il fallait enlever. Schültzer est parvenu à les rendre moins irritantes en en perfectionnant la taille, sans grand résultat : on n'y peut donc avoir qu'une médiocre confiance. Lorsque la lésion n'est pas trop avancée, et qu'un méridien est moins atteint, on peut obtenir quelque amélioration en plaçant devant lui une fente sténopéique avec cylindre concave approprié : malheureusement, dans un même méridien, la réfraction varie du centre à la circonférence dans des proportions considérables. Des verres hyperboloïdes, d'autres obtenus en coupant un tronc de cône dans le sens de son axe, n'ont guère donné de meilleurs résultats.

Il fallait donc faire autre chose ; c'est Sichel père qui l'a tenté le premier. Il a touché, à diverses reprises, la partie centrale avec la pointe d'un crayon de nitrate d'argent. De Græfe a commencé par enlever au bistouri un copeau de cornée, puis il a pratiqué des cautérisations jusqu'à établissement d'une fistule permettant l'écoulement de l'humeur aqueuse ; consécutivement, il établissait sur l'œil une pression continue.

J'ai entendu Trélat parler de guérison à la suite de cautérisations de la périphérie de la cornée ; j'avoue n'en pas comprendre la raison, puisque cette partie est saine, et que d'ailleurs le malade s'en sert pour regarder.

Aujourd'hui, nous avons simplifié le traitement. D'emblée, au thermocautère, nous piquons la partie centrale jusqu'à ce que l'humeur aqueuse s'écoule : nous diminuons ainsi la tension et favorisons du même coup la production d'un tissu dense et rétractile.

En Angleterre, Bader a proposé de tailler un lambeau semi-lunaire qu'on enlève : c'est une opération complexe, exposant à l'enclavement de l'iris et à l'infection de l'œil : je l'ai pratiquée dans un cas sans succès.

L'iridectomie a été faite aussi ; elle doit être latérale, pour utiliser tout un côté d'un méridien.

La multiplicité des moyens mis en œuvre nous montre combien il est difficile de triompher de la maladie. Si vous tenez à intervenir opératoirement, faites l'ignipuncture. Mais vous pouvez aboutir parfois sans opération ; dans tous les cas il est un moyen par lequel vous devez commencer vos tentatives thérapeutiques, c'est l'emploi des myotiques, pilocarpine et ésérine, avec une compression méthodique longtemps prolongée. Ce traitement doit être continué pendant une longue période, variant de six à dix-huit mois : c'est celui que nous allons mettre en œuvre sur notre malade.

La malade, revue trois mois et demi après, était en bonne voie de guérison, et continuait l'usage de la pilocarpine.

SCLÉROTIQUE

XXXI

STAPHYLOME SCLÉROTICAL TRAUMATIQUE

Je désire vous entretenir d'un malade fort intéressant, qui s'est présenté tout à l'heure devant vous à la consultation. C'est un jeune homme de vingt et un ans, bien constitué et vigoureux, sans autre antécédent pathologique qu'une variole en bas âge. Pas d'antécédents oculaires. Au mois d'avril 1896, il y a par conséquent neuf mois, au régiment, jouant avec un de ses camarades, il reçut sur l'œil droit un violent coup de bâton, lancé d'une distance de 10 mètres environ : ce serait le plat du bâton et non la pointe, qui aurait atteint l'œil. Il resta sans connaissance pendant une heure; donc il eut en même temps des phénomènes de commotion cérébrale, eut une hémorragie, par plaie du sourcil, et, trois jours après, un médecin militaire constata sur le segment supérieur du globe, au-dessus de la cornée, l'apparition d'une bosselure noirâtre, qu'il ponctionna. Les maux de tête violents disparurent, et, un mois après l'accident, tout semblait rentré dans l'ordre et il put reprendre son service. C'est alors que le malade vint ici consulter pour la première fois : il fut traité par les myotiques, des pansements antiseptiques et la compression. Vers le 15 décembre, pour la première fois, l'œil devint rouge et douloureux. Le malade est revu le 4 janvier, subit le

8 janvier une première sclérotomie, sans résultat, puis une deuxième et une troisième le 9 et le 13 janvier. Les douleurs persistent, bien que l'œil ait une consistance normale : les sclérotomies ont été pratiquées en plein staphylome et, à chaque fois, la tumeur s'est affaissée, par suite de l'écoulement d'humeur aqueuse. En examinant l'œil, on constate à sa partie supérieure une saillie noirâtre, truffée, ardoisée ; le diamètre transversal de cette production est de 15 millimètres, son diamètre longitudinal de 9 à 10 millimètres ; à côté d'elle, on trouve une seconde hernie plus petite, ou plutôt un amincissement très marqué de la sclérotique, V=1/20. La cornée présente en bas une cicatrice linéaire très nette, consécutive au traumatisme ; enfin on remarque une cicatrice au niveau de la partie inféro-externe du sourcil. Ajoutons que le malade n'a eu ni épistaxis ni otorrhagie. Le demi-cercle irien inférieur est intact et se termine nettement au niveau de l'orifice pupillaire : le segment supérieur de l'iris a disparu ; en outre, au niveau des deux bords latéraux de la circonférence pupillaire, on constate la présence de deux cordes verticales légèrement plissées et semblant tirer sur la moitié inférieure de l'iris ; cette membrane étant absente dans la moitié supérieure, il en résulte un orifice large constitué en bas par le contour inférieur de la pupille, sur les côtés par les deux cordes verticales signalées, et libre en haut, revêtant dans son ensemble la forme d'un U. Nous devons donc nous demander d'abord si l'iris est refoulé dans ce colobome : c'est la règle générale, et, en l'absence de commémoratifs, il y aurait lieu de distinguer cette production traumatique d'une perte de substance due à une iridectomie ; en effet ce colobome rappelle exactement la forme d'une pupille iridectomisée ;

seules les bandelettes latérales plissées ont un aspect assez caractéristique : elles sont dues aux fibres sphinctériennes tiraillées vers en haut et se prolongeant sur la partie irienne cachée, où elles se perdent.

Le diagnostic n'est pas douteux : il s'agit d'une rupture par contusion de la sclérotique.Quel que soit le point d'application du traumatisme, ces ruptures siègent toujours sur la demi-circonférence supérieure : or ici le point d'application a été sur le segment inférieur; il s'agit donc d'une rupture par contre-coup : on a cherché à expliquer mathématiquement ces phénomènes, en leur appliquant même la démonstration géométrique par le parallélogramme des forces; quoi qu'il en soit, les faits cliniques sont établis. En haut, cette rupture côtoie la cornée et entame ce que l'on désigne sous le nom de limbe scléro-cornéen, dans la partie sclérale seulement, c'est-à-dire immédiatement en arrière de la base de l'iris, en pleine sclérotique. De face, l'aspect est le suivant : la cornée est intacte, complète; immédiatement en arrière de son bord supérieur, est un liséré opaque, sorte de ligne laiteuse correspondant à la base de l'iris : c'est en arrière de ce liséré que commence le staphylome noir; en arrière de lui la sclérotique reparaît avec sa couleur normale.

Si c'est là le siège de prédilection de semblables productions, c'est que cette partie de la sclérotique est la plus mince : en précisant davantage, on peut dire que la rupture se fait au niveau du canal de Schlemm, dont la présence dans l'épaisseur de la paroi explique la fragilité de cette dernière. L'œil, probablement refoulé en haut, va buter contre la paroi orbitaire supérieure, contre laquelle il s'écrase : la rupture se fait donc très exactement entre le procès ciliaire le plus antérieur en arrière, la sclérotique en haut et l'iris en avant ; quant à la partie supérieure du cercle irien, refoulée, elle est inversée sur elle-même et tapisse la face profonde du staphylome.

Ces déchirures commencent par les fibres les plus externes de la sclérotique : c'est un phénomène assez analogue à la rupture d'un bâton vert ployé contre le genou ; ce fait explique qu'il puisse y avoir rupture incomplète, caractérisée par l'apparition au point lésé d'une coloration bleuâtre sans hernie, les fibres sclérotícales les plus internes étant respectées ; mais peu à peu, ces fibres elles-mêmes, sous l'influence d'un effort quelconque, se rompent à leur tour, et alors la solution de continuité est complète : ses deux lèvres s'écartent.

La conjonctive et le tissu sous-conjonctival résistent plus que la sclérotique ; il y a là quelque chose de semblable à ce qui se produit au cas de certaines fractures de jambe : le tibia se casse, la peau restant intacte. Cependant, en règle générale, la conjonctive cède à son tour, d'autant plus facilement qu'en ce point, conjonctive, tissu épiscléral et sclérotique adhèrent entre eux : si la conjonctive cède, l'œil se vide de son contenu. Mais un fait à noter, c'est que la rupture de la conjonctive ne correspond pas à celle de la sclérotique ; la première se rompt généralement plus en arrière : il en résulte qu'une partie de l'œil, particulièrement le cristallin, sortie du globe, peut rester emprisonnée sous la conjonctive : c'est la luxation sous-conjonctivale de la lentille ; si au contraire les lèvres des diverses solutions de continuité se correspondent, il se produit une luxation complète.

Dans notre cas, il est probable que, malgré l'étendue de la rupture, le staphylome s'est produit immédiatement ; la conjonctive a été respectée au début, ou bien si elle a été déchirée, la lésion a été minime et bientôt obstruée par la fibrine du sang ou le vitré : la preuve que la hernie date du début des accidents, c'est que, trois jours après, le médecin militaire la ponctionnait.

La tumeur, avons-nous dit, est d'apparence truffée : la comparaison est d'autant plus exacte, qu'elle présente des filets blanchâtres sur fond noir. D'où lui vient cette coloration ? On l'a attribuée à la choroïde, et, dès lors, les parois de la poche herniaire, la sclérotique étant absente, seraient constituées par la conjonctive et la choroïde adossées. Malheureusement les examens anatomiques n'ont jamais pu déceler cette dernière membrane : c'est que, ainsi que nous l'avons précisé, la rupture ne se fait pas à son niveau, mais bien en avant, dans la gouttière rétro-iridienne, dans la région que l'on désignait autrefois du nom de chambre postérieure, entre l'iris en avant et la tête du premier procès ciliaire en arrière. On a dès lors attribué la coloration à une frange du premier procès ciliaire, mais c'est exceptionnellement qu'on l'y a rencontrée, dans les cas où le premier procès ciliaire présentait une longueur anormale. La paroi de la poche est donc constituée exclusivement par la conjonctivite et l'épisclère ; on y trouve l'iris, mais il n'est pas assez grand pour tout tapisser ; ce n'est donc pas à lui non plus que tient la couleur noirâtre uniforme. D'ailleurs l'éclairage de contact suffit pour trancher la question : nous l'avons pratiqué hier avec l'appareil de Duvignaud. En éclairant ainsi l'œil transversalement, on voit cette poche herniaire s'illuminer, et tout à fait à sa partie antérieure est une petite plaque triangulaire, inéclairable, représentant l'iris plaqué en ce point : ce moyen d'investigation nous permet donc d'affirmer la présence de l'iris et de distinguer d'un vrai colobome ce faux colobome par refoulement. Mais il y a plus : le tissu épiscléral est disposé sur cette tumeur en réseau, comme si les fibres de la sclérotique avaient été dissociées ; il forme là des côtes multiples : par l'éclairage de contact, cette disposition rappelle celle d'une persienne éclairée par derrière, avec des parties obscures représentant les barreaux, et des parties claires : ce sont les stries obscures, qu'il ne faudrait pas prendre pour la choroïde dissociée.

L'humeur aqueuse constitue le contenu de la poche ; à chaque ponction celle-ci s'affaisse ; il ne se produit pas, dans notre cas, d'écoulement de vitré, mais, d'une façon générale, ce phénomène peut avoir lieu ; en effet la rupture siège au point d'insertion de la zonule de Zinn ; celle-ci, désinsérée, entraîne la luxation du cristallin suivie d'issue de vitré : à défaut de celui-ci, on peut trouver dans le sac herniaire du tissu conjonctif néoformé, appliqué contre la paroi et dérivant de portions vitréennes primitivement contenues dans la tumeur. On y rencontre encore des globules blancs, des globules rouges normaux et modifiés, et cette modification, entraînant la mise en liberté de pigment qui vient tapisser la poche, peut encore être une cause d'erreur, si on prend cette matière colorante pour des portions choroïdiennes ; un moyen de trancher la question consiste à recourir à l'acide sulfurique fumant : celui-ci dissout le pigment hématique et respecte le choroïdien ; comme, malgré tout, une partie de ce dernier peut se trouver entraînée dans la poche par le traumatisme, ce réactif permet de faire le départ entre les deux.

Munis de ces diverses notions, nous pouvons maintenant nous demander à quoi tient la coloration noire du staphylome. C'est là un fait analogue à celui qui nous fait voir la pupille colorée en noir. La cause de ce phénomène resta ignorée jusqu'à Helmholtz ; on invoquait auparavant, pour l'expliquer, l'absorption des rayons lumineux par la choroïde; mais Helmholtz réussit à éclairer la pupille, et de cette découverte naquit l'ophtalmoscope; ici les choses sont identiques; la tumeur paraît noire à la vue quand les rayons lumineux se diffusent à sa surface; au contraire, l'éclairage d'arrière en avant nous la montre transparente. C'est là d'ailleurs un mode d'investigation applicable à la découverte des orifices anormaux de l'iris, qui, sans cet artifice, passeraient le plus souvent inaperçus : dans la polychorie ou pupilles multiples, il nous montre plusieurs orifices brillants forés à travers l'iris; dans l'albinisme, grâce à l'éclairage de contact, tout l'iris devient flamboyant, attestant ainsi l'absence de membrane uvéenne sur sa face postérieure; voulez-vous, après un traumatisme, savoir s'il s'est fait une irido-dialyse : pratiquez cet éclairage, et vous verrez une fente lumineuse à la grande circonférence de l'iris. Le procédé n'est pas moins utile au diagnostic des tumeurs; je vais vous en citer un exemple : sur un œil éclairable en tous ses points, sauf du côté nasal, je diagnostiquai une néoplasie et affirmai la possibilité de la découverte des néoplasmes en avant de l'ora serrata; à l'examen anatomique, nous ne trouvâmes pas de tumeur au point indiqué, mais un épanchement sanguin sous-choroïdien de 1 millimètre d'épaisseur, c'était de là qu'était née mon erreur : le néoplasme siégeait en arrière et sa continuité avec l'épanchement m'avait fait conclure à sa propagation jusqu'à l'ora serrata.

Dans le cas qui nous occupe, l'éclairage latéral nous a donné des renseignements précis sur les moindres détails. Nous constatons en outre que le segment inférieur de l'iris présente un petit orifice noir et une plissure dirigée en bas et située sur les côtés de cet orifice : il y a donc là une iridodialyse. Il y a donc eu un traumatisme portant à la partie inférieure du globe, avec rupture incomplète au point d'application et commotion de l'iris avec déchirure inférieure. Quant à savoir s'il y a eu rupture de la sclérotique au pôle postérieur, l'examen ophtalmoscopique impossible ne nous permet pas de nous prononcer. La diminution de l'acuité visuelle tient aussi à la lésion cornéenne ; en effet, il y a de l'astigmatisme myopique dans le méridien horizontal et hypermétropique dans le vertical. Mais un fait important à signaler, c'est que le malade accuse de la *diplopie verticale monoculaire* du côté lésé : ce fait ne peut tenir à l'astigmatisme cornéen. Je me demande si ce phénomène n'est pas dû à une subluxation du cristallin : celui-ci, incliné latéralement, amènerait sur la rétine la production de deux foyers distincts ; la diplopie ne peut trouver d'autre explication satisfaisante.

Le champ visuel offre un rétrécissement à sa partie inférieure ; il est peut-être dû à ce que la rétine, partiellement décollée, a perdu de son étendue fonctionnelle au point correspondant ; le même phénomène pourrait bien être expliqué par les modifications de la pupille, mais, alors, la solution de continuité étant située en haut, le champ visuel devrait au contraire avoir son maximum d'étendue en bas.

Notre malade souffre depuis deux mois ; on ne peut admettre que deux raisons pour expliquer ces douleurs : l'infection ou le glaucome. L'infection n'est pas admissible dans l'espèce, puisqu'il n'y a pas de congestion ; d'autre part la suppression d'une partie de l'angle de filtration rend assez admissible la possibilité d'un glaucome, toutefois le tonus est normal. Il faut donc chercher une autre cause à ces souffrances. Elles sont dues sans

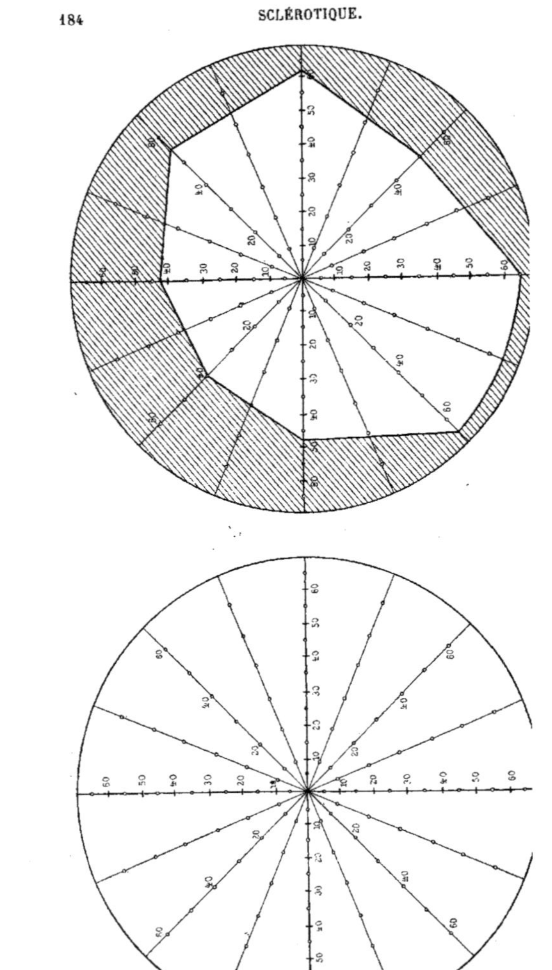

doute à ce que l'on désigne en chirurgie sous le nom de *cicatrices douloureuses*; ici ce sont les nerfs ciliaires qui les produisent.

Le seul traitement rationnel est l'excision de la cicatrice; il faut consécutivement pratiquer la suture du globe. Je n'ai jamais fait semblable opération, car c'est la première fois que j'ai à lutter contre ces accidents douloureux, sans glaucome et sans infection. Je pose en fait qu'il faut toucher le moins possible à ces yeux avariés; ici, la complication opératoire à redouter, c'est l'issue du vitré, avec hémorragie *ex vacuo* et décollement de la rétine : il faut donc commencer à tout disposer pour pratiquer rapidement la suture, et exciser ensuite la hernie. Je vais prendre un fil portant une aiguille à chacune de ses extrémités; j'introduirai la première aiguille à travers la conjonctive et la sclérotique, et je répéterai la même manœuvre du côté opposé avec la seconde; je ferai ressortir chaque extrémité du fil à travers la circonférence supérieure de la cornée, puis, avec le couteau de de Græfe, j'exciserai la tumeur. Je n'aurai plus alors qu'à sectionner l'anse de fil et à lier séparément de chaque côté : cela fait, j'appliquerai quelques autres points de suture; je donne la préférence au catgut.

N. B. — L'opération pratiquée, ainsi qu'il est dit, a parfaitement réussi; le malade a guéri, l'œil a repris sa forme première, tous les accidents ont cessé; le malade compte les doigts à 1 mètre.

IRIS-CHOROIDE

XXXII

CONSIDÉRATIONS SUR L'IRIDO-CHOROIDITE SÉREUSE

L'interprétation clinique de l'irido-choroïdite séreuse a beaucoup varié. Tout d'abord ce furent les altérations cornéennes qui frappèrent les observateurs, et la maladie fut, pour cette raison, classée parmi les kératites. Lorsqu'on vient, en effet, à éclairer la cornée au moyen de la loupe tenue obliquement, on aperçoit un pointillé grisâtre situé profondément, surtout au niveau du segment inférieur de cette membrane, alors que les couches antérieures du stroma et l'épithélium sont généralement bien conservés : de là sont dérivés les noms de kératite pointillée profonde, de descemétite et d'aquo-capsulite, ce dernier terme fondé sur une erreur physiologique, attribuant à la membrane de Descemet la sécrétion de l'humeur aqueuse.

Une observation plus attentive vint démontrer que toujours l'iris était affecté, en même temps que la physiologie prouvait que le rôle d'organe sécréteur de l'humeur aqueuse revenait à l'épithélium de la portion ciliaire de la rétine, étendu, comme vous savez, de l'*ora serrata* en arrière au bord pupillaire de l'iris en avant; dès lors, l'inflammation en question rentrait en réalité dans les irido-cyclites, et on la distingua de toutes les autres en la qualifiant de séreuse ; en réalité elle est séro-fibrineuse. Cet excès de sécrétion se caractérise cliniquement par l'élargissement de la chambre antérieure, des synéchies irido-capsulaires moins abondantes et qui cèdent plus facilement aux mydriatiques que celles qui résultent d'une iritis plastique, enfin et surtout par des dépôts nombreux contre l'épithélium cornéen de Descemet, qui constituent précisément le pointillé profond attribué mal à propos au tissu de la cornée. Cela est si vrai que, lorsqu'on pratique une paracentèse, beaucoup de ces flocons sortent au dehors et la cornée acquiert sur-le-champ une partie de sa transparence ; l'examen au microscope de ces productions prouve qu'elles sont constituées par de la fibrine enserrant dans ses mailles des leucocytes et des granulations pigmentaires provenant de l'uvée enflammée.

A mesure que l'affection progresse, les troubles nutritifs en question envahissent le vitré, qui devient, à son tour, trouble, finement poussiéreux et parfois chargé de corps flottants plus gros. Pour apercevoir ces lésions, le mieux est de se servir de l'ophtalmoscope, muni par derrière d'une loupe de 18 à 20 dioptries. En pareil cas, l'affection est envisagée autant comme une choroïdite que comme une iritis, bien qu'il ne soit pas démontré qu'il ne faille incriminer autant la rétine, véritable membrane nourricière du vitré. Une particularité non moins importante, c'est la tendance de l'irido-choroïdite séreuse à se compliquer de poussées glaucomateuses, fait d'autant plus intéressant à noter que les collyres mydriatiques, nécessaires pour s'opposer à l'occlusion inflammatoire de la pupille, deviendraient désastreux sitôt qu'il survient du glaucome. On s'en aperçoit par l'exacerbation des douleurs éprouvées par le malade, et surtout en explorant l'œil qui, mou et dépressible jusque là, devient dur; en même temps la campimétrie démontre une tendance du champ visuel à se rétrécir dans une de ses moitiés, surtout la moitié nasale. Plus rarement, les malades accusent de la stéphanopsie colorée, qui, vous le savez, est un autre signe de glaucome.

Il en résulte que tout malade atteint d'irido-cyclite séreuse demande à être surveillé de près, et qu'il faut tout faire pour prévenir et combattre les poussées glaucomateuses. Pour cela, on devra, parmi les mydriatiques, donner la préférence à ceux qui n'élèvent pas la tension intra-oculaire, et, en tout cas, moins que l'atropine, tels que la cocaïne et surtout l'holocaïne ; certains auteurs conseillent, dans le même but, l'usage alternatif de l'atropine et de l'ésérine; mais, comme l'action hypertonisante de la première est plus forte et beaucoup plus prolongée que l'hypotonie produite par l'autre, je pense qu'on n'atteint pas ainsi le but. Il va sans dire que, sitôt le glaucome apparu, tout mydriatique devra être mis de côté pour lui substituer les instillations de pilocarpine et d'ésérine; pour plus de sécurité, on pratiquera d'emblée une ou plusieurs paracentèses, voire même la sclérotomie, et, dans les cas, heureusement rares, où tout cela ne suffit pas, on procédera à une large iridectomie périphérique.

Au point de vue de la pathogénie, on a été tenté d'assimiler cette affection à l'hydarthrose rhumatismale ou goutteuse, telle qu'on l'observe chez les arthritiques; mais si l'on songe que l'irido-cyclite séreuse est surtout fréquente chez la femme aux approches de la ménopause, qu'elle coïncide souvent avec des troubles utérins, corps fibreux, endométrites, salpingo-ovarites, etc., conditions qui se lient plus ou moins avec un état endo-infectieux, il y a lieu de se demander très sérieusement s'il ne s'agit pas là de manifestations oculaires ayant l'auto-infection pour point de départ, sans nier toutefois que le terrain arthritique puisse donner prise à l'action des toxines. C'est guidé par ces principes que je me suis attaché, à côté du traitement local, ophtalmologique, à instituer un traitement général dépuratif, qui m'a rendu déjà de signalés services dans des cas même où le mercure, l'iodure de potassium et l'arsenic sont restés sans effet, surtout au point de vue des troubles du vitré.

Je vais vous citer quelques cas qui justifient cette pathogénie et le traitement qui en découle.

D'abord, un mot de la malade que nous venons d'examiner ensemble ; il s'agit d'une femme atteinte d'une double irido-cyclite séreuse. Il y a six ans que ses règles ont cessé, par suite de l'âge ; il y a deux ans, l'œil gauche fut pris le premier, le droit l'est depuis trois mois. Les caractères de l'affection sont ici classiques, et sa bilatéralité est un argument en faveur de son origine infectieuse. Elle ne présente d'ailleurs aucun symptôme de rhumatisme ou de goutte ; aussi je compte la soumettre au régime lacté, qui favorise l'élimination des toxines par les urines ; en même temps on lui administrera du calomel pour agir sur l'intestin, et des douches avec frictions pour activer l'excrétion cutanée ; concurremment on fera le traitement local de l'affection oculaire.

La seconde observation concerne une dame atteinte de corps fibreux de l'utérus, et qui, aux approches de la ménopause, fut prise de métrorragies graves et répétées, avec leucorrhée. Un an avant, elle était venue me consulter pour une double dacryoadénite indurée ayant pour siège les glandes de Rosenmüller ; sachant combien souvent cette affection reconnaît pour cause l'endo-infection, je la soumis au traitement ioduré, qui amena la résolution des deux adénites. Survint alors une double choroïdite avec synchysis des vitrés, qui abaissa chez elle considérablement l'acuité visuelle, au point qu'elle ne pouvait plus distinguer, surtout de l'œil gauche, que les gros caractères d'imprimerie. Un traitement d'un an par les injections huileuses de biiodure de mercure, puis l'iodure de potassium et l'arsenic, n'eut d'autre résultat que de maintenir le *statu quo* ; c'est alors que j'engageai la malade à se rendre à Biarritz, pour y subir deux cures successives par les eaux chlorurées sodiques, l'une en été, l'autre en automne ; il en résulta l'éclaircissement total des vitrés, et, depuis lors, l'acuité visuelle est revenue à son taux normal.

Pour vous prouver combien l'auto-infection intervient en pareil cas, je vais vous citer, en terminant, l'observation d'une femme de cinquante ans, ayant cessé d'être réglée et qui vint ici pour être opérée de la cataracte. L'examen des urines, que je fais pratiquer invariablement chez tous ces malades, ayant démontré la présence de 60-80 grammes de glucose par litre, me fit ajourner l'opération pour soumettre cette femme, d'abord, au régime et à l'administration d'antipyrine, qui fait baisser rapidement le taux du sucre. Bien m'en prit, car au bout de quinze jours de séjour à l'hôpital, cette malade fut prise spontanément de rétino-hyalite septique plastico-purulente de l'œil gauche, puis de broncho-pneumonie disséminée de même nature, et finalement d'hyalo-rétinite suppurée de l'œil droit ; le tout marcha rapidement et la mort survint au bout d'une semaine. A l'autopsie, on trouva que l'origine, restée cachée, de cette infection des yeux et du poumon dérivait d'une endométrite purulente avec corps fibreux de l'utérus, réduit lui-même à l'état de putrilage, et salpingite double suppurée. L'examen bactériologique a montré l'existence de nombreux staphylocoques blancs ; ceux-ci se trouvaient également dans les deux vitrés et les foyers de pneumonie ; il en était de même des reins, qui présentaient çà et là de petits abcès. Ici, l'infection, provenant du tractus utérin, et qui, chez les vieilles femmes, se traduit souvent par des écoulements fétides auxquels elles ne prêtent aucune attention, a évolué rapidement et s'est terminée par la mort, à cause du terrain diabétique. Je pense qu'il est impossible de trouver une observation plus concluante au point de vue de l'origine auto-infectieuse des irido-choroïdites séreuses, plastiques ou purulentes, spontanées. Le plus ou moins de gravité de chaque type clinique dérive du degré de virulence des microbes et des toxines, ou, mieux encore, du terrain plus ou moins délabré.

XXXIII

CHOROIDITES POLAIRES POSTÉRIEURES ET COLOBOMES DE LA CHOROIDE

A propos de la malade qui va faire le sujet de cette conférence, je crois devoir discuter devant vous une question controversée : celle de la distinction à établir entre certaines lésions choroïdiennes du fond de l'œil, d'origine congénitale, et ce que l'on désigne sous le nom de colobomes.

Chez notre malade, fille de seize ans et faible de constitution, l'œil droit est le siège d'une plaque de choroïdite atrophique, située au côté externe de la macula et empiétant légèrement sur elle, d'où résulte un scotome principalement nasal, que la malade aperçoit, à côté du point de fixation, sous forme d'une tache bleue ou jaunâtre; du côté de l'ora serrata, on voit de tout petits foyers décolorés et disséminés. A gauche, les lésions sont vastes; à la place de la macula on aperçoit une large plaque noire, à bords réguliers, comme à l'emporte-pièce, et sur laquelle on observe des points blancs atrophiques; autour du disque optique, un léger croissant à bords mal délimités; dans le méridien supérieur et interne, on voit une petite plaque très nettement limitée, et, à côté, un tout petit îlot comme une tête d'épingle, tous deux d'un noir charbonneux. La vision est défectueuse depuis la naissance. Actuellement, pas d'acuité visuelle pour la lecture et l'écriture; la malade peut parfaitement se conduire dehors, grâce à l'intégrité de la périphérie de ses rétines; le sens chromatique est conservé, ce qui témoigne du bon fonctionnement des fibres optiques.

Comme antécédents héréditaires, rien à signaler du côté du père; mère franchement tuberculeuse pendant la gestation, morte de phtisie pulmonaire trois semaines après l'accouchement. Quant à la malade, rien à noter dans ses premières années, sauf la gourme, avec otorrhée. — Rien du côté de la vessie. — Pas d'autres troubles digestifs qu'une constipation opiniâtre habituelle; ni vertiges ni vomissements. A appris à lire et à écrire à l'école, ce qui prouve que sa choroïdite s'est aggravée progressivement. A partir de treize ans elle a été sujette à des épistaxis répétées profuses, survenant mensuellement, par les deux narines, et plus fréquentes en été. Elle n'a jamais eu de leucorrhée et a été réglée pour la première fois il y a un an, à quinze ans; depuis lors les épistaxis ont cessé. La constipation a persisté, et à tel point que la malade n'irait à la garde-robe que tous les huit jours si elle n'avait recours à des purgatifs répétés.

En définitive, nous sommes en présence d'une choroïdite double, polaire postérieure et maculaire, qui, ayant pris naissance pendant la vie intra-utérine, a progressé depuis, au point d'abolir l'acuité visuelle. Dès lors, il reste à examiner la cause qui a donné naissance à cette affection, et celles qui, depuis lors, jusqu'à aujourd'hui, ont contribué à l'aggraver.

En ce qui concerne le premier point, on doit tenir compte de la tuberculose de la mère, qui a fait des ravages pendant la gestation : rien donc n'empêche d'admettre une infection à travers le placenta par le virus tuberculeux ; ce genre de toxhémie commence à être bien connu aujourd'hui, depuis qu'on sait que les fièvres éruptives, la variole en particulier, peuvent entraîner des lésions oculaires chez le fœtus : il y a de longues années que j'ai signalé un leucome cornéen congénital, consécutif à une variole de la mère pendant la grossesse ; ne sait-on pas du reste que la syphilis se transmet de la mère à l'enfant par le même mécanisme. Le diabète, l'albuminurie, l'alcoolisme, etc., sont également des dyscrasies qui troublent le développement du germe et deviennent à leur tour causes de maladies de l'œil pendant son évolution ; Charrin, en inoculant des lapines pleines, avec des microbes et des toxines, particulièrement pyocyaniques, a vu se développer chez le fœtus des états pathologiques variés, des malformations et de véritables monstruosités. Suivant la nature de l'infection, l'effet produit est variable : tantôt le germe est tué dans l'œuf, d'où avortement ; d'autres fois le germe continue à vivre, et naît mal conformé ; enfin, s'il ne survient pas de maladies, pour le moins le produit de la conception reste débile, et, par défaut de résistance de la vie cellulaire, devient la proie de toutes sortes d'infections : c'est ainsi qu'est transmis le terrain et qu'un fils de tuberculeux devient plus tard tuberculeux sans l'être à la naissance.

Notre malade a eu la gourme, avec otorrhée très prolongée en bas âge, ce qui est déjà une première manifestation infectieuse ; puis, à treize ans, des épistaxis profuses, qu'on se contente habituellement d'envisager avec indifférence, comme étant l'apanage des adolescents, mais qui, d'après les nouvelles conquêtes, prennent une signification pathogénique tout autre, à savoir qu'elles résultent d'auto-infections diverses. Or, ici, la constipation opiniâtre dont cette jeune fille a été atteinte de tout temps ne va pas sans un certain degré de stercorémie, qui, d'une part, a provoqué les épistaxis abondantes, et aussi l'aggravation progressive de sa choroïdite polaire.

Il existe aujourd'hui toute une pathologie intra-utérine de l'œil, qui peut être rattachée tout entière à l'infection transmise au germe par les parents. Grâce à un examen approfondi de l'œil à l'ophtalmoscope, on sait, entre autres choses, qu'il y a des variétés de chorio-rétinites atrophiques et progressives, qu'on rattachera de plus en plus à l'infection du produit de la conception. Le type le mieux connu est celui de la rétinite dite pigmentaire, caractérisée anatomiquement par une altération cirrhotique et la migration du pigment sous forme de macules noires étoilées, surtout abondantes du côté de l'ora serrata : le nerf optique y participe et s'atrophie à son tour. De même, il faut y faire entrer des choroïdites polaires postérieures, myopiques précoces, et des choroïdites postérieures disséminées et maculaires, comme dans le cas de notre malade. Quelquefois ce dernier type affecte la région de la macula seule, et alors on parle souvent sans preuves suffisantes de *colobomes* maculaires, dénomination qui suppose un arrêt de développement de la rétine. Depuis des années, je me suis demandé si pareil colobome existe en réalité ou bien s'il ne s'agit pas plutôt là d'une rétino-choroïdite maculaire atrophique, ayant évolué pendant la vie intra-utérine. Ce qui était bien fait pour accroître mon doute, c'est que pareille lésion, après être restée stationnaire durant une longue série d'années, se met à s'aggraver, soit par extension de la tache soi-disant colobomateuse, soit par l'adjonction tout autour de lésions trophiques analogues. Je me rappelle un peintre de trente ans, chez lequel les choses se passèrent ainsi, avec décroissance progressive de son acuité visuelle : les commémoratifs m'ont porté à découvrir chez lui une tare syphilitique héréditaire, et je suis convaincu que les cas de cet ordre sont plus fréquents qu'on ne le croit au premier abord.

D'ailleurs, cette question du colobome maculaire se rattache à une autre, plus générale, celle des colobomes du tractus uvéal, dont le plus commun est celui qui est situé au bas de l'hémisphère postérieur, puis celui de l'iris, également inférieur. On a invoqué, depuis V. Ammon, l'inocclusion de la fente fœtale, mais, d'après les travaux les plus récents, dont celui de Vasseaux (thèse inaug.), mon ancien chef de laboratoire, cette fente, située en bas dans les premiers temps, devient postérieure et externe, par suite de l'inflexion du capuchon céphalique de l'embryon. Tout au plus pourrait-on donc invoquer cette origine pour les prétendus colobomes maculaires, car la macula correspond aux vestiges de l'ancien raphé, mais non pour ceux du plancher de l'œil, y compris ceux de l'iris ; en outre, l'iris évolue par l'apparition d'un anneau complet et non par coalescence de deux moitiés latérales; il est vrai qu'on a voulu rattacher la fente irienne inférieure à l'absence de développement de la choroïde dans le même méridien, mais cette opinion n'est pas davantage soutenable, puisqu'il existe des colobomes iriens sans colobomes choroïdiens et inversement. J'ajoute que, lors même de bifidité double du tractus uvéal, les deux fentes ne se continuent pas entre elles, mais sont séparées par une zone ciliaire intermédiaire intacte.

Partant de ces détails évolutifs et anatomo-pathologiques, j'ai donc émis cette doctrine qu'il se pourrait que ce que nous prenons pour un arrêt de développement ne soit en réalité que le résultat d'une rétino-choroïdite intra-utérine, d'origine dyscrasique ou autre, ayant précisément pour siège d'élection le pôle postérieur de l'œil et pouvant par cela même correspondre à l'emplacement de l'ancienne fente fœtale, constituant alors un lieu de moindre résistance. J'exclus de cette pathogénie le colobome irien qui, lui, n'accuse aucune lésion inflammatoire de l'iris, et qui semble plutôt dépendre de la présence de brides embryonnaires, reliquats du sac vasculaire du cristallin, irrigué, comme vous savez, par l'artère hyaloïdienne de Cloquet. Actuellement, nous possédons un petit nombre d'examens anatomiques qui confirment pleinement l'existence de ces brides, dont l'action serait ici analogue à celle des brides amniotiques, dans le colobome des paupières.

L'origine pathologique de ces lésions une fois admise, on comprend qu'elles puissent rester, après la naissance, stationnaires pendant toute la vie, ou revêtir plus tard une marche lentement progressive : c'est ainsi que les choses se passent pour des types mieux connus, tels que la rétinite pigmentaire congénitale et des cataractes de même ordre ; de là à méconnaître la congénitalité, quand on ne constate la lésion que longtemps après la naissance, il n'y a qu'un pas.

Revenant à notre malade, il est certain que les lésions de la chorio-rétine sont déjà trop avancées pour prétendre à un traitement curatif. Malgré cela, en vue d'obtenir tant soit peu d'amélioration, et surtout pour s'opposer à la progression fatale et conserver ce qui lui reste de vision, il faudra instituer une médication par les préparations mercurielles et iodurées, et des soins hygiéniques destinés à relever les forces de l'organisme.

XXXIV

GOMMES SYPHILITIQUES DE L'ŒIL

Par une coïncidence heureuse, nous venons d'observer une série de trois malades atteints de gommes syphilitiques oculaires et offrant chacun un intérêt particulier.

Le premier est un jeune homme de vingt-quatre ans, portant à la partie externe de la sclérotique gauche une production saillante et d'aspect charnu, située sous la conjonctive, qui lui adhère et est rouge jaunâtre ; en avant, elle est distante de la cornée de quelques millimètres ; en arrière, elle se prolonge de façon qu'on ne peut définir sa limite même en disant au malade de porter son œil fortement en dedans : on peut donc considérer qu'elle s'étend au moins jusqu'à l'équateur ; son axe correspond au muscle droit externe ; en travers, elle côtoie le bord correspondant des muscles droit supérieur et inférieur. La base se perd insensiblement et est mal délimitée ; peu d'injection épisclérale : on dirait d'un gâteau surajouté à la sclérotique. Cornée, iris, milieux et fond d'œil normaux. V et T normaux. Pas de douleurs ni de photophobie, pas de larmoiement ni de sécrétion conjonctivale. L'état général du malade est mauvais; il est très pâle, profondément anémique, tousse depuis quelques années. Sommets atteints de tuberculose. Il y a quatre ans, il contracta une syphilis qu'il n'a pas soignée.

En présence d'une pareille lésion oculaire, deux hypothèses sont à envisager : est-ce de la tuberculose de la sclérotique, est-ce une gomme sclérale avec ou sans participation de la région ciliaire de la choroïde ? C'est que, en effet, l'intégrité de l'iris et du fond de l'œil n'indique pas nécessairement que le processus se limite à la seule coque sclérale et à l'épisclère; je mets ici de côté, bien entendu, la sclérite et l'épiscléritis d'origine rhumatismale, puisque, d'après les antécédents, nous avons affaire à un tuberculeux devenu syphilitique.

Chez notre malade, la néoplasie est, en tout état de cause, en majeure partie, sinon en totalité, extra-oculaire, ce qui ne cadre pas avec l'idée de tuberculose; celle-ci débute invariablement par le tractus uvéal, pour, de là, refouler, amincir et perforer la sclérotique, sous la forme d'un bourbillon purulent. Par contre, la gomme s'attaque volontiers au tissu fibreux, ayant une certaine analogie avec le périoste ; rien ne s'oppose donc à ce qu'on admette ici une gomme extra-oculaire, ayant pris naissance dans le tissu épiscléral et la face externe de la sclérotique ; cela concorde avec le volume et la saillie polypoïde de cette production, puisque rien ne nous autorise à admettre un prolongement intra-oculaire. Sans doute il s'agit ici d'un cas exceptionnel et que, pour ma part, je vois pour la première fois, car les gommes oculaires débutent le plus ordinairement par les procès ciliaires et l'iris, pour gagner de là la sclérotique. Une autre particularité est le peu de réaction et la moindre tendance à suppurer dans les premières périodes, tandis que la suppuration est hâtive dans le phymome. Nous porterons donc chez ce malade le diagnostic de *gomme syphilitique de la sclérotique*, ce qui, je vous le répète, est une rareté. Vous ne sauriez confondre cette masse charnue avec un sarcome épiscléral, en raison de la mar he rapide de la production actuelle, et de l'intégrité de l'œil; en outre, le sarcome est une complication tardive d'une tumeur intra-choroïdienne de même nature, survenant à un moment où l'œil est déjà amaurotique ou glaucomateux. Il suffit de songer à la possibilité d'une luxation sous-conjonctivale du cristallin, qui d'ailleurs a des commémoratifs, pour l'écarter.

Ce malade va donc être soumis au traitement par les injections intra-musculaires de biiodure d'hydrargyre, dont on lui fera une série de 30 à 40, puis à l'administration de l'arsenic. Cette thérapeutique aura, j'espère, pour effet de résoudre la gomme, et d'exercer une action salutaire sur sa tuberculose pulmonaire.

Le second malade, âgé de cinquante-six ans, à teint bronzé, et de bonne constitution, a contracté la syphilis en même temps que la blennorrhagie, il y a trois mois seulement; déjà il est en pleine période tertiaire, étant données sa lésion oculaire et la présence de larges plaques noires, ecthymateuses, au front; les ganglions préauriculaires droit et gauche, digastriques et sous-maxillaires sont indurés. L'œil gauche est sain; le droit est gravement atteint depuis trois semaines : la partie supérieure de la sclérotique, immédiatement en arrière du limbe cornéen, est le siège d'une voussure inflammatoire rouge vineux, du volume d'une petite amande, et qui offre deux points blancs caséeux recouverts encore de sclérotique, mais prêts à crever. A la partie correspondante de l'iris, il existe une masse blanchâtre puriforme, qui remplit cette partie de la chambre antérieure; en même temps, il y a un petit hypopyon au bas de la chambre antérieure. La conjonctive est rouge et chémotique; larmoiement, photophobie; douleurs modérées, gonflement des paupières. Diminution du tonus, pupille rétrécie avec synéchies, d'où l'inéclairabilité du fond de l'œil. Aucun signe de tuberculose pulmonaire.

Le seul diagnostic à porter dans un cas semblable est celui de gomme ciliaire avec envahissement de l'iris : c'est donc en lui-même un cas banal; mais ce qui le rend particulièrement intéressant, c'est cette évolution précoce d'une manifestation tardive, dix semaines après l'infection. Ce n'est pas la première fois que je suis en présence d'une pareille marche, et je me rappelle entre autres l'observation d'un étudiant en droit qui, six semaines après l'apparition du chancre et de la roséole, eut à la fois des gommes frontales et une paralysie soudaine du moteur oculaire externe survenue dans la rue, au moment où il était en route pour venir me consulter. Certains, pour expliquer ces faits, ont pensé qu'il y avait des variétés plus ou moins malignes de virus syphilitique, mais ce n'est guère défendable si l'on songe que de deux individus, puisant la syphilis à la même source, l'un aura des manifestations consécutives particulièrement bénignes, et l'autre du tertiarisme précoce; c'est donc du côté du terrain qu'il faut chercher l'explication, et l'on sait que l'âge avancé exerce une influence particulièrement néfaste : c'est le cas de notre malade; il en est de même de la scrofule ou tuberculose, de l'alcoolisme, du diabète, de l'albuminurie ou de toute autre dyscrasie. Étant donnée ici la gravité des lésions oculaires, puisque la gomme est à sa deuxième période de ramollissement avec perforation de la sclérotique et hypopyon, il est à craindre que nous ayons peine à sauver l'œil, même avec un traitement intensif immédiat; ce n'est que lorsque la gomme reste limitée à l'iris et aux procès ciliaires, qu'elle est encore à sa période de crudité, qu'on voit la lésion se modifier favorablement sous l'influence du mercure et de l'iodure de potassium : une fois la guérison obtenue, la portion de l'iris envahie, prend, il est vrai, un aspect cicatriciel, mais qui n'empêche pas le rétablissement de l'orifice pupillaire, grâce à l'emploi persévérant des mydriatiques et, au besoin, à une iridectomie. Ici, je me propose d'ouvrir le foyer gommeux sclérotical, et d'appliquer sur l'œil des compresses antiseptiques humides et chaudes ; nous ferons deux injections par jour de un centimètre cube chacune d'huile au biiodure d'hydrargyre, à la fesse et aux lombes ; conjointement, nous lui administrerons quatre, cinq grammes d'iodure de potassium par jour, et si cela ne suffit pás on procédera à des frictions avec l'onguent napolitain sur les membres ; en un mot, il faut mettre tout en œuvre pour arrêter l'infection; les toniques et un régime fortifiant seront également nécessaires. Contrairement aux cas de lésions tuberculeuses, il faut, ici, éviter le plus possible de pratiquer l'énucléation.

Voici maintenant un troisième malade, dont le grand intérêt réside dans le fait que la gomme oculaire se présente ici comme une manifestation de la syphilis *héréditaire.*

C'est un jeune homme de dix-neuf ans, maigre, sec, d'une famille de sept enfants, dont les quatre premiers sont morts en bas âge, et, sur deux autres nés après lui, il n'en reste qu'un vivant. La première enfance s'est bien passée, lorsque, vers cinq ans, il eut des engorgements des ganglions sous-maxillaires et carotidiens du côté gauche; il en est resté des cicatrices dues à une intervention chirurgicale pratiquée à cette époque. N'a marché qu'à dix-huit mois; mais dentition normale : actuellement les incisives supérieures sont déjà tombées par gingivite expulsive. Le palais osseux est ogival et est le siège d'une perforation survenue à l'âge de dix ans. Le docteur Castex a pu, à ce niveau, apercevoir le bord inférieur du cornet inférieur; il a trouvé saine la muqueuse des fosses nasales, sauf un peu d'atrophie du cornet inférieur gauche. — Oreilles normales. Odorat intact. — Pas d'adénopathies en aucune autre région. — Pas d'incurvation des tibias, ni d'arthrite d'aucune sorte. Luette et pharynx congestionnés ; mouche beaucoup. Lèvres plissées. Intelligence plutôt faible. Nous pouvons conclure de toute cette enquête qu'il s'agit d'un dégénéré, et la perforation du palais osseux, ainsi que la grande mortalité survenue chez les collatéraux, conduisent à incriminer la syphilis héréditaire.

Il y a neuf mois, l'œil droit devint le siège d'une bosselure rouge, à bords mal délimités, située à un centimètre en arrière de la cornée, par conséquent en plein corps ciliaire. En même temps l'iris s'enflamma, ainsi qu'en témoignent des synéchies pupillaires. Actuellement il existe deux bosselures scléroticales, l'une en dedans, de couleur rouge vineux, correspondant à la base de l'iris et à la partie la plus antérieure du corps ciliaire, l'autre, couleur chamois, au-dessus de la précédente et simulant un staphylome scléral.

Vision réduite ; hypérémie conjonctivale et episclérale, larmoiement, douleurs, T diminué. Voici, en résumé, l'histoire clinique de ce malade : à cinq ans il a eu des manifestations ganglionnaires limitées à la région cervicale gauche, ce qui rappelle plus les adénites gommeuses spécifiques que la scrofulo-tuberculose ; à dix ans apparaît la gomme palatine, qui lui a perforé la voûte osseuse, autre symptôme de tertiarisme; enfin, à dix-huit ans, sans cause aucune, survient de l'irido-cyclite spécifique tardive avec tendance à la perforation de la sclérotique sur deux points, affection dont la marche chronique et les allures excluent l'idée de tuberculose oculaire.

Ainsi nous nous trouvons en présence de trois anneaux de la même chaîne qui témoignent, à n'en pas douter, je crois, de l'origine syphilitique héréditaire, et c'est là, je le répète, ce qui doit nous intéresser le plus dans cette observation. Quant au traitement, il sera le même que pour les gommes acquises.

En résumé, chacun des trois cas que nous venons d'étudier présente, au point de vue de l'histoire des gommes oculaires, un intérêt réel : le premier nous met en présence d'une forme rare de gomme sclérale primitive ; le second nous montre les méfaits, au point de vue de l'œil, de la syphilis chez les vieillards ; le troisième, enfin, est celui d'une irido-cyclite gommeuse syphilitique héréditaire, survenue dix-huit ans après la naissance, et ayant succédé à d'autres manifestations du même ordre.

CRISTALLIN

XXXV

CATARACTES CONGÉNITALES.

Nous allons opérer un enfant atteint de double cataracte congénitale, et je me propose de vous entretenir à cet égard de différents points importants concernant cette affection.

Il fut un temps où on ne décrivait, comme cataractes congénitales, qu'une seule variété, caractérisée par l'opacité laiteuse du cristallin. Vu sa consistance molle et même liquide, on avait érigé en règle la discision, opération aisée dans son exécution, mais qui avait l'inconvénient de livrer les masses cataractées rendues libres aux seuls efforts de l'absorption, de nécessiter parfois deux et trois interventions successives et d'exposer à une irritation prolongée de l'œil et même à la production d'une cataracte membraneuse secondaire. Pour toutes ces raisons je donne la préférence en pareil cas à l'extraction linéaire simple, qui a l'avantage de donner un résultat immédiat, avec le moins de risques possible, surtout si l'on a soin d'agir sous le chloroforme. Grâce à l'antisepsie et à l'emploi du bandage compressif, on peut intervenir ainsi sans crainte, même lorsqu'il s'agit d'enfants en bas âge.

Une autre variété, bien plus commune que la précédente, est celle dite nucléaire, zonulaire ou stratifiée.

V. Ammon l'a observée pour la première fois en disséquant les yeux d'un chevreau né cataracté : il lui a donné le nom de nucléaire, parce que l'opacité avec induration siégeait au centre, tandis que les couches périphériques étaient transparentes.

Les cliniciens, Mackenzie en tête, ayant noté qu'il y avait des cataractes partielles centrales, alors que la région équatoriale restée transparente apparaissait sous la forme d'un encadrement noir, l'ont désignée sous la dénomination de *zonulaire*, « cataracta cum zonula ». Plus tard, de Græfe et Arlt (de Vienne), ayant eu l'occasion d'extraire et de disséquer de pareils cristallins, virent que le noyau, transparent et mou, comme il l'est normalement chez les enfants, était entouré par des couches opaques successives disposées à l'instar des écailles d'un oignon, enveloppées elles-mêmes par la substance sous-corticale restée transparente, ainsi que la capsule ; dès lors, ils lui ont donné le nom caractéristique de *cataracte stratifiée*. Le fait que cette variété rentrait de plein droit dans la forme dite molle, a fait poser en règle de procéder ici, comme pour la laiteuse, à la discision seule ou combinée par quelques-uns à l'aspiration. Tel était l'état des choses jusqu'à il y a peu d'années encore, époque où Alfred Græfe, de son côté, et moi du mien, nous nous sommes trouvés en présence de cataractes zonulaires ou stratifiées, qui contenaient à leur centre un noyau parfaitement induré, de couleur jaune caramel, tel qu'on l'observe dans la phakosclérose des vieillards. On comprend qu'en pareil cas la discision, faite à l'aiguille par scléroticonyxis, expose à la luxation du noyau dans la chambre antérieure, ce qui ne va pas sans entraîner une réaction grave par iritis avec occlusion de la pupille.

Une pareille constatation m'a donc fait changer d'avis

au sujet de la nature de ces cataractes, et, à partir de ce moment, j'ai enseigné que le mieux serait de recourir à l'extraction linéaire; grâce à cette façon d'agir, j'ai pu me convaincre que la nucléo-sclérose existait dans plus de la moitié des cas.

Comme il est impossible de distinguer cliniquement les deux variétés molle et dure, le plus sûr est donc de recourir à l'extraction qui, indispensable pour celles-ci, n'est pas moins indiquée pour celles-là, vu les raisons que je vous ai données à propos de la variété laiteuse. Il va sans dire que, toutes les fois qu'il existe un encadrement transparent suffisant pour permettre à la vision de s'exercer par là, il vaut beaucoup mieux s'abstenir d'extraire les cataractes zonulaires et se contenter d'une intervention beaucoup plus simple, l'iridectomie optique, qui, comme telle, devra être étroite et pratiquée à la demi-circonférence inférieure de la cornée : grâce à elle, l'individu peut lire et écrire en conservant sa réfraction et son accommodation, ce qui le dispense de porter des verres correcteurs, comme cela est indispensable pour les yeux aphakes; il m'est arrivé parfois de pratiquer cette opération d'un côté et l'extraction de l'autre, et les enfants, devenus hommes, se sont invariablement servis de l'œil iridectomisé, négligeant l'autre, pourvu d'un verre correcteur.

Beaucoup plus rare que les précédentes est la forme de cataracte congénitale partielle limitée à l'un des pôles, principalement l'antérieur ; l'opacification, d'un blanc laiteux, peut se réduire au volume d'une tête d'épingle, nettement arrondie ou à bords légèrement déchiquetés : on dirait d'une perle qui ne peut pas faire saillie sous la cristalloïde ; elle peut avancer en forme de cône, au centre de la pupille, ce qui lui vaut alors le nom de *cataracte pyramidale.* Il est à noter que la lésion du cristallin est toujours sous-capsulaire, ce qui la distingue de certaines cataractes pathologiques acquises, dues à des dépôts inflammatoires plastiques qui se forment sur la cristalloïde antérieure, par exemple à la suite de certaines kératites centrales. Dans la cataracte pyramidale, l'examen histologique démontre que l'altération réside dans l'épithélium sous-capsulaire plus ou moins kératinisé et dont les cellules, de plates et polyédriques, revêtent la forme allongée rappelant les cellules fibro-plastiques fusiformes ; l'ensemble représente une sorte de verrue conique dont la base adhère en avant à la face profonde de la cristalloïde, tandis que son sommet s'enfonce plus ou moins dans les fibres du cristallin. On s'est demandé si c'est bien là une transformation réelle du stratum épithélial ou bien un amas de cellules migratrices provenant de l'humeur aqueuse, ce qui ne paraît pas probable, sans rupture du sac capsulaire. Toujours est-il que la partie correspondante de la cristalloïde est elle-même épaissie et finement stratifiée. Il se peut qu'une cataracte polaire postérieure coexiste avec la précédente, et que même on aperçoive un filament opaque central les reliant l'une à l'autre. Comme toutes ces altérations siègent le long de l'axe du cristallin, O. Becker a proposé de désigner ce type sous le nom de *cataracte axiale.* Lorsqu'une cataracte axiale, qu'elle soit polaire antérieure ou postérieure, est peu étendue, la vision peut s'exercer librement ; c'est ainsi que j'ai vu un ingénieur des chemins de fer de quarante ans, chargé de relever des tracés, ne pas éprouver la moindre gêne dans l'exercice de sa profession, sauf dans les derniers temps, époque à laquelle sa cataracte polaire antérieure avait cessé de rester stationnaire, par suite de l'évolution de nouveaux points cataractés autour, avec apparition, tout autour de l'équateur, de dentelures opaques, dont l'ensemble constituait ce qu'on appelle l'arc sénile du cristallin.

Une autre forme, également congénitale, est celle dans laquelle le cristallin est parsemé d'une infinité de fins points cataractés, sorte de voie lactée, surtout nombreux et serrés dans les couches intermédiaires au noyau et à l'écorce. Comme les variétés précédentes, celle-ci peut rester indéfiniment, ou du moins longtemps, stationnaire, ainsi que j'ai pu m'en assurer chez un monsieur de cinquante ans, qui n'en fut vraiment incommodé qu'à cet âge.

D'après certains observateurs, les variétés zonulaire et disséminée, au lieu d'être congénitales, pourraient n'évoluer qu'après la naissance, dans le cours de la première ou de la seconde année, et cela à la suite d'accès convulsifs ou de toux violente, comme dans la coqueluche. Pour ma part, je n'en possède pas d'exemples ; de plus, on peut soupçonner que la cataracte avait passé inaperçue dans les premiers temps de la vie. Toutefois, comme certains ophtalmologistes affirment s'être rendu compte de la transparence parfaite du cristallin par l'examen ophtalmoscopique, immédiatement après la naissance, je crois nécessaire de vous signaler le fait. Du reste, qu'il s'agisse de cataractes vraiment congénitales ou acquises en bas âge, leur pathogénie reste encore obscure. Ce qui est certain, c'est que l'opacification partielle aussi bien que totale de la lentille réside toujours dans la production, au milieu des fibres cristalliniennes, de vacuoles remplies de gouttes de myéline, sorte de substance albuminoïde n'ayant aucun des caractères des corps gras ; il est probable que cette matière provient d'une liquéfaction des fibres. Quant à la sclérose du noyau, lorsqu'elle existe, elle ne diffère en rien de la kératinisation sénile, sauf peut-être qu'elle est moins consistante et rappelle plutôt la cire jaune.

Quelques mots encore sur une dernière variété de cataracte congénitale dite régressive et consistant en une membrane *siliqueuse*, de couleur blanche, avec ou sans dépôt de masses calcaires dans son intérieur. Dans ces cas il faut admettre que, pendant la vie intra-utérine, une cataracte totale a évolué et s'est transformée en cataracte membraneuse. Cette forme s'observe souvent sur des yeux petits, rudimentaires ; elle s'accompagne souvent de strabisme congénital et de nystagmus oscillatoire, rotatoire ou même combiné ; c'est ce qui existait chez une petite fille de sept ans, rabougrie, à grosse tête, dont les deux yeux étaient microphtalmes et nystagmiques, avec cornées toutes petites et iris non contractiles : après extraction, la vision est restée très défectueuse au point que la malade ne se guidait qu'avec peine ; cet état est resté le même depuis. Vous comprendrez d'autant mieux ce dernier fait, qu'en pareil cas il existe ordinairement d'autres malformations de l'œil, telles que colobomes de l'iris et de la choroïde, ou encore de la rétinite pigmentaire ; de plus, la persistance de l'artère hyaloïdienne est commune, particularité qu'on peut encore rencontrer dans les variétés molle, zonulaire, axiale et même disséminée. Cette persistance peut être totale, comme sur deux yeux cataractés provenant d'une petite fille morte après l'accouchement dans le service de notre regretté collègue Tarnier et dont la mère était syphilitique ; les yeux, bien développés, offraient des cataractes totales, molles, avec artères hyaloïdiennes complètes et restées perméables depuis la papille jusqu'à la face postérieure du sac capsulaire, où elles se terminaient en réseau. A ce propos, il est curieux de noter que ce système vasculaire, indispensable à l'évolution de la lentille cristallinienne, devient une cause de son opacification, lorsqu'il persiste jusqu'à la naissance.

De l'ensemble des faits qui précèdent, il résulte qu'au point de vue du fonctionnement visuel, le pronostic varie dans les différentes formes de cataractes congénitales. Cela tient à la présence ou à l'absence de lésions rétiniennes ou choroïdiennes, au développement plus ou moins parfait du globe, et aussi à l'époque hâtive ou tardive de l'opération. Lorsqu'on a affaire à des yeux bien développés, atteints de la variété totale, molle ou liquide, on peut espérer une bonne acuité visuelle pourvu qu'on intervienne de bonne heure, de six mois à deux ou trois ans au plus : déjà, pour les variétés zonulaire et polaire, surtout postérieure, il faut faire des restrictions. Le cas devient tout à fait mauvais lorsqu'il s'agit de cataractes régressives, sur des yeux microphtalmes et colobomateux; on les trouve généralement chez des dégénérés ou des rachitiques, à dents rabougries (Horner), avec diaphyses incurvées, épiphyses noueuses, ayant marché et parlé tard, et dont l'intellect laisse à désirer, ou qui présentent les signes de l'hydrocéphalie.

XXXVI

SUBLUXATION SPONTANÉE, CONGÉNITALE ET SYMÉTRIQUE DES DEUX CRISTALLINS.

Nous sommes en présence d'une petite fille de sept ans, qui vient nous consulter pour une vision insuffisante et incorrecte. Par l'éclairage latéral et l'examen ophtalmoscopique, on ne tarde pas à s'apercevoir que les deux cristallins ont subi un mouvement de translation en bas et en dedans, ce qui est le cas le plus fréquent. Il s'agit donc là d'une double subluxation, avec cette particularité qu'elle est plus prononcée du côté droit.

L'éclairage latéral nous montre le champ pupillaire partagé en deux : en haut, la pupille est d'un noir parfait, alors qu'en bas on aperçoit un reflet grisâtre caractéristique du cristallin transparent; un bord concave en bas, qui n'est autre que le bord supérieur de la lentille, délimite ces deux segments. L'ophtalmoscope, en éclairant le fond de l'œil, fait apparaître les deux portions pupillaires mentionnées avec une couleur rouge orange, alors qu'une bordure noire à concavité inférieure les sépare : cette bordure provient de l'équateur cristallinien, au niveau duquel les rayons émergents subissent une réflexion totale.

La bilatéralité et la symétrie de cette luxation caractérisent son origine spontanée, alors que la luxation traumatique est unilatérale, et en tout cas non symétrique.

Toute dislocation du cristallin dans un sens suppose nécessairement la rupture plus ou moins étendue des fibres zonulaires dans le sens opposé, ici en haut; quant aux agents qui commandent le déplacement, ce sont les fibres zonulaires intactes et l'action de la pesanteur. Lorsque la luxation est congénitale, il y a lieu de se demander s'il s'agit de rupture traumatique de la zonule, par coups sur le ventre de la mère, application de forceps, etc., ou bien d'un défaut d'évolution d'une partie de cette zonule.

Toujours est-il que parfois il existe de ces luxations familiales, comme pour indiquer qu'un vice évolutif pourrait être invoqué. Pour ce qui est des luxations spontanées survenant tardivement, on les observe sur des yeux fortement myopes ou cataractés, auquel cas il s'agit ordinairement de vieilles cataractes régressives.

Le cristallin luxé peut rester indéfiniment transparent, ou bien s'opacifier après un temps plus ou moins long : je vous citerai à l'appui le cas d'une famille de trois membres, dont l'un avait les cristallins transparents et les deux autres cataractés, sans qu'on puisse préciser la raison de cette différence.

Par le fait même que le cristallin est partiellement déplacé, l'iris, non soutenu en arrière, devient plus ou moins tremblotant, et cette irido-donésis est toujours plus prononcée du côté du champ pupillaire dépourvu de cristallin, chez notre malade en haut.

De même, par suite du mouvement de bascule de la lentille, la profondeur de la chambre antérieure est augmentée dans la portion aphake de la pupille, tandis qu'elle est diminuée du côté du déplacement du cristallin : c'est là un signe important, car il fait soupçonner la dislocation, alors qu'une pupille étroite s'oppose à l'exploration du champ cristallinien.

Les troubles fonctionnels dus à une luxation, même peu prononcée, méritent d'être bien étudiés. Le plus caractéristique est le changement de réfraction survenu dans les deux parties de la pupille, dont l'une, privée de cristallin, devient hypermétrope, l'autre restant emmétrope ou myope. Même sans que la lentille quitte sa place normale, il suffit qu'elle devienne oblique par rapport à l'axe de l'œil, pour qu'il s'ensuive un astigmatisme irrégulier des plus gênants. Que pareil astigmatisme survienne après un traumatisme de l'œil, on est en droit d'admettre la subluxation du cristallin sur place, surtout si l'examen à l'ophtalmomètre démontre la régularité des courbures de la cornée. Vous savez, en effet, que, lors de l'examen ophtalmoscopique, il suffit de la plus légère inclinaison de la loupe sur son axe, pour nous faire voir la papille optique allongée dans un sens ou dans un autre : cela résulte du décentrage de celle-ci par rapport à la cornée et au cristallin de l'œil normal. On pourrait supposer à priori, et cela du reste a été avancé, que l'individu atteint de luxation dût voir deux images, l'une par la portion de pupille dépourvue de cristallin, et l'autre à travers sa lentille ; mais, en règle générale, la dipoplie monoculaire fait défaut, et, ce qui domine, c'est la netteté moindre des contours des objets, d'où résulte une amblyopie plus ou moins grande. La luxation ne serait profitable que si elle était complète, chez des individus fortement myopes : le résultat serait le même que celui de l'extraction du cristallin.

L'intérêt du cas qui nous occupe est, en grande partie, que l'œil droit, siège de la luxation la plus accentuée, offre de l'hypertonie glaucomateuse ; c'est là un fait qui n'est pas fréquent, lors de luxation congénitale. Pour expliquer cette complication, on ne saurait invoquer qu'une hypersécrétion de l'humeur aqueuse par le fait du contact du cristallin avec l'uvée, déterminant l'irritation de cette membrane et, mieux encore, l'obstruction de l'angle iridien : la raison de cette obstruction pourrait être cherchée dans le refoulement de la base de l'iris consécutif à l'obliquité de la lentille, mais comme ce refoulement est partiel, cela ne paraît guère probable ; reste une autre explication, l'occlusion du canal de Schlemm par du pigment irien et des cellules migratrices, ainsi que j'en ai souvent trouvé des exemples à l'examen microscopique d'yeux glaucomateux.

Quoi qu'il en soit, une pareille complication mérite qu'on s'en occupe, et, si les instillations répétées de collyres myotiques restent sans effet pour abattre l'hypertonie, il faut recourir sans tarder à une intervention opératoire.

En pareil cas, l'iridectomie antiglaucomateuse serait dangereuse, car, étant donnée la rupture de la zonule, on aurait à craindre l'issue du vitré et une hémorragie profuse grave ; c'est pourquoi je donne la préférence à la sclérotomie. Le même raisonnement s'applique *à fortiori* à l'extraction du cristallin transparent.

XXXVII

DIPLOPIE MONOCULAIRE PRÉLUDE DE CATARACTE

Voici une malade, de quarante ans, qui vient consulter pour une diplopie de l'œil droit. Lorsqu'elle regarde une flamme avec cet œil, elle en aperçoit deux superposées dans le sens vertical, l'une, inférieure, nette, et qui doit correspondre à la macula ; l'autre située en haut, beaucoup plus estompée. V = 1/6. Son œil gauche ne voit pas double et l'acuité y est de 1/3. L'examen ophtalmoscopique montre des opacités dans les deux cristallins, mais plus prononcées à droite. C'est à ce fait qu'il faut attribuer cette diplopie qui, dans d'autres cas analogues, peut se transformer en polyopie.

C'est là une notion bonne à retenir, car la diplopie monoculaire précède parfois l'opacité cristallinienne et devient, pour ainsi dire, un signe prémonitoire de la cataracte. Vous concevrez cela sans peine en songeant que l'indice de réfraction d'un ou de plusieurs méridiens peut être changé, alors que la transparence de la lentille nous apparaît conservée.

Lorsque je me suis occupé avec mon ancien chef de laboratoire Vasseaux de la cataracte naphtalinique expérimentale, et que nous procédions tous les jours à l'examen ophtalmoscopique de l'œil, il nous est arrivé de constater un état particulier du cristallin encore transparent : en imprimant au miroir des mouvements de circumduction, on voyait apparaître dans l'épaisseur de la lentille des ombres tournantes, analogues à celles qu'on observe dans le kératocone : ce signe précédait à un court intervalle l'apparition de la cataracte naphtalinique, et nous l'avons expliqué en admettant le changement d'indice de réfraction des différents méridiens du cristallin. On sait du reste que certaines cataractes procèdent ainsi dans leur évolution, par tranches, allant d'un pôle à l'autre, ce qui leur a valu l'épithète de déhiscentes. D'après tout cela, on pourrait donc expliquer la diplopie monoculaire d'origine cristallinienne par une sorte d'astigmatisme irrégulier de la lentille en voie de s'opacifier.

Je me rappelle avoir observé pour la première fois le fait, il y a des années, sur un ingénieur du canal de Suez qui, en sa qualité de mathématicien, avait observé nettement sur lui-même pareille diplopie. Bien que l'ophtalmoscope n'eût pas révélé encore la moindre trace de cataracte, je l'attribuai à la préparation d'un pareil processus. Un des meilleurs ophtalmologistes de l'époque, à Paris, fut d'un avis différent et prescrivit des verres correcteurs qui ne servirent de rien ; or, quelque temps après, la cataracte apparut, se compléta même et fut opérée. Tout cela prouve qu'en pareille occurrence il faut toujours y penser, et, grâce aux moyens d'investigation actuels, on se rendra compte s'il existe ou non la moindre trace de cataracte. A cet égard, le meilleur mode d'exploration consiste dans l'emploi du miroir ophtalmoscopique muni par derrière d'une forte lentille oculaire de 18 à 22 dioptries de foyer, tout en se gardant de se laisser donner le change, par la constatation de petites gouttes transparentes dans des cristallins normaux.

Je sais bien que certaines diplopies et polyopies monoculaires ont été rattachées à un état pathologique mal défini de la rétine, que l'on observe chez les névropathes, particulièrement les femmes hystériques, et qui, par cela même, peuvent être transitoires. Ici encore, l'examen ophtalmoscopique, pratiqué comme je vous l'ai enseigné tout à l'heure, permet la différenciation avec une cataracte naissante. Pour expliquer ces phénomènes, on en a été réduit à supposer un spasme partiel du muscle accommodateur qui rendrait un cristallin normal astigmate : c'est là un fait qui demande, je crois, à être confirmé.

Vous le voyez, une analyse minutieuse des faits pourra vous permettre dans bien des cas de prédire l'apparition de certaines cataractes, chose qui n'est pas indifférente pour le malade, et qui fait honneur à la perspicacité des cliniciens ; vous ne serez pas tentés en outre d'attribuer au nervosisme ce qui ne lui appartient pas. En supposant que la diplopie monoculaire devienne gênante, vous prescrirez au malade, comme palliatif, le port d'un verre opaque du côté diplope.

CORPS VITRÉ

XXXVIII

PATHOGÉNIE ET TRAITEMENT DES HÉMORRAGIES SPONTANÉES PROFUSES DU VITRÉ

Nous venons d'examiner à la consultation un malade intéressant, non seulement par son affection locale, mais encore au point de vue de la pathologie générale.

C'est un garçon boucher, âgé de vingt-six ans, de constitution vigoureuse. Il est peut-être arthritique ; en tout cas, il est variqueux. Ses jambes sont couvertes de cicatrices, les plus grosses de la dimension d'une pièce de 5 francs; mais il est aisé de se rendre compte, à première vue, qu'il ne s'agit pas là d'ulcères variqueux cicatrisés. Ce sont des plaques nettement arrondies, blanches au centre, présentant les caractères d'ulcérations ecthymateuses. Ces ulcérations pouvaient relever d'une cachexie, surtout chez un variqueux, ou de la syphilis.

Au mois de mai dernier, cet homme fut atteint d'une uréthrite qui aurait duré quinze jours, puis d'un chancre qui disparut en un mois. En fait d'accidents secondaires, on ne peut guère noter, sur les dires du malade, que de l'alopécie. Les cheveux sont tombés, non pas en touffes, mais disséminés; il n'aurait pas eu d'infection du cuir chevelu, et je suis très tenté de le croire, car les plus minutieuses investigations ne relèvent aucun ganglion sous-occipital et mastoïdien. En outre, les cheveux ont repoussé; nous sommes donc en présence d'une alopécie très probablement spécifique.

Je me suis alors enquis de l'état de ses testicules. Il m'a dit en avoir eu un malade : c'est le gauche, qui présente encore une induration épididymique, surtout au niveau de la *tête*; le cordon est tant soit peu induré du même côté. En présence de ces vestiges, la question se pose de savoir si le malade a eu une orchite blennorrhagique ou une manifestation testiculaire syphilitique. Vous savez que l'épididymite syphilitique existe; c'est une forme rare. Ricord en ignorait l'existence. Mais, fait curieux, l'épididymite blennorrhagique affecte de préférence la queue, la syphilitique la tête de l'épididyme; cette localisation nous ferait donc pencher de préférence dans le sens de la syphilis. Pour en finir avec ce côté de notre malade, je dois vous dire qu'il présente une pléiade ganglionnaire inguinale très nette; je n'ai pas trouvé de ganglions épitrochléens. D'ailleurs, il n'a pas eu de bubon suppuré; il semble donc que nous puissions écarter l'idée de chancre mou. L'examen de la gorge ne révèle qu'un fort érythème.

Il n'a pas de polyurie, ni de fréquence des mictions; ses urines sont claires et ne contiennent aucun principe anormal. Tout ce que nous pouvons donc relever jusqu'ici dans l'histoire de ce malade se rapporte à la syphilis.

Mais il avoue être *alcoolique*. Il n'a pas cependant de rêvasseries nocturnes ni de tremblement dans les jambes; il n'en est pas moins alcoolique au début.

Notre malade possède encore une autre source d'infection. Je me suis enquis minutieusement de l'état de ses fosses nasales : il salit plusieurs mouchoirs par jour et mouche des matières épaisses; il est donc atteint de rhinite chronique, sans cependant arriver jusqu'à l'ozène. Vous savez l'importance que j'attache à ces lésions nasales, causes de tant de troubles dans le fonctionnement normal de la vision.

Le tube digestif est sain, et je ne puis relever aucune source d'intoxication gastro-intestinale; les digestions sont bonnes, il n'y a pas de constipation. Il n'a jamais eu de céphalée, de nausées, de vomissements ni d'épistaxis.

J'arrive maintenant au point qui nous intéresse plus spécialement; auparavant je dois vous dire que le malade n'a jamais éprouvé de traumatisme sur l'œil, et qu'il ne présente pas d'ecchymose sous-conjonctivale. Il est venu nous consulter pour la première fois il y a quatre jours; mais, auparavant, il était allé aux Quinze-Vingts où on lui avait instillé de l'atropine; l'action de ce médicament se faisant encore sentir à huit jours d'intervalle, il ne faut attacher aucune importance à la mydriase unilatérale qu'il présente.

Le malade a toujours eu une bonne et longue vue. Quelque temps après sa double infection blennorrhagique et syphilitique, il s'aperçut de troubles visuels à gauche. Lorsqu'il fermait l'œil droit, il avait peine à distinguer les objets. Ce trouble ne s'est jamais accompagné d'aucun mal de tête. J'y insiste, parce que vous savez que la *migraine ophtalmique* ou *scotome scintillant* s'accompagne de céphalalgie ; on a, il est vrai, dans ce dernier cas, la présence de fulgurations lumineuses, pour aider le diagnostic.

Les premiers troubles visuels durèrent un à deux jours, puis disparurent, et revinrent à trois ou quatre reprises, sans que le malade y prêtât grande attention. Il y a trois semaines, l'œil se troubla presque complètement, et il se décida à consulter. Extérieurement, cet œil ne présente rien d'anormal. Le tonus en est légèrement diminué ; disons qu'il est égal à — 1. C'est là un fait assez remarquable, en ce sens qu'il exclut l'idée d'un glaucome. Lorsqu'on examine cet œil à l'ophtalmoscope, on voit qu'il est inéclairable en haut et du côté temporal. Chose curieuse et à laquelle j'étais loin de m'attendre, lorsqu'on fait regarder le malade en bas et en dedans, on parvient à percevoir une partie du fond de l'œil s'éclairant en rouge orange ; l'examen subjectif confirme d'ailleurs cette donnée objective, car le malade distingue, vaguement il est vrai, la main portée en haut et en dehors. L'examen à l'éclairage oblique ne donne aucun renseignement, sinon que l'humeur aqueuse et le cristallin sont sains. Il y a donc un nuage noir qui voile le fond de l'œil ; j'ai cherché à voir si ce nuage était mobile ou fixe, pour le différencier de l'aspect ophtalmoscopique d'une tumeur : ce n'est pas facile à distinguer ; le fait est d'ailleurs, en lui-même, de peu d'importance, puisque l'hypotonie du globe fait écarter *à priori* l'idée de tumeur.

Nous avons donc affaire à une *hémorragie du vitré*, hémorragie profuse, profonde, car elle siège dans les couches profondes du vitré. C'est ce que l'on appelle l'*œil apoplectique* ; je désigne volontiers cette affection sous le nom d'*épistaxis intra-oculaire*.

C'est une histoire encore à l'ordre du jour que celle de ces hémorragies, et je dois vous dire que leur pathogénie est, à l'heure actuelle, mal connue, sinon complètement ignorée. D'ailleurs les observations en sont rares ; c'est à peine si dans un service comme celui-ci vous en verrez un ou deux cas par an.

Les apoplexies, en général, ne peuvent être dues qu'à

deux causes, et les anciens, surtout depuis Boerhaave, divisaient les hémorragies spontanées en deux classes : *hémorragies par dyscrasie sanguine*, dans lesquelles les vaisseaux laissent passer le sang comme à travers les mailles d'un panier, elles-mêmes subdivisées en deux classes : actives (chez les congestifs, les pléthoriques), et passives (chez les scrofuleux, les anémiques), et les *hémorragies par rupture*, appartenant à la grande classe de l'artério-sclérose. Voilà ce que nos prédécesseurs enseignaient.

Le jour où l'on a connu le rôle des vaso-moteurs, où les expériences des physiologistes ont montré que la section du sympathique détermine la dilatation vasculaire, son excitation la constriction des vaisseaux, on a voulu tout rapporter à l'influence nerveuse dans la production des hémorragies spontanées. Tout bilan fait, je crois qu'il faut en revenir aux théories anciennes. Sans doute, chez un artério-scléreux, le froid, une émotion vive, sont susceptibles, par l'intermédiaire du système nerveux, de déterminer dans les vaisseaux des modifications de calibre pouvant entraîner leur rupture. Deux faits n'en commandent pas moins la production de ces hémorragies : l'altération des parois, l'altération de la crase sanguine. Chez un individu jeune, sans artério-sclérose, vous ne pouvez guère invoquer la fragilité vasculaire ; chez notre malade, en particulier, il n'y a aucune altération de l'appareil cardio-vasculaire. Or, fait remarquable et qui anéantit la théorie de l'artério-sclérose, dans le cas particulier, au moins, ces hémorragies du vitré apparaissent chez des enfants, des adolescents, jusqu'à trente ans, rarement plus tard ; elles ne peuvent donc être rattachées qu'à une dyscrasie.

L'anatomie pathologique a-t-elle éclairé la question ?

On a étudié les artères, sans rien trouver : d'ailleurs, seraient-elles sclérosées, que ce fait en lui-même ne prouverait rien, puisque l'hémorragie vitréenne spontanée ne s'observe pas chez les vieillards artério-scléreux. On a examiné les veines, et, dans ces derniers temps, on a bien décrit des hémorragies rétiniennes, dont le point de départ est dans le système veineux: je vous dirai tout à l'heure quel est le mécanisme de ces lésions veineuses; mais, somme toute, les résultats de l'anatomie pathologique ont été plutôt désillusionnants. Pour toutes ces raisons, je crois qu'il faut en revenir à la théorie de la dyscrasie. Mais ce mot, qui, dans la bouche de ceux qui l'ont créé, ne signifiait pas grand'-chose, a acquis aujourd'hui toute sa valeur, éclairé par les données scientifiques récentes. Voilà notre malade, en apparence vigoureux : or, il a chez lui trois causes de toxhémie : rhinite chronique, syphilis, alcoolisme. Est-ce l'une d'elles qui a l'action prépondérante, est-ce l'association de l'alcool et de la vérole, ou la combinaison de la syphilis avec les microbes de l'ozène ? tout cela est possible ; mais ce qui domine, en tout cas, c'est l'infection. L'alcool suffit à lui seul pour déterminer la déchéance organique, la syphilis également, et l'infection des muqueuses déverse dans l'économie les toxines élaborées par ces microbes.

Nous avons donc affaire ici à une dyscrasie analogue au scorbut, maladie type dont on trouvera un jour le microbe : n'en a-t-on pas signalé des épidémies sur les bateaux effectuant des voyages au long cours ? Il serait peut-être bien instructif de rechercher si dans ces yeux on ne découvre pas un microbe ou une toxine, de faire des examens hématologiques, d'étudier le coefficient de toxicité urinaire; le champ me paraît vaste aux découvertes.

Voulez-vous, Messieurs, des exemples analogues? Vous savez qu'on trouve habituellement très naturelles, dans les familles, les épistaxis des enfants et des adolescents. Or, pourquoi certains enfants ont-ils continuellement le mouchoir plein de sang, alors que d'autres sont à l'abri de ces accidents? Dans quelques cas, les rhinologues tranchent la question ; mais souvent aussi l'appareil nasal est indemne, auquel cas il s'agit d'épistaxis spontanées ; or, ces enfants sont souvent des dyspeptiques, des constipés ; ils ont une toxhémie gastro-intestinale : tous les tamponnements n'y feront rien ; les soins assidus des voies digestives leur seront bien plus salutaires. J'en pourrais dire autant de certaines métrorragies.

Mais revenons à l'œil. Je reçois ici un jour un enfant gros, lourd, d'apparence strumeuse, pâle et présentant de l'exorbitis. Une poche kystique repoussait l'œil en avant, le cul-de-sac conjonctival inférieur était distendu et violacé : il s'agissait d'un hématome de l'orbite. Cet hématome avait déterminé une atrophie optique par compression : à la ponction, il s'écoula du sang noir ; à part un peu de suppuration, tout rentra dans l'ordre, sauf l'atrophie qui persista. Or, en examinant avec soin cet enfant, je trouvai une dilatation énorme de l'estomac. L'hématome était survenu la nuit, à la suite d'une indigestion et de vomissements. A l'hôpital, chaque fois que le petit malade avait des vomissements, l'épanchement se reproduisait : l'observation en a été publiée. Or, croyez-vous que les efforts de vomissements eussent suffi, à eux seuls, à provoquer un hématome de l'orbite? Non, sans doute ; c'était la cause occasionnelle, l'efficiente résidant dans l'intoxication gastrique.

Dans un autre cas, que j'ai eu l'occasion d'examiner

devant vous, je n'ai pu retrouver que l'hérédité goutteuse chez un jeune homme de vingt-cinq ans, atteint comme celui-ci d'hémorragie du vitré.

Donc, toute toxhémie, qu'elle dérive du nez, du tube digestif, de la syphilis, de l'alcoolisme, de la goutte, peut-être de la blennorrhagie, et aidée par une cause immédiate telle que le travail, le froid, les émotions, les efforts, les vomissements, est capable de produire ces hémorragies.

J'ai réservé un point de la question : je disais tout à l'heure que nous avions affaire ici à une hémorragie veineuse. Or, du côté du système veineux, nous trouvons un mécanisme favorable à la production de ces hémorragies, ce sont les *thromboses*. Dans certaines infections, le sang se coagule dans les vaisseaux ; il se produit un thrombus ; en arrière du thrombus, il y a dilatation vasculaire, altération des parois, puis extravasation par rupture. Si ce mécanisme ne peut être érigé en loi générale, il doit du moins commander bien des cas. Poncet (de Cluny) a d'ailleurs bien montré que la rétinite leucémique se produit dans des conditions analogues, par suite d'infarctus de globules blancs dans les vaisseaux, et certaines affections oculaires dépendant de la malaria n'ont pas d'autre origine. C'est donc dans le système capillaire veineux et dans la dyscrasie sanguine qu'il faut rechercher le point de départ de ces lésions.

Le *pronostic* des hémorragies du vitré est fâcheux, car le deuxième œil peut très bien être pris consécutivement ; c'est ce qui s'est produit chez le goutteux dont je vous parlais tout à l'heure. Quant à l'avenir de l'œil atteint, il est singulièrement assombri. Je veux vous en citer un exemple. C'était un gros paysan, se présentant dans des conditions analogues, avec un gros cœur battant impétueusement ; je l'envoyai à M. Sée, qui diagnostiqua *hypercardie* et appliqua le *Convallaria maialis* sans aucun résultat ; il va dans une autre clinique où on lui fait une iridectomie ; pourquoi ? je l'ignore. Six mois après, il revient complètement aveugle ; son second œil était perdu. L'œil se rapetissa, s'atrophia, devint carré, tout cela sans douleur, car il n'y a pas de phénomènes inflammatoires.

Si donc, comme dans le cas actuel, le second œil est encore sain, il faut vite instituer un traitement actif. En partant de l'idée que nous avons affaire à une infection, nous devons désinfecter le sang, le ramener à la crase primitive. L'iodure de potassium ne m'a jamais donné de grands résultats. Ici nous avons trois infections à soigner.

Rhinologiquement, nous devons antiseptiser les fosses nasales. Le malade est alcoolique : supprimons l'alcool, permettons-lui seulement un peu de vin, pour ne pas provoquer une crise de delirium tremens. Je lui ai recommandé de prendre du lait, d'abord pour remplacer l'alcool, ensuite parce que le lait est un excellent diurétique.

Mais nous devons aussi traiter sa syphilis. Nous nous adresserons pour cela à un agent qui est non seulement antisyphilitique, mais aussi bactéricide par excellence, l'huile biiodurée, en injections de 4 milligrammes ; vous savez quels heureux résultats nous en obtenons tous les jours. Lors même, d'ailleurs, que ce malade ne serait pas syphilitique, je lui appliquerais ce traitement, convaincu de sa puissance comme antiseptique général.

Plus tard, je lui administrerai probablement l'arsenic, qui gagnerait peut-être à être donné par voie hypodermique ; je me réserve d'étudier cette question. Vous savez que l'arsenic a souvent une excellente action sur certaines infections, et aussi sur certaines tumeurs; rappelez-vous ce prétendu double sarcome de l'orbite, qui a été guéri par le seul arséniate de soude.

J'espère, par tous ces moyens, arriver à lui conserver l'œil sain en bon état.

Vous pouvez maintenant vous rendre compte, Messieurs, de l'importance de la question que je viens d'étudier devant vous. Elle touche aux régions les plus élevées de la pathologie générale. D'iatro-mécaniciens, nous sommes devenus iatro-chimistes, mais seulement depuis les conquêtes de la bactériologie. Or, ces découvertes récentes ne sont pas seulement de beaux faits scientifiques, elles sont en outre la sauvegarde des malades ; j'espère, par un cas particulier, avoir réussi à vous le démontrer.

XXXIX

NATURE ET TRAITEMENT DE L'HYDROPHTALMIE.

L'hydrophtalmie, dite encore buphtalmie, mégalocornée, constitue un état morbide congénital de l'œil, qui témoigne d'un processus pathologique ayant évolué pendant la vie intra-utérine, mais ne s'arrêtant pas pour cela après la naissance. Ce qui frappe le plus, c'est la distension de la cornée, qui est tantôt transparente, tantôt opaque, en totalité ou en partie ; parfois cette opacité est telle que cette membrane prend un aspect porcelanique. Cette distension, au lieu de rester limitée à la cornée, ce qui constitue alors le kératoglobe, envahit la coque scléroticale elle-même, dont la partie antérieure s'amincit au point de laisser apercevoir au niveau du limbe une zone bleuâtre caractéristique. En pareil cas, les veines épisclérales sont injectées et il s'ajoute de la photophobie et du larmoiement. Lorsque la cornée reste transparente, on est frappé de la profondeur de la chambre antérieure, fait qui tient au bombage de la cornée en avant et au refoulement en entonnoir de l'iris en arrière ; la pupille apparaît élargie et peu ou pas mobile sous l'influence de l'éclairage. Il est des cas où l'iris semble décoloré, aminci et parfois détaché sur un point de sa grande circonférence (irido-dialyse) ; il peut aussi s'y joindre le tremblement de l'iris ou iridodonosis, ce qui tient alors au refoulement en arrière ou à la subluxation du cristallin par rupture de la zonule. La lentille, le plus souvent transparente, peut être opacifiée soit par dystrophie, soit par déchirure du sac capsulaire.

Habituellement, le vitré reste transparent et rend possible l'examen ophtalmoscopique dont Horner a le premier tiré parti pour démontrer l'existence d'une excavation cupuliforme, en chaudron, avec atrophie blanche du disque optique. Les vaisseaux rétiniens, tortueux, décrivent de larges crochets à la périphérie de cette excavation. A ces caractères ophtalmoscopiques s'ajoutent l'exagération du tonus de l'œil et le rétrécissement du champ visuel, surtout manifeste du côté nasal. Grâce à cet ensemble de caractères, Horner a fait rentrer l'hydrophtalmie dans la classe des glaucomes, et, depuis lors, l'affection a été décrite par la plupart des auteurs modernes sous le nom plus juste de *glaucome infantile*. Antérieurement à cette conception, on n'avait pas manqué d'y voir une kératite congénitale, surtout lorsque la cornée était opaque, ou bien une irido-choroïdite hypothétique avec hypersécrétion de l'humeur aqueuse.

Le glaucome une fois admis, il reste à savoir quel en est le mécanisme, et, à cet égard, seule l'anatomie pathologique peut nous renseigner. Or, la cornée est certainement hors de cause, toutes les fois au moins qu'elle conserve son entière transparence ; l'iris est, vous ai-je dit, plus ou moins modifié dans sa couleur, chose facile à prouver lorsque l'affection est unilatérale, plus ou moins aminci et privé de mouvements, mais non enflammé, au moins primitivement. Il en est de même des procès ciliaires qui sont aplatis, déplissés et comme atrophiés, enfin de la choroïde, de la rétine et du vitré, sauf peut-être ce dernier qui parfois devient plus fluide et qu'on a trouvé même, bien que rarement, décollé au niveau de son pôle postérieur. L'excavation glaucomateuse et ses suites s'expliquent par l'exagération du tonus, sans qu'il y ait lieu de faire intervenir de la papillo-névrite.

Donc, l'idée de rattacher l'hydrophtalmie à un processus irritatif hypersécrétoire ne paraît guère fondée, et force est d'en rechercher l'origine dans un défaut d'excrétion par occlusion de l'angle iridien. Vous savez que cette occlusion dérive presque toujours de l'adossement et de l'adhérence de la base de l'iris à la face postérieure du canal de Schlemm. C'est en effet ce qui a lieu ici, au moins dans la majorité des cas : il existe à cet égard quelques examens histologiques contradictoires parmi lesquels celui d'une aniridie totale est le plus suggestif ; mais, pour que ceux-ci fussent valables, il aurait fallu démontrer la non-obstruction du canal de Schlemm par un autre mécanisme ; or celui-ci existe ; il consiste dans une sorte d'infarctus de ce conduit par des cellules lymphoïdes et des grains pigmentaires.

Quant à préciser l'origine de cette occlusion de l'angle iridien, nous ne pouvons nous livrer qu'à des hypothèses : s'agit-il là d'un trouble évolutif, ou bien d'une hyperhémie originelle par irritation des nerfs ciliaires pendant la vie intra-utérine, et ayant eu pour résultat le refoulement de la base de l'iris en avant? c'est ce qu'on ne saurait affirmer.

Point n'est besoin d'évoquer un processus inflammatoire pour expliquer l'opacification de la cornée ; vous savez que, dans le glaucome, l'hypertonie suffit, par une sorte d'hydrotomie, à rendre cette membrane plus ou moins opaque, et qu'après la naissance, cette opacification peut dans certains cas disparaître d'elle-même ou sous l'influence d'un traitement antiglaucomateux.

En définitive, l'hydrophtalmie doit être rattachée, au moins dans la majorité des cas, à un processus glaucomateux qui évolue très probablement dans les derniers temps de la grossesse ; comme la coque oculaire n'a pas encore toute sa résistance, il est facile de concevoir qu elle se laisse distendre et que l'excavation optique, d'ordre mécanique, arrive à son summum dès la naissance.

Cette affection est presque toujours bilatérale, mais il est des cas où elle n'intéresse qu'un seul œil ; alors même qu'elle s'attaque aux deux, ce n'est pas toujours au même degré.

Je ne vous parlerai que pour mémoire de l'idée de rattacher l'hydrophtalmie, lorsqu'il y a cornée opaque, à la syphilis : une kératite de cet ordre évolue beaucoup plus tard, vers la seconde enfance et l'adolescence, et d'ailleurs dans l'hydrophtalmie les cas de cornée opaque sont bien moins communs que les autres.

Le traitement de cette affection doit être avant tout

celui du glaucome acquis. On usera largement des instillations de collyres myotiques de pilocarpine et d'ésérine : ceux qui ont pour base cette dernière substance doivent être faibles, à 1 p. 1000 par exemple, vu leur action irritante sur la conjonctive et leur toxicité ; pour la pilocarpine, on peut aller jusqu'au 1 p. 100 ou même 1 p. 50. Sous forme de pommades à la vaseline jaune, qui n'est pas irritante, ils auront une action plus durable, à égale concentration. Lorsque ces applications restent insuffisantes, et c'est malheureusement la règle, il faut songer à une intervention opératoire. Comme, ici, la détente qui en résulte peut devenir dangereuse et provoquer des hémorragies intra-oculaires et plus tard le décollement de la rétine, qui lui-même aboutit à l'atrophie du globe, il est prudent d'agir progressivement. C'est pourquoi je suis d'avis qu'il faut essayer d'abaisser le tonus par des paracentèses qui favorisent l'action des collyres myotiques. Si celles-ci n'étaient pas suffisantes, on songerait à une sclérotomie étroite et pas trop périphérique, afin d'éviter le prolapsus possible de l'iris. Enfin, en supposant que cela soit insuffisant, on pratiquerait alors une iridectomie antiglaucomateuse sous le chloroforme. C'est en procédant de la sorte que vous pouvez espérer réussir en vous exposant aux moins de risques possible, témoin le cas de cette enfant qui est actuellement dans nos salles. C'est une fillette de dix mois, entrée le 18 décembre 1896. Il s'agissait chez elle d'une hydrophtalmie typique du côté droit. J'ai pratiqué une paracentèse suivie d'instillations d'ésérine et de la compression. Quatre jours après, la chambre antérieure était moins profonde, la pupille myotique, et il n'y avait eu ni réaction opératoire ni hémorragie. Grâce à l'application d'ésérine trois fois par jour, la tension baissa, bien que restant un peu supérieure à la normale. C'est alors que, le 22 janvier, je lui ai pratiqué une iridectomie antiglaucomateuse large, qui n'a jamais été suivie d'aucun accident. La malade, retournée en province, fut revue trois mois après et le résultat restait toujours des plus satisfaisants.

Lorsque le glaucome infantile s'accompagne d'opacités prononcées de la cornée, au traitement que je viens de vous indiquer on peut ajouter l'administration de l'iodure de potassium et des frictions hydrargyriques dans l'aisselle, moyens résolutifs qui m'ont paru favoriser la résorption de l'infiltration cornéenne. Malheureusement il est des cas où ni spontanément, ni même à la suite d'un traitement prolongé, on n'arrive à rendre à la cornée sa transparence, alors même qu'on a fait intervenir tous les moyens chirurgicaux précédents.

En dehors de l'hydrophtalmie congénitale classique, dont je viens de vous parler, il en est un type plus rare manifestement secondaire ou acquis. Le cas suivant en est un exemple. C'est un garçon de vingt-deux mois. Son œil droit est volumineux, dur et glaucomateux ; la cornée est le siège d'une opacité porcelanique, qui, sous forme de croissant à concavité supérieure, occupe la moitié inférieure de la cornée et se prolonge sur tout le limbe cornéen en un liséré rappelant le gérontoxon. Au dire de la mère, il y a un an, l'enfant aurait été soigné aux Quinze-Vingts pour une affection de l'iris, diagnostiquée tuberculose. A cette époque, cet œil avait son volume normal, mais, un mois plus tard, il devenait hydrophtalme, comme nous le voyons aujourd'hui, avec tonus très élevé et vision nulle. L'œil gauche est normal, bien que légèrement congestionné et larmoyant. J'ai pensé que, contre un pareil glaucome infantile, alors surtout que la vision de ce côté était abolie, le mieux serait de procéder d'emblée à une iridectomie antiglaucomateuse pratiquée sous le chloroforme à la partie supérieure, restée transparente, de la cornée. C'est ce que j'ai fait, il y a quelques jours, sans qu'il y ait eu hémorragie ni perte du vitré, et, actuellement, cet œil est mou, indolore, non congestionné et de volume normal. Vous voyez, d'après cela, que l'iridectomie est utile aussi bien dans le glaucome infantile congénital que dans l'acquis. La question de savoir si l'hydrophtalmie particulière, dont je viens de vous entretenir en dernier lieu, se rattachait ou non à une tuberculose atténuée du globe, me paraît sujette à caution : ce qui est certain, c'est que, dans les processus inflammatoires profonds survenant en bas âge, et déterminant du glaucome, la coque oculaire, grâce à son extensibilité, se laisse plus facilement distendre, d'où buphtalmie acquise.

RÉTINE

XL

CONSIDÉRATIONS SUR L'ANATOMIE PATHOLOGIQUE ET LA PATHOGÉNIE DES HÉMORRAGIES DE LA RÉTINE

Grâce à l'ophtalmoscope, il nous est loisible aujourd'hui de découvrir les hémorragies rétiniennes, dont les différents sièges dans l'épaisseur de la rétine sont bien connus. Il en est de superficielles et de profondes, de discrètes et de multiples, de centrales, maculaires ou périmaculaires, et de périphériques : ce sont là autant de particularités dont on doit tirer parti en ce qui concerne leur signification clinique.

Une hémorragie maculaire pourrait être confondue parfois avec une nappe sanguine située au centre, mais au devant de la rétine, entre la limitante de cette membrane, en arrière, et l'hyaloïde en avant. Parfois, cette nappe adhère et est comme suspendue à la limitante par une sorte de pédicule. Lorsque le foyer anté-rétinien n'est pas trop épais, l'acuité visuelle peut être conservée, sauf que le malade voit les objets estompés et rougeâtres ; par contre, dans une véritable hémorragie maculaire, le malade est privé brusquement de la vision directe et aperçoit un scotome noir, qui l'empêche de lire et d'écrire.

En ce qui concerne les hémorragies rétiniennes disséminées celles qui sont situées superficiellement, dans la couche des fibres nerveuses, sont reconnaissables à leur siège principal le long des vaisseaux, à leur forme allongée et à leurs bords crénelés en flammèche; celles au contraire qui occupent les couches granuleuses profondes (grains internes, couche plexiforme, grains externes, cônes et bâtonnets) revêtent l'aspect de foyers arrondis à bords bien délimités, disposition qui tient à la constitution aréolaire du stroma entourant les cellules; de plus, on se rend parfaitement compte, par l'examen ophtalmoscopique, qu'elles occupent un plan profond, derrière les vaisseaux; j'ajoute qu'elles ne sauraient empiéter sur le disque optique, ainsi que peuvent le faire celles qui sont situées plus superficiellement, dans la couche des fibres nerveuses.

Les hémorragies, tant superficielles que profondes, peuvent présenter, à côté de foyers rouges apoplectiques, des taches blanches, grisâtres ou nacrées, se montrant dès le début de l'hémorragie ou à une période plus tardive; les plus superficielles sont striées, les profondes arrondies. Les *striées*, presque toujours primitives, à côté des apoplectiques, donnent à la rétine un aspect panaché de rouge et de blanc : elles tiennent à l'altération dite gangliforme des fibres nerveuses, sorte de macération œdémateuse en chapelet qu'on retrouve après la mort, ou sur des rétines décollées; le plus beau type est celui de la rétinite albuminurique : cette altération est curable et n'empêche même pas nécessairement la conductibilité des fibres optiques; aussi voit-on des malades qui continuent à vaquer longtemps à leurs occupations; du reste, ce genre d'hydrotomie ne manque pas d'envahir le disque optique, composé de fibres amyéliniques, devenues ternes et gonflées par places, au point de cacher les vaisseaux qui émergent du centre de la papille. A une période tardive de la rétinite albuminurique, les stries blanches en question disparaissent et peuvent faire place à d'autres, dites atrophiques, d'aspect blanc chatoyant et dont la signification est tout autre : il s'agit ici d'une altération régressive, survenue au niveau des foyers hémorragiques, dont les éléments se sont transformés par nécrobiose en vésicules graisseuses et en dépôts de pigment noir hématique ; de pareils foyers sont indélébiles, et comportent dès lors un mauvais pronostic. Même chose se produit pour les hémorragies siégeant dans les couches profondes de la rétine, ainsi que je m'en suis assuré au microscope, à propos d'une vieille rétinite albuminurique, représentée dans mon *Atlas d'anatomie pathologique*.

La présence d'hémorragies une fois constatée, une tâche plus ardue reste à remplir, celle de la signification pathologique qu'elles peuvent avoir. Un premier élément réside dans l'unilatéralité ou la bilatéralité des lésions, et la présence ou l'absence de l'œdème des fibres rétiniennes. Lorsque l'hémorragie est pure, et qu'elle reste longtemps cantonnée sur un œil, il y a lieu d'admettre, sauf preuve du contraire, que l'origine des épanchements tient à l'artério-sclérose, avec ou sans affection cardiaque : il s'agit presque toujours alors d'individus âgés, d'arthritiques ou d'alcooliques, etc..., qui sont des séniles précoces; souvent alors le pronostic s'assombrit si l'on songe à la fréquence des complications glaucomateuses (glaucome hémorragique) et à la possibilité de l'apoplexie cérébrale, dont les hémorragies rétiniennes sont alors le prodrome.

Lorsque au contraire les hémorragies sont d'emblée bilatérales, et qu'elles s'accompagnent de l'œdème de la rétine, on doit soupçonner l'origine toxhémique de l'affection. C'est là le cas des albuminuriques, avec ou sans diabète, des oxaluriques, phosphaturiques, en un mot de tous ceux chez lesquels le filtre rénal fonctionne mal. Lorsque, en dehors de ces conditions, et chez des individus jeunes et en apparence sains, on constate de pareilles hémorragies, il faut toujours soupçonner une origine exo ou endo-infectieuse, et s'attacher à la découvrir. Il en est de cela comme du purpura, du scorbut, de certaines hématémèses et mélænas, de certaines hématuries dites essentielles, des épistaxis et de certaines métrorragies. En pareil cas, les parois vasculaires ne sont pour rien, et c'est du côté de la crase sanguine qu'il en faut chercher l'origine. Point n'est besoin d'insister pour faire comprendre l'importance de pareilles recherches au point de vue du traitement à instituer.

Il va de soi que lorsque l'artério-sclérose se combine à l'infection, les hémorragies seront plus profuses et redoutables. C'est précisément ce que vous avez observé chez un malade atteint d'un double glaucome absolu à droite. Le sujet est diabétique en même temps qu'artério-scléreux : comme les myotiques n'avaient ici aucune prise, j'ai dû pratiquer, pour apaiser les douleurs, une simple sclérotomie par ponction et contre-ponction; aussitôt, il survint une hémorragie intra-oculaire abondante, ce qui me fait craindre d'être obligé de procéder bientôt à l'énucléation : celle-ci se serait imposée sur-le-champ si on avait pratiqué d'emblée l'iridectomie, car alors l'œil se serait vidé immédiatement.

XLI

HÉLIOPHOBIE

Nous venons d'examiner une femme de quarante-quatre ans, brodeuse, qui n'a jamais eu à se plaindre de ses yeux, jusqu'à il y a un an, époque à laquelle elle fut prise d'une véritable horreur de la lumière, lui interdisant tout travail; depuis lors, le port de lunettes noir foncé lui est devenu indispensable, et elle passe volontiers toute la journée dans une chambre sombre. L'examen ophtalmoscopique ne décèle pas la moindre lésion des yeux, qui sont emmétropes et dont l'acuité visuelle est normale.

C'est là un type qu'on peut appeler *héliophobie* pour le distinguer de la photophobie, dont l'origine est différente : cette dernière est presque toujours liée à des kératites, et subsiste, au moins en partie, même en pleine obscurité; cela est tellement vrai qu'on peut l'observer même chez des amaurotiques atteints de kératites spontanées ou traumatiques : c'est dire par là que le siège en est plutôt dans les nerfs ciliaires que dans la rétine, et, pour l'expliquer, on peut admettre l'irritation du plexus nerveux cornéen par le contact de l'air.

Lors d'héliophobie, c'est l'exaltation du sens lumineux rétinien qui est manifestement en cause : la moindre lueur, fût-elle la clarté lunaire, suffit à la provoquer; à des degrés divers, on la retrouve chez les cataractés et même chez des amblyopes par atrophie optique, ainsi que nous en fournissent des exemples journaliers les tabétiques, alors que dans la plupart des rétinites l'exaltation du sens lumineux est exceptionnelle.

De tout temps on a noté que les cataractés évitent soigneusement toute lumière vive. Pour expliquer le fait, on invoque la nécessité de l'élargissement pupillaire, sous l'influence d'une demi-obscurité, grâce à laquelle l'individu peut utiliser les portions encore transparentes du cristallin ; je pense toutefois que tout ne se réduit pas à ce jeu de la pupille, mais qu'en réalité le cataracté devient plus ou moins héliophobe, soit que le sens lumineux de la rétine s'exalte par lui-même, soit que l'ombre constamment projetée par l'opacité cristallinienne exagère la perceptibilité lumineuse de cette membrane : il se produirait alors ce qui se passe lorsque, après avoir longtemps séjourné dans une cave, on s'expose brusquement à la clarté du jour. Ce qui serait en faveur d'une exaltation du sens lumineux, indépendamment de l'ombre portée par la cataracte, c'est que, dans les premiers temps qui suivent l'extraction de celle-ci, même sans iridectomie, le malade se sent ébloui et voit tous les objets environnants d'un bleu éclatant ou comme couverts d'une couche de neige.

Les phénomènes sont encore plus complexes chez les amblyopes par atrophie optique : je suppose un individu devenu amblyope au point d'avoir de la peine à se conduire, et qui a besoin d'une vive lumière pour distinguer les objets d'un certain volume. Ici encore le sens lumineux de la rétine s'exagère parfois à un tel point que le sujet ne se risque dehors en plein jour qu'en protégeant ses yeux avec des lunettes sombres ou tout autre écran ; il n'est pas jusqu'à la couleur des verres qui n'ait son importance : c'est ainsi que, chez un jeune étudiant atteint d'amaurose totale par double névrite optique, lors du retour de la vision, seuls les verres jaunes permettaient de supporter la lumière, alors que les noirs et les bleus restaient inefficaces; au contraire, plus tard, lorsqu'il eut récupéré la vision et se fut mis à préparer ses examens de doctorat, seuls les verres fumés lui convenaient.

Sans insister davantage sur les deux types qui précèdent, nous allons maintenant nous occuper de la véritable héliophobie, dite *essentielle*, qu'on observe sur des yeux absolument sains, comme chez notre malade.

Il s'agit presque toujours de femmes nerveuses et plus ou moins franchement hystériques ; ce sont des personnes capricieuses, exigeantes, allant consulter tour à tour tous les spécialistes qu'elles accablent de leurs lamentations. Elles portent d'immenses chapeaux, des voilettes sombres par-dessus des lunettes non moins foncées ; le soir, elles ne supportent aucune lumière, pas même celle d'une veilleuse. Tel était l'état d'une institutrice qui, de guerre lasse, et après bien des traitements inutiles, vint me consulter pour me demander un certificat d'incapacité absolue de travail Chez notre malade actuelle, il s'ajoute des migraines, des gastralgies, des insomnies avec rêvasseries, cauchemars, parfois de petites attaques précédées de la boule hystérique.

A titre de rareté, je vous signalerai l'observation d'un de nos anciens maîtres des hôpitaux, qui, dans le cours de la maladie dont il fut la victime pendant un an, eut une héliophobie telle que la moindre lueur lui faisait pousser des cris. Il suffit de vous dire qu'étant au lit, dans une pièce absolument sombre, le miroitement d'une tête de clou d'acier poli suffisait à l'éblouir. Il s'agissait chez lui de l'affection connue sous le nom de « rein sénile », caractérisée par de l'oligurie et des sueurs glacées des plus profuses : l'examen ophtalmoscopique que j'ai pu faire, malgré l'extrême répugnance du malade, m'a démontré l'intégrité des deux yeux, sauf une sclérose partielle du cristallin, à marche très lente, et que j'avais découverte chez lui alors qu'il était bien portant, cinq à six ans auparavant : on ne saurait incriminer ici le traitement, qui consistait simplement en diète lactée et surtout en administration de lactose, à un moment où le patient ne pouvait plus digérer le lait.

Le traitement de l'héliophobie essentielle des nerveux comporte avant tout l'emploi des bromures, de la valériane et de tous les médicaments réputés antispasmodiques, associés à l'hydrothérapie et à la vie au grand air. Aucun topique ne saurait être conseillé. Chez les hystériques, on ferait bien de mettre en œuvre la suggestion. Ce qui est certain, c'est que la maladie a une marche longue, d'une ou plusieurs années, et qu'elle peut guérir spontanément sans qu'on sache pourquoi.

XLII

ASTHÉNOPIE ESSENTIELLE OU NERVEUSE ASTHÉNOPIE SCOLAIRE

Sous le nom d'asthénopie en général, on décrit un état pathologique qui fait qu'un individu ne peut se livrer à une application tant soit peu prolongée des yeux, sans qu'il en résulte un trouble visuel l'empêchant de continuer, et, s'il veut y persister, tout devient confus, en même temps qu'il éprouve une sensation de tiraillement au fond de l'orbite, se transformant bientôt en douleur oculaire et péri-orbitaire. Il y a donc là surmenage, ce qui a valu encore à l'affection l'épithète de *kopiopie*, c'est-à-dire fatigue de l'œil. Lorsqu'on analyse les faits de cet ordre, on ne tarde pas à s'apercevoir que parfois on a affaire à des troubles accommodatifs par spasme ou surmenage du muscle ciliaire, état qui lui-même se lie à de l'amétropie (hypermétropie ou astigmatisme). En pareil cas, il suffit de corriger cette dernière par les verres, pour faire souvent disparaître le trouble fonctionnel qui en résulte.

D'autres fois, l'asthénopie provient de l'insuffisance de la convergence, provoquant de la diplopie qui s'accentue à mesure que l'objet visé se rapproche : celle-ci est également justiciable des verres, sous forme de prismes à base nasale.

Ces deux formes, bien connues dans leur nature, mises à part, il nous reste à examiner une troisième variété d'asthénopie, qu'on pourrait appeler *essentielle*, et qui a ceci de particulier d'apparaître sur des yeux normaux, exempts de tout vice d'accommodation et de convergence. La malade que je vous présente en est un exemple. C'est une femme de vingt-neuf ans, bien portante d'ailleurs, et qui, depuis un mois environ, accuse de l'incapacité de tout travail des yeux ; au bout de quelques minutes, sa vue se trouble complètement et elle est prise de douleurs migraineuses, puis, après un certain repos, la vision redevient nette comme auparavant.

L'examen ophtalmoscopique ne montre pas la moindre lésion ; de même la réfraction n'est point en cause, puisqu'il s'agit souvent, comme chez notre malade, d'yeux emmétropes ou très légèrement amétropes : c'est dire que les troubles dépendent d'un surmenage de l'appareil optique, pouvant avoir pour siège la rétine, le nerf optique ou les centres percepteurs. Lorsque, dans ces cas, on explore attentivement le champ visuel, on le trouve parfois rétréci à la périphérie, auquel cas on est conduit à incriminer l'hystérie ; mais il est des cas plus nombreux où pareil rétrécissement manque. Une constatation plus importante est celle du déclin progressif de la vision, dans les divers méridiens qu'on éclaire successivement à l'aide d'une fente sténopéique lumineuse. Si vous faites fixer un méridien vertical, la malade le voit d'abord nettement, puis il disparaît ; si à ce moment vous changez la direction de la fente lumineuse, chaque méridien correspondant subit la même éclipse après une perception très nette ; arrive un moment où l'œil devient en totalité amblyope. Laissez-le alors fermé pendant vingt minutes à une demi-heure et la sensibilité aux divers méridiens va revenir graduellement, en commençant par celui que tout à l'heure vous avez fait voir le premier au sujet. Vous avez ainsi la preuve qu'il s'agit d'un pur trouble fonctionnel.

La fatigue de l'appareil optique est généralement bilatérale, bien que plus prononcée d'un côté ; tout trouble psychique ou corporel l'influence, d'où des variations nombreuses dans la marche de l'affection, dont la durée est généralement longue, mais sans qu'il en résulte jamais un abaissement définitif de l'acuité visuelle. D'autres symptômes surajoutés, mais qui sont loin d'être constants, et dans tous les cas passagers, sont : la dyschromatopsie, la parésie ou la crampe accommodative, de la diplopie monoculaire signalée par Parinaud, le spasme de l'orbiculaire ou un léger ptosis.

Lorsque cette affection se montre chez l'adulte (et ce sont généralement des femmes), l'hystérie, les troubles cataméniaux et les neuropathies en général en sont manifestement la cause : de là résultent des exacerbations marquées aux approches des règles; mais à côté de ces cas, il en est d'autres, dont le nombre augmente depuis qu'on sait les observer, qui concernent des filles ou des garçons astreints aux travaux des écoles, généralement entre dix et vingt ans. C'est là l'asthénopie essentielle dite *scolaire* : à ces malades on a beau essayer des verres, rien ne remédie à leur incapacité de travail. Il s'agit le plus ordinairement d'individus pâles, anémiés et affaiblis par une croissance rapide.

Le traitement de l'asthénopie nerveuse varie nécessairement suivant qu'il s'agit d'hystérie ou pas. Dans le cas de névrose, vous n'avez qu'à vous reporter aux traités spéciaux; quant à la forme juvénile scolaire, c'est à la suspension temporaire de tout travail assidu, à l'hygiène et à l'administration des toniques qu'il faut recourir. L'électrisation du sympathique, dont certains disent s'être bien trouvés, réussit moins souvent que l'hydrothérapie et la gymnastique.

XLIII

LUXATION TRAUMATIQUE DE L'ATLAS SUR L'AXIS AVEC TROUBLES SENSITIFS DIVERS ET AMBLYOPIE UNILATÉRALE

Je vais vous entretenir d'un malade des plus intéressants, envoyé du service du Pr Duplay, pour être soumis à un examen détaillé de son œil droit, devenu amblyope à l'occasion d'un traumatisme grave. C'est un maçon robuste qui, il y a quelques jours, déchargeant une voiture, fut renversé, puis engrené et eut la tête violemment tordue de gauche à droite. La tête n'a pas été même éraflée. Pas de commotion cérébrale, pas de perte de connaissance, aucun écoulement de sang ni de liquide céphalo-rachidien par l'oreille et le nez : le tout s'est borné à une torsion brusque et violente du cou.

Il se présente à nous avec une rotation et inflexion de la tête vers la droite ; cette position est fixe et ne peut être redressée. Le diagnostic porté en chirurgie est celui de luxation vertébrale. On pourrait dès lors admettre une subluxation de l'atlas sur l'axis, de façon telle que la masse latérale droite aurait pu glisser vers le canal vertébral, la gauche s'étant déplacée en haut et en dehors. Pour savoir au juste ce qui s'est produit, nous allons passer en revue les troubles nerveux qui peuvent être survenus après l'accident.

Or, je vous l'ai dit en commençant, l'œil droit est amblyope, et cette amblyopie est survenue, au dire du malade, cinq à six jours après le traumatisme. L'ophtalmoscope ne démontre aucune lésion du fond de l'œil ; la papille est normale, sauf peut-être une légère décoloration de sa moitié temporale, qui n'est même pas caractéristique ; donc, actuellement, pas d'atrophie optique. Le champ visuel présente un rétrécissement concentrique dans les deux tiers périphériques de son étendue ; au centre, l'acuité visuelle est réduite à un quart ; dans cette étendue, le sens chromatique est conservé, tandis qu'il est aboli ainsi que la sensation du blanc à la périphérie. Pupille normale, ainsi que l'accommodation. — La musculature extrinsèque fonctionne normalement. — Œil gauche absolument sain.

Le trijumeau du même côté est manifestement atteint dans tout son territoire sensitif : la moitié correspondante du masque facial ainsi que les paupières et la conjonctive sont hypoesthésiques ; seule la cornée conserve sa sensibilité, ce qui constitue une dissociation bien connue depuis Claude Bernard ; le pavillon de l'oreille du même côté est sensible, ce qui s'explique par les filets ascendants, provenant du plexus cervical et indépendants du trijumeau. Les branches profondes qui se distribuent à la moitié correspondante de la bouche, de la langue et du voile du palais offrent également une diminution de la sensibilité ; la muqueuse de la narine droite est dans le même cas ; il faut y joindre une obstruction intermittente de cette narine, produite par une sorte d'hyperhémie périodique.— Toute la portion motrice du trijumeau est absolument intacte.

L'ouïe du même côté est devenue obtuse, ce qui constitue un autre trouble de sensibilité.

Lorsqu'on explore avec soin l'olfaction, on trouve que du côté droit le malade a une perception moins nette des odeurs ; cela peut tenir soit à l'anesthésie du nerf olfactif du même côté, soit aux troubles nutritifs de la pituitaire dépendant de la lésion de la cinquième paire.

Mais un fait dont on doit tenir grand compte, c'est une hémianesthésie totale de tout le côté droit du corps, avec abolition du réflexe pharyngé. Dans ces conditions, on ne saurait attribuer l'amblyopie et l'hémianesthésie à la compression de la moitié correspondante de la moelle. S'il en était ainsi, on aurait de l'hémianesthésie directe à droite pour le tronc et les membres, et croisée pour la tête, la première s'expliquant par lésion directe du cordon postérieur correspondant, la seconde par myélite ascendante du même cordon. Or, chez notre malade, l'hémianesthésie est unilatérale et directe.

De même, du côté de l'œil atteint, rien n'indique que nous soyons en présence d'une véritable névrite optique ; les lésions de la papille font défaut, et ce qui domine, c'est le rétrécissement du champ visuel pour le blanc et les couleurs, avec amblyopie de la partie centrale de la rétine, dont l'acuité visuelle est simplement réduite, les sens lumineux et chromatique restant intacts.

La compression de la moelle et ses suites une fois écartées, et vous comprenez combien c'est là un fait important pour l'avenir du malade, il nous reste à rechercher quelle peut être la cause de l'hémianesthésie totale du côté droit.

Nous savons aujourd'hui qu'à la suite de grands traumatismes, on peut voir évoluer des symptômes de cet ordre, qu'on a rattachés à l'hystérie et désignés pour cette raison sous le nom d'*hystéro-traumatisme*. A cet égard, l'anesthésie des téguments, y compris la muqueuse oculaire, l'absence de lésions du fond de l'œil, l'amblyopie rétinienne, le rétrécissement concentrique du champ visuel pour le blanc et les couleurs, plaident grandement en faveur de cette hypothèse. Il n'est pas jusqu'au torticolis lui-même, par contracture musculaire, qui ne puisse s'y rattacher. L'intégrité des autres fonctions du corps, et particulièrement l'absence de dyspnée et de troubles cardiaques prouve également la non-compression de la moelle cervicale. Dès lors, on ne saurait affirmer qu'il s'agit chez ce malade d'une véritable luxation vertébrale ; tout au plus peut-on admettre une entorse des articulations des vertèbres.

Telle est, je crois, la signification de ce cas. Sans qu'on puisse préciser d'avance ce qui pourrait survenir plus tard, je pense que le pronostic doit rester favorable.

Quant au traitement, on pourrait, après anesthésie générale, essayer de donner au cou une attitude correcte et le maintenir au moyen d'un collier en plâtre ou en gutta-percha. On agira en même temps sur le système nerveux par l'administration de bromure et des lotions froides sur le corps, voire même des douches, suivies de frictions. Si ces moyens échouent, surtout au point de vue de l'œil amblyope, on pourrait songer à l'essai de la suggestion. Qu'on n'objecte pas contre le diagnostic d'hystéro-traumatisme le sexe et la force du malade, car on sait péremptoirement aujourd'hui que la névrose, consécutive à des blessures et à la frayeur, peut parfaitement évoluer dans de telles conditions, pour peu que l'individu soit issu de parents névropathes.

XLIV

MIGRAINE OPHTALMIQUE ATYPIQUE

Sous le nom de migraine ophtalmique, ou de scotome scintillant, on décrit un trouble visuel fugace s'accompagnant habituellement de sensations lumineuses endoptiques, sous forme de raies en zigzag. Tout d'un coup, le malade aperçoit un brouillard, qui va en s'épaississant, sur l'un ou sur les deux yeux, et, après une durée d'un quart d'heure à une demi-heure au plus, se dissipe de la périphérie au centre, et peut laisser subsister de l'hémianopsie, elle-même passagère. Sitôt après, le malade reste en proie à une migraine plus ou moins intense et dont la durée est de quelques heures ou se prolonge jusqu'au lendemain. Le nombre des accès, leur durée et la longueur des intervalles d'accalmie varient d'un sujet à l'autre et aussi chez le même sujet ; d'autres accidents nerveux peuvent suivre, paralysies fugaces avec engourdissement d'un bras, de la lèvre et de la langue, plus rarement aphasie, amnésie et hémiplégie transitoires.

Les femmes y sont bien plus souvent exposées, surtout à propos de secousses morales, de fatigues corporelles, des troubles menstruels et parfois de la grossesse. Tels sont les cas types, mais, à côté d'eux, il en est de frustes, en quelque sorte atténués, dans lesquels tout se réduit au simple trouble momentané de la vue et à la migraine, qui ne fait jamais défaut. A l'appui de cette dernière forme, je puis invoquer les deux faits que je vais vous exposer.

Voici d'abord une femme de vingt-quatre ans, adressée par le docteur Castex, qui la soigne pour une forte hypertrophie simple des amygdales : dans la note transmise par notre confrère, celui-ci insiste, et avec raison, sur des accès périodiques d'asthme et de dysphagie, qui ne sauraient être expliqués par la simple hypertrophie des amygdales ; pour ma part, j'y vois les signes de la névrose hystérique, ainsi qu'en témoigne la sensation de boule accompagnée de pleurs et de tremblement à laquelle cette personne est sujette. Comme autre antécédent, nous n'avons à noter qu'une pleuro-pneumonie qu'elle eut il y a neuf mois et pour laquelle elle resta six mois à l'hôpital de la Charité. C'est précisément au moment de sa convalescence qu'ont débuté les troubles oculaires dont elle se plaint.

Les accès de migraine surviennent tous les jours, mais à des heures variables, ce qui exclut l'idée de la périodicité telle qu'on l'observe dans le paludisme. Voici en quoi consistent ces accès : brusquement, un brouillard apparaît devant les yeux, s'épaissit progressivement et disparaît au bout d'une heure. Chose curieuse, et qui n'est pas commune, au lieu d'être gris noir, le scotome en question lui apparaît rouge, mais non lumineux, car ici toute sensation d'éclair fait nettement défaut. Une hémicranie intense s'établit, tantôt à droite, tantôt à gauche, et dure toute la journée, quelquefois même jusqu'au lendemain matin, sans nausées ni vomissements. Chez cette malade, la migraine ophtalmique, avec scotome simple non scintillant, les accès d'asthme et de dysphagie constituent un même processus névrosique qui, ici, comme dans beaucoup de cas, se rattache à l'hystérie.

La seconde malade est une dame de trente-neuf ans, plutôt grasse, encore bien réglée et mère de trois enfants dont deux sont vivants et bien portants. Ici, c'est à la suite d'une frayeur qu'apparut le trouble visuel périodique, accompagné de migraine, la durée de l'accès ne dépassant pas quatre heures en tout. Le scotome, qui est bilatéral, est nettement obscur, sans scintillement d'aucune sorte ; il n'existe chez elle aucune cause d'infection, sauf peut-être celle qui pourrait résulter d'une constipation opiniâtre. Les accès se répètent toutes les semaines environ d'une façon à peu près uniforme. Comme chez la malade précédente, il ne subsiste ni rétrécissement du champ visuel, ni hémianopsie, et l'examen ophtalmoscopique reste muet, nouvelle preuve qu'il s'agit d'un trouble purement fonctionnel. La malade est nerveuse, émotive, verse à tout propos des larmes abondantes et éprouve la sensation très nette de boule hystérique.

Dans ces formes atténuées de la migraine ophtalmique, le pronostic est essentiellement favorable, tandis qu'il faut faire des réserves pour celles qui s'accompagnent d'autres troubles généraux du côté de la sensibilité et du mouvement. Je connais une vieille dame qui, depuis trente ans, est sujette à des accès rappelant ceux des deux malades précédentes, et chez laquelle la vision subsiste aussi nette que le premier jour de la maladie.

Le traitement à appliquer est généralement celui de l'hystérie, hydrothérapie, préparations bromurées et de valériane, etc... L'antipyrine trouve son indication lorsqu'il s'agit d'atténuer les accès migraineux. Une bonne hygiène, le repos corporel, le calme de l'esprit constituent des mesures à ne pas négliger ; peut-être y aurait-il lieu dans certains cas, franchement hystériques, de recourir à la suggestion, ne fût-ce qu'à titre d'essai, d'autant plus que, dans bien des cas, la guérison se fait attendre, ainsi qu'en fait foi la vieille dame dont je vous ai parlé.

XLV

CONSIDÉRATIONS SUR LES AMBLYOPIES, PARTICULIÈREMENT SUR L'AMBLYOPIE HYSTÉRIQUE

Avant la découverte de l'ophtalmoscope, les termes d'amblyopie et d'amaurose avaient une signification on ne peut plus vague ; de plus, on confondait avec l'amblyopie les troubles visuels qui résultent des vices de réfraction. Suivant que l'individu prétendu amblyope était faible et anémié ou fort et pléthorique, on subdivisait l'amblyopie en *asthénique*, dans le premier cas, et sthénique dans le second : de là le corollaire thérapeutique de tonifier les uns et de saigner les autres.

L'examen du fond de l'œil par les nouveaux moyens d'investigation et la détermination des vices de réfraction ont jeté la plus grande clarté sur l'étude clinique des amblyopies et des amauroses, mais ce serait se méprendre que de croire que le diagnostic se trouve toujours au bout de l'ophtalmoscope. Il existe nombre d'amblyopies qui échappent à ce mode d'examen, alors que l'exploration attentive de la fonction visuelle permet d'établir le diagnostic et la variété à laquelle on a affaire.

Pour faire ressortir l'importance de l'étude fonctionnelle, je prendrai pour exemple la malade que voici, et qui, à mon avis, présente les stigmates de l'hystérie. C'est une jeune fille de dix-huit ans, de tempérament nerveux, vigoureuse, habituellement bien portante, qui, il y a quinze jours, fut prise d'un éblouissement survenu au repas du matin, ayant duré cinq minutes, et terminé sans aucun malaise, sauf un violent mal de tête pendant toute la journée. Antérieurement, elle avait eu des contractions cloniques du bras droit, peut-être même de la jambe droite. Anesthésie totale de la moitié droite du pharynx, avec paresthésie de toute la moitié correspondante du corps et de la face. — Réglée à seize ans, normalement; pas de maladie antérieure, sauf des épistaxis fréquentes et profuses, qui, depuis l'âge de douze ans, se répétaient quatre à cinq fois par mois. — Pas de dyspepsie, pas de constipation; urines d'apparence normale, devenant incolores et abondantes les jours où elle se sent plus nerveuse. Ne semble pas avoir la boule hystérique, mais a le clou au sommet de la tête et entre les deux omoplates. En poussant plus loin les investigations, on ne tarderait pas, sans doute, à constater des plaques anesthésiques sur les autres parties du corps et de l'ovaralgie gauche.

La malade, à la suite de son éblouissement, a été prise d'amblyopie brusque de l'œil droit, correspondant au côté hémianesthésique du corps. De plus, l'examen campimétrique nous montre un rétrécissement notable et concentrique du champ visuel, aussi bien pour le blanc que pour les couleurs; pas de scotome central; elle perçoit nettement le rouge, mais elle confond le bleu avec le vert, ce qui tient au rétrécissement de son champ visuel périphérique. AV. réduite, au point de compter les doigts à 50 centimètres au plus. L'examen ophtalmoscopique est absolument négatif, preuve qu'il s'agit, ici, d'une de ces amblyopies dites essentielles, faute de connaître les altérations nerveuses du côté des centres. Or, si nous récapitulons tous les signes fonctionnels que je vous ai signalés, il n'y a plus à douter qu'il s'agisse, chez cette malade, d'amblyopie hystérique survenue spontanément, en dehors de tout traumatisme et de toute secousse morale. Un pareil diagnostic est important, attendu que cette amblyopie purement fonctionnelle, après avoir duré plus ou moins longtemps, peut disparaître sans altérer en rien le fonctionnement physiologique de l'organe. De plus, comme telle, elle est justiciable du traitement, si efficace en pareil cas, de la suggestion ; je vais vous en citer, à titre d'exemple, une observation : c'était une malade adulte, forte, vigoureuse et sans aucune tare apparente d'hystérie, qui fut prise brusquement d'amaurose totale, *sine materia*, de son œil droit. L'examen fait avec apposition d'un verre rouge sur l'œil sain, et les échelles chromatiques de Snellen, me démontra péremptoirement qu'il ne s'agissait pas de simulation : je priai mon collègue Mesnet de soumettre le sujet à la suggestion après hypnotisme. Le résultat fut que l'amaurose unilatérale totale disparut complètement après deux séances, et nous pûmes nous en assurer en répétant les explorations dont je viens de vous parler. Cette guérison ne s'était pas démentie au bout de six mois, quand j'eus l'occasion d'examiner à nouveau la malade.

L'absence de lésions ophtalmoscopiques évidentes

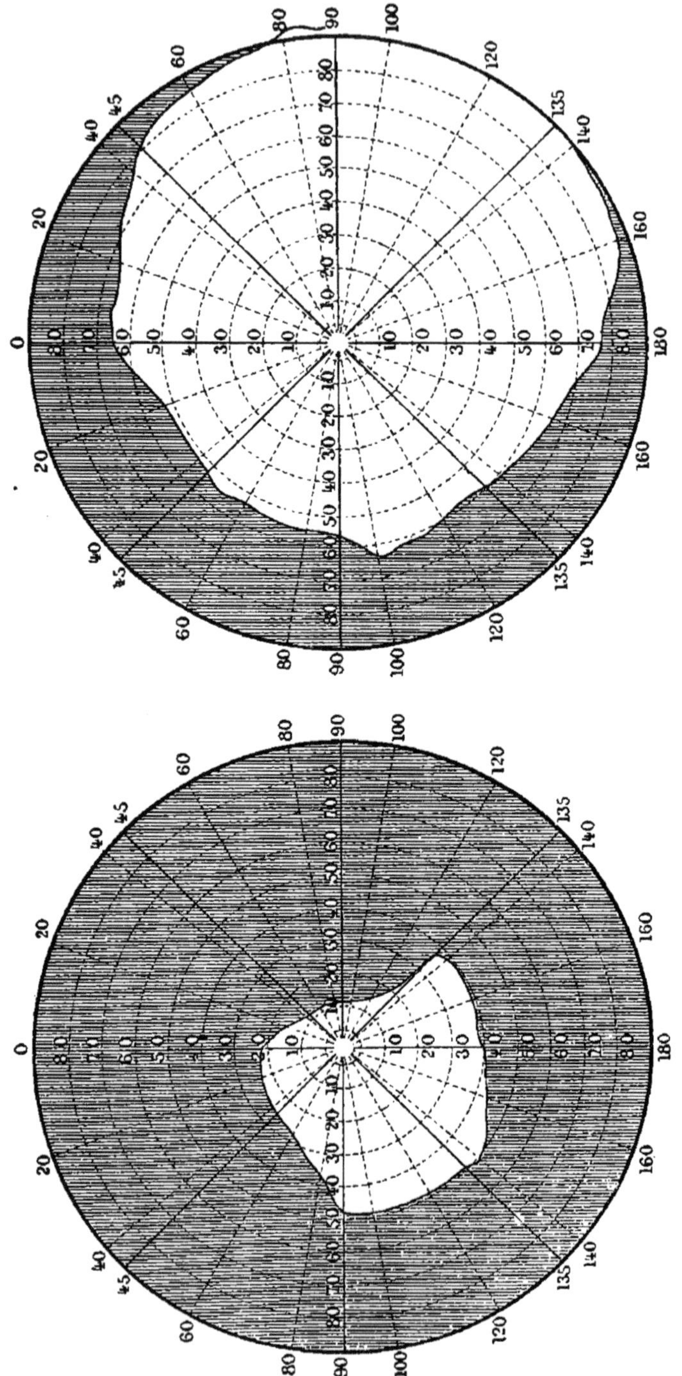

n'est pas un caractère exclusif de l'amblyopie hystérique, et ne peut servir dès lors à lui seul au diagnostic, en dehors des troubles fonctionnels que je vous ai signalés, ceux-ci absolument caractéristiques. Parmi eux, le rétrécissement régulièrement concentrique du champ visuel est le plus important, tout en reconnaissant que parfois on le rencontre, même excessif, chez des amblyopes organiques par atrophie du nerf optique. L'exemple le plus curieux que je connaisse est celui d'un malade, venu de Vienne en Autriche me consulter pour une amaurose double par atrophie blanche des nerfs, de cause mal déterminée. Bien qu'incapable de se conduire et de distinguer les personnes qui l'entouraient, ce malade m'étonna en m'affirmant que, de très près, il pouvait lire (grâce à la conservation de sa fovea) les plus petits caractères d'imprimerie; c'est ce qu'il fit devant moi en exhibant un gulden en papier où se trouvaient inscrits de pareils caractères : ses pupilles étaient largement dilatées, et, à l'ophtalmoscope, on apercevait les deux disques optiques comme deux pains à cacheter blancs. Vous voyez combien la conservation du champ visuel périphérique est nécessaire à l'individu pour se conduire sans se faire écraser, fait dont, d'ailleurs, tout le monde peut se rendre compte, en essayant de se promener dans la rue après avoir placé devant les yeux deux tubes étroits.

Ne vous laissez pas arrêter dans le diagnostic d'amblyopie hystérique par l'objection que le sujet n'a présenté jusque-là aucun stigmate, ni qu'il est vigoureux, et encore moins qu'il s'agit d'un homme. Nous savons aujourd'hui à n'en pas douter que des ouvriers, des laboureurs et, en général, des hommes dont le système nerveux est loin de paraître excitable, peuvent présenter une pareille amblyopie, surtout à l'occasion d'un traumatisme, ou de toute autre cause dans laquelle la frayeur a une large part. C'est là ce qu'il est convenu d'appeler l'hystéro-traumatisme, dont l'amblyopie fait partie et en est même la caractéristique principale, à côté de l'anesthésie cutanée et musculaire. J'ai eu l'occasion de voir, avec mon confrère Meyer, une fillette de quatorze ans qui fut blessée à la joue lors d'un accident de chemin de fer survenu à Noisy-le-Sec : ce n'est que deux semaines après l'accident que, brusquement, alors que la fillette était à Cologne, elle fut prise d'une double amblyopie hystérique. Mon confrère la guérit en quelques jours, le plus simplement du monde, en la menaçant, si cela continuait, de l'enfermer jour et nuit dans un cachot obscur, en même temps qu'il la séparait de sa mère.

Je vous ai dit tout à l'heure que l'absence de lésions ophtalmoscopiques n'indiquait pas forcément l'hystérie. Bien d'autres amblyopies, d'ordre toxique, procèdent de même, au moins au début. Je peux vous citer comme prototype l'amblyopie alcoolique et nicotinique. Mais ici apparaît un trouble fonctionnel nettement caractérisé et qui consiste dans la présence d'un scotome central, surtout pour les couleurs, avec conservation ou pour le moins rétrécissement peu accentué du champ visuel périphérique. En l'absence de toute lésion ophtalmoscopique, à part peut-être une hypérémie de la papille, on est conduit au diagnostic d'amblyopie de cet ordre, sauf à tenir compte que d'autres agents toxiques, viandes gâtées, etc., peuvent avoir le même effet.

Pareille notion étiologique nous conduit à nous demander si, dans l'amblyopie hystérique, le trouble visuel ne dérive pas d'une toxhémie quelconque par auto-infection, d'autant que, nous le savons, le système nerveux est précisément le régulateur des échanges nutritifs de l'organisme. On peut supposer que le déséquilibre de celui-ci dérive de la production de substances tantôt paralysantes et donnant lieu à l'amblyopie, tantôt convulsivantes et provoquant des contractures musculaires de toutes sortes. Nous savons même qu'il existe des paralysies des muscles extrinsèques du globe, qui se rattachent à l'hystérie. Ce n'est sans doute là qu'une hypothèse, mais qui, comme telle, doit nous tenir en éveil, et nous faire rechercher une toxhémie causale possible, dont on pourrait se rendre compte par l'étude expérimentale de la toxicité des urines et l'analyse chimique de ce liquide. Chez notre malade, les épistaxis répétées et abondantes auxquelles elle a été sujette pendant des années, pourraient plaider dans le même sens : c'est là un point que j'ai développé assez souvent dans mes leçons cliniques, pour que je n'aie pas besoin d'y insister.

Pour terminer, je vous rappellerai un fait curieux ayant trait à l'amaurose hystérique totale. Ici, la mydriase, qui autrefois avait été considérée comme un signe constant de toute amaurose, fait souvent défaut ; de plus, lorsque vous présentez à la malade une lumière vive qu'elle ne perçoit pas (elle ne recule pas la tête lorsqu'on essaie d'approcher brusquement la flamme des yeux), vous voyez les pupilles se resserrer ; en d'autres termes, le réflexe photo-moteur non perçu s'exerce comme à l'état normal. Pareille dérogation à la règle avait été déjà notée par Charcot, et moi-même j'ai eu l'occasion de l'observer dans deux cas. La première fois, ce fut chez une malade hystéro-épileptique, avec hémianesthésie totale du côté gauche et atteinte d'amaurose unilatérale gauche, sans la moindre altération ophtalmoscopique. Chose plus étonnante : chez elle, la vision stéréoscopique subsistait, ainsi que j'ai pu m'en assurer au moyen du stéréoscope de Javal muni de pains à cacheter de couleurs différentes. Le second cas a trait à un adulte atteint d'une double amaurose *sine materia*, survenue six mois après un coup de sabre à la tête ayant produit une fracture avec enfoncement de la voûte du crâne ; cette amaurose s'accompagnait d'accès hystéro-épileptiques avec anesthésie et contracture de toute la moitié droite du corps : pendant deux années que je l'eus en observation à l'Hôtel-Dieu, les pupilles non dilatées continuèrent à se contracter régulièrement à la lumière.

A l'autopsie, faite avec le concours de mon collègue neurologue Féré, nous ne pûmes constater la moindre lésion du cerveau, ni de la moelle, ni des nerfs, preuve qu'il s'agissait bien d'une amaurose fonctionnelle, par hystéro-traumatisme.

NERF OPTIQUE

XLVI

NÉVRITE OPTIQUE SURVENUE TARDIVEMENT APRÈS UN ÉRYSIPÈLE PÉRI-OCULAIRE

Les complications que l'érysipèle de la face peut entraîner du côté de l'œil ont été déjà assez souvent observées, et vous n'ignorez pas que, si certains érysipèles de la face d'un menaçant aspect peuvent guérir sans laisser de vestiges de leur passage, il en est d'autres, quelquefois plus bénins, qui peuvent se terminer même par la cécité. Les complications oculaires de l'érysipèle sont du reste extrêmement variées : elles relèvent essentiellement de l'origine microbienne de l'érysipèle et des qualités du microbe spécial qui lui donne naissance, comme nous le verrons tout à l'heure.

Les complications les moins graves peut-être sont les complications externes. Dans les cas où l'érysipèle entraîne un phlegmon palpébral, non propagé à l'orbite, il peut se produire des escarres avec ectropion et cicatrices vicieuses, perte des cils, déviations des cils et du rebord palpébral, et par suite exposition plus ou moins grande de l'œil à l'air. Sans doute, ces complications peuvent défigurer en partie les malades, surtout dans les cas de destruction diffuse et gangréneuse des paupières, mais en somme les opérations plastiques multipliées dont nous disposons pour les paupières peuvent, exécutées à temps, préserver pour toujours l'œil et sa fonction visuelle. Il en est de même de l'œdème éléphantiasique énorme qui suit les érysipèles à répétition chez quelques sujets, et qui a peut-être la même pathogénie, éclairée par la constatation de la permanence du streptocoque dans les tissus, que l'éléphantiasis des membres. Là aussi les opérations arrivent, comme de nombreuses observations l'ont prouvé, à débarrasser le malade de ses colossales paupières et la vision conserve son intégrité.

Au cours de ces complications externes, il faut cependant reconnaître que quelquefois la cornée peut s'infecter, s'ulcérer, se perforer, et qu'il est alors difficile, au milieu de cette infection généralisée des paupières et de l'œil, d'empêcher, même par des soins diligents, la cornée de se nécroser, l'œil de tomber en pleine purulence, et d'aboutir à une perte totale par atrophie du globe. Un leucome adhérent, avec son pronostic toujours sombre, vu ses complications inflammatoires et glaucomateuses imprévues et si fréquentes, sera généralement le moins mauvais résultat à espérer, si on arrête l'évolution vers la panophtalmie. Des iridocyclites purulentes ou plastiques, même sans ulcération cornéenne, peuvent du reste se produire.

En regard de ces complications banales, il en est d'autres infiniment plus graves pour la vision ; ce sont les complications orbitaires et les complications infectieuses qui atteignent le nerf optique, la rétine et le corps vitré.

Les premières sont en général à grand fracas : le phlegmon orbitaire se déclare, l'exophtalmie devient extrême, et la mort pourrait survenir, si une ouverture ne donnait une large issue au pus. D'autres fois, une phlébite orbitaire, avec moins d'exophtalmie et de douleurs, peut gagner la veine ophtalmique et les sinus de la dure-mère, et entraîner la mort par le mécanisme des anthrax de la lèvre supérieure, bien connu aujourd'hui. L'exophtalmie du côté opposé, par la voie rétrograde du sinus circulaire et de la veine ophtalmique, montre, avant la mort presque fatale du malade, que l'infection a gagné l'autre orbite. Au point de vue de la vision, le phlegmon orbitaire entraîne presque régulièrement une atrophie totale du nerf optique et une cécité incurable du côté atteint.

Nous nous occuperons aujourd'hui d'un cas de névrite optique survenue assez tard après un érysipèle de la face; cette névrite optique est même d'un genre spécial et mérite particulièrement d'attirer votre attention. En dehors des névrites, vous pourrez observer quelquefois la suppuration de la rétine et du corps vitré par embolies infectieuses; cette affection, sorte de panophtalmie métastatique, peut se produire du reste dans toutes les maladies infectieuses, par l'infection sanguine, et entraîne généralement l'atrophie du globe.

D'autres fois, il y a une névrite, une inflammation très marquée de la papille, avec ou sans hémorragies rétiniennes. La papille enflammée constitue un véritable monticule rougeâtre, dont l'examen à l'image droite détermine la hauteur, et d'où émergent les veines tortueuses et distendues. Généralement, après la chute progressive de l'inflammation, la papille s'atrophie, se rétracte et une atrophie blanche, à bords diffus, et entraînant une cécité plus ou moins complète, se déclare.

La malade que nous avons examinée aujourd'hui devant vous présente un type un peu différent, ce qui nous permet d'espérer une terminaison moins grave. Il s'agit d'une femme de quarante-six ans, employée de commerce, dont la santé générale n'a jamais été très mauvaise avant ces dernières années.

Elle a été dyspeptique pendant assez longtemps, mais sans vomissements ni gastrite caractérisée. Ses digestions étaient seulement assez pénibles; elle n'avait pas de constipation habituelle. Elle est bien réglée : légère leucorrhée à diverses reprises. J'insiste sur ce fait qu'elle n'a jamais eu de *dacryocystite* ni de *rhinite bien marquées*; mais elle a de très mauvaises dents.

Il y a trois ans, érysipèle de la face survenu du côté gauche, ayant atteint les paupières, mais n'ayant pas gagné le cuir chevelu. L'érysipèle a guéri, sans aucune complication, en une dizaine de jours. Au mois de septembre dernier, nouvel érysipèle de la face du même côté; cette fois, l'érysipèle a été notablement plus intense : le cuir chevelu a été envahi; une partie des cheveux est tombée ; il y a eu une vive céphalalgie, mais il n'y a pas eu de perte de connaissance ni de tendance méningitique manifeste. L'érysipèle s'est peu à peu amendé sous l'influence de pulvérisations d'éther et de fomentations chaudes. La malade affirme que sa vue est restée excellente des deux yeux pendant toute la durée de l'érysipèle et les trois mois qui l'ont suivi. Sans doute la malade peut se tromper et nous voyons souvent des sujets atteints d'amblyopie unilatérale plus ou moins complète depuis des années, et qui ne s'en aperçoivent, à leur grande surprise, que le jour où, fortuitement, ils ferment avec la main l'œil resté intact. Il faut cependant remarquer que cette femme avait repris son métier et l'exerçait depuis au moins deux mois sans avoir rien remarqué d'anormal dans sa vision, lorsque, dans les premiers jours de janvier 1897, son attention a été de nouveau rappelée sur son œil par des douleurs de tête, circumorbitaires et frontales, localisées du côté gauche, côté qui avait été autrefois atteint de l'érysipèle. En même temps, la vue baisse très considérablement en trois à quatre jours. La malade vient alors nous consulter, et l'on constate l'état suivant :

L'œil droit est absolument normal. Le fond de l'œil et la vision sont intacts. L'œil gauche, dont la vision a considérablement diminué dans ces derniers jours, avec vision d'étincelles lumineuses (photopsie), n'a plus aujourd'hui aucune perception lumineuse. Cet œil a une très légère exophtalmie, et, si on tâche de le refouler dans l'orbite, une assez vive douleur profonde, rétro-oculaire, accompagne cette tentative de réduction. C'est là un signe fort important, signalé par de Græfe et Samelsohn dans la variété rétro-bulbaire de la névrite optique, mais qu'il faudrait peut-être rechercher dans toutes les névrites pour voir s'il est exclusivement attribuable à celle dite rétro-bulbaire. A l'ophtalmoscope, la papille est trouble : ses bords sont peu nets, ses veines sont gonflées ; elle s'élève environ de 3 dixièmes de millimètre : c'est donc une papillite, mais de médiocre intensité. Il y a aussi de ce côté une légère mydriase, avec conservation des réflexes consexuels de la pupille.

Nous voici donc en présence de ce type assez spécial que de Græfe a le premier décrit et où la névrite atteint essentiellement la portion *orbitaire* du nerf optique. La papille n'est quelquefois pas lésée, ou bien elle n'est que peu atteinte et comme en dernier ressort. De plus, vous voyez combien la lésion doit être marquée du côté de la partie orbitaire du nerf : la vision est *totalement* abolie, ce qui est hors de proportion avec la légère papillite qui existe. Que de fois nous voyons au contraire des papillites plus marquées laisser au malade 1/2, 1/10 de sa vision pendant un temps assez long ! De plus, la légère protrusion du globe et la douleur orbitaire à la pression sur l'œil, confirment le diagnostic du processus essentiellement rétro-bulbaire ; les urines de la malade sont normales.

Ce cas est donc remarquable, d'abord parce qu'il sort de la névrite optique franche, et ensuite parce qu'il est survenu à une période *post-érysipélateuse*, au lieu de survenir dans le décours de l'érysipèle. Nous n'aurions que des hypothèses à faire ici pour relier cette névrite rétrobulbaire à l'érysipèle. A moins d'admettre par une permanence de ses toxines dans les tissus ou dans les fosses nasales qui lui ont évidemment donné naissance, cette apparition tardive de la névrite, hypothèse parfaitement soutenable, si l'on se rapporte aux faits concernant la permanence prolongée du streptocoque dans les tissus antérieurement atteints, faits dont vous trouverez la démonstration bactériologique dans la thèse si complète d'Achalme sur le streptocoque (1893), nous sommes obligés d'admettre qu'il y a eu du côté du nerf optique une infection secondaire, mystérieuse du reste, puisque aucun fait clinique ne l'a mise en lumière, dans le cas qui nous occupe, mais pouvant reconnaître pour origine les innombrables microbes qui encombrent normalement nos cavités naturelles et qui peuvent aller, sous une influence indéterminée et variable, envahir les tissus anciennement atteints par l'érysipèle et constituant un lieu de moindre résistance. Seules, des autopsies, avec recherches bactériologiques dans les tissus, pourraient arrêter notre conviction sur l'une ou l'autre de ces deux hypothèses.

Vous venez donc de voir des cas où l'érysipèle a sournoisement et à une époque où on le croyait définitivement vaincu, envahi le nerf optique lui-même. Il y a loin de ces cas sans fracas, mais qui peuvent être des plus dangereux pour la vision, à des cas tels que ceux que j'ai vus à l'hôpital Lariboisière et que j'ai communiqués à la Société de chirurgie, où le phlegmon orbitaire s'accompagnait de suppurations sous-méningées rétro-craniennes, avec perforation de l'écaille du temporal. Mais il nous faut bien savoir que les cas latents peuvent entraîner quelquefois la cécité et passer inaperçus pour le praticien non prévenu.

Le traitement consistera ici en compresses chaudes, en iodure à la dose de 2 grammes par jour, en révulsion à la tempe par les sangsues et les ventouses scarifiées. La variété rétro-bulbaire s'accompagne en général, comme je vous l'ai dit, d'un pronostic moins grave.

N. B. — Après huit jours de ce traitement, la malade a en effet récupéré la perception lumineuse, et, après un mois de traitement, l'acuité visuelle arrivait à 1/10. Le rétablissement partiel de la vision s'effectue donc progressivement.

XLVII

AMAUROSE ÉRYSIPÉLATEUSE A MARCHE AIGUE

Nous venons d'examiner une femme de soixante-sept ans, dont l'œil droit fut atteint rapidement d'amaurose, au cours d'un érysipèle de la face. Traitée pour son érysipèle au bastion 29, elle est dans notre service depuis six semaines. A son entrée, les paupières étaient fortement tuméfiées avec protrusion de l'œil et chémosis péricornéen, sans douleurs violentes, ni phénomènes méningés. Bientôt, se produisirent deux abcès au niveau du sillon palpébral supérieur et inférieur ; ceux-ci furent ouverts. Sitôt que l'examen ophtalmoscopique fut possible, nous pûmes constater une amaurose totale, sans lésion apparente de la rétine et du nerf optique. Progressivement, l'œil a repris sa position et sa mobilité normales, en même temps que la sensibilité de la rétine à la lumière revenait, et il y a huit jours seulement que la malade a recommencé à distinguer le jour de la nuit. L'examen campimétrique démontre que ce retour de la vision est encore partiel et limité au côté temporal ; chose curieuse, la papille, qui jusque-là paraissait normale, commence au contraire à pâlir. Les choses marchent souvent ainsi lors de la compression du nerf optique dans l'orbite, ou même au niveau du canal osseux qui livre passage à ce nerf. Plus la compression du nerf se fait en arrière, plus l'atrophie descendante aboutissant à la papille tarde à apparaître : cela est surtout vrai lorsque, au lieu d'une compression dans l'orbite ou dans le canal optique, nous avons affaire à celle qui résulte d'une méningite basilaire à marche chronique. On s'explique ces différences, si l'on se rappelle que la partie terminale du nerf est irriguée par l'artère et la veine centrales, à direction centrifuge, alors que toute la partie postérieure, depuis le point de pénétration des précédents vaisseaux dans le nerf jusqu'au trou optique, est nourrie par des branches récurrentes ; quant à la portion intra-cranienne, elle reçoit ses vaisseaux de l'artère cérébrale antérieure.

Pour en revenir à notre malade, il est possible que la compression ayant entraîné l'amaurose soit due non au plegmon orbitaire, mais à l'inflammation des gaines du nerf au niveau du canal optique, ou même des méninges au voisinage du chiasma ; ce qui plaide en faveur de cette dernière hypothèse, c'est l'espace d'un mois qui s'est écoulé entre l'apparition de l'amaurose et le début de la décoloration papillaire. Cette lésion de la portion intra-cranienne ressort nettement de l'observation d'un malade du service qui, à la suite d'une sinusite maxillaire, avec abcès limité de l'orbite ayant perforé la petite aile du sphénoïde, eut une méningite basilaire, un épanchement ventriculaire, et même un petit abcès parenchymateux de la corne frontale du cerveau : la vision de l'œil correspondant avait été brusquement abolie, sans que l'ophtalmoscope permît de constater la moindre altération de la papille. Chose curieuse, le pus de l'orbite et du sinus contenait des staphylocoques, tandis que l'épanchement méningitique et l'abcès du cerveau renfermaient du streptocoque. Quand survinrent les complications intra-craniennes, le malade était en pleine convalescence de son empyème sinusique et du retentissement de celui-ci vers l'orbite, preuve qu'il s'agissait d'une infection secondaire.

Nous venons de remarquer une autre particularité à noter chez la première malade : c'est la conservation intégrale des réflexes pupillaires, nouvelle preuve que la compression a porté plus haut que la cavité orbitaire. Etant donné le retour partiel de la vision, il est à espérer que celle-ci pourra se rétablir complètement par la suite, sans toutefois qu'on puisse l'affirmer. Pour y aider, on pourra, après complet rétablissement, recourir avec avantage aux courants électriques et aux injections hypodermiques de strychnine à la tempe.

XLVIII

SUR UN CAS DE PAPILLITE

Le malade dont je vais vous parler est un paysan de la Somme, pâle, blond-roux, anémique, maigre ; c'est un grand jeune homme de vingt-cinq ans, à type flamand ; il est atteint d'un goitre assez volumineux, mais qui n'a absolument rien de commun avec la maladie de Basedow, puisque le corps thyroïde est seul pris. Dans ses antécédents héréditaires et personnels, nous ne trouvons rien qui puisse fixer l'attention : bonne santé générale, pas trace de syphilis ni de tuberculose, aucune maladie infectieuse importante : voilà le bilan. Il vient consulter pour une amblyopie bilatérale très accusée qui l'a saisi d'une façon très rapide, il y a quelques jours à peine ; il a eu des maux de tête assez violents ; le cuir chevelu était devenu d'une sensibilité hyperesthésique ; les céphalées revenaient à raison de cinq ou six attaques par jour. Au summum des accès, les douleurs revêtaient la forme de névralgies faciales et se propageaient dans les mâchoires. J'ai beaucoup insisté auprès du malade pour savoir si, depuis quelques mois, il n'avait pas de pertes passagères de la vue, d'obnubilations transitoires. On voit, dans certains cas où l'amaurose se confirme, ces sortes d'amblyopies momentanées, qui ne sont que le prélude d'une amaurose définitive ; cela s'observe souvent au début des tumeurs cérébrales chez les jeunes sujets ; on peut en tirer d'importantes conclusions pour le diagnostic, quand on ne trouve pas de névrose pour les expliquer. Je me hâte de vous dire que, dans notre cas, il n'y a absolument rien eu de semblable.

Il faut immédiatement s'enquérir de l'état des paires craniennes. Étudiez d'abord la sensibilité du trijumeau et des régions oculaires qu'il innerve. Ce trijumeau est, ici, hyperesthésié : sans aucune lésion apparente, la cornée et la conjonctive sont parfaitement sensibles. L'auditif, le facial sont intacts ; les nerfs moteurs oculaires ont leur perfectionnement physiologique. Il n'y a que les deux nerfs optiques qui soient pris, et, mise à part l'hypothèse d'une névrite terminale, nous sommes obligé, s'il y a une tumeur de la base, de la localiser vers le chiasma, en avant ou en arrière, dans les environs de la selle turcique. Je note que l'odorat est bien conservé, ce qui nous empêche de placer la lésion trop en avant.

Étudions maintenant plus à fond les troubles visuels. L'amblyopie est telle que le malade compte à peine les doigts à un mètre. Le champ visuel, bien que rétréci, est encore assez grand, mais le sens chromatique est presque complètement perdu. A l'ophtalmoscope, on trouve une double papillite, avec stase vasculaire, le tout à un degré moyen.

Je note encore que ce malade est très constipé : il a des phénomènes d'excitation se traduisant par des rêvasseries, et des phénomènes de dépression qui le font s'endormir fréquemment dans la journée. Il a des fourmillements dans les membres supérieurs, mais ni affaiblissement ni anesthésie des membres ; réflexes rotuliens bien conservés.

Il nous faut donc décidément penser à une lésion qui ne siégera ni vers les circonvolutions de la voûte, ni vers les pédoncules. De plus, la rapidité de l'évolution morbide nous empêche d'admettre la présence d'une tumeur. Je crois plutôt à une méningite de la base dont il s'agit maintenant de trouver la cause.

La forme ophtalmoscopique peut-elle nous donner quelques renseignements? S'il y a tumeur, d'après de Græfe, nous trouvons une papille énorme en monticule, infiltrée, à veines tortueuses. C'était la vraie stase papillaire, celle que de Græfe considérait comme due surtout à la compression, celle que Deutschmann a depuis considérée comme de nature essentiellement infectieuse ;

mais, dans d'autres cas de méningite de la base, nous pouvons rencontrer ces mêmes phénomènes qui n'ont pas de caractère absolu ; il y a des néoplasmes sans stase papillaire, et des stases papillaires sans néoplasmes ; pour vous citer un exemple je vous rappellerai les papillites brightiques, qui ressemblent souvent singulièrement à la stase papillaire des tumeurs. Chez notre malade même, les deux papilles ne sont pas absolument semblables : d'un côté, la papillite complète est manifeste, de l'autre il y a un léger degré d'inflammation de la papille, sans que l'aspect atteigne la stase papillaire. Il y a, de plus, souvent d'assez grandes divergences entre le degré objectif de la lésion et les troubles subjectifs, et il n'est pas rare de voir des brightiques se plaindre à peine d'un trouble, d'un nuage devant leurs yeux, pour des papillites très avancées, à tel point qu'il faut savoir manier l'ophtalmoscope pour se douter de l'étendue des lésions, qui permettent de faire le diagnostic d'une maladie générale. Il ne faut donc pas vous fier exclusivement à ce que vous voyez, mais le contrôler immédiatement par l'examen fonctionnel de l'œil, et, comme je vous l'ai dit, ne pas attacher trop d'importance à la forme clinique, puisque les diverses variétés peuvent se mêler.

C'est surtout l'évolution clinique qui nous fait rejeter l'hypothèse de la tumeur pour tomber dans celle de la méningite. Pour ce qui est de la méningite, il n'y a que deux étiologies principales, la tuberculose et la syphilis, et cependant que d'inconnues dans le diagnostic de la cause de certaines névrites et stases papillaires ! J'ai vu ces stases se prolonger des mois et même des années, alors qu'on avait posé le diagnostic de méningite tuberculeuse de la base, chez des malades scrofuleux, affaiblis, toussant toujours, de sorte qu'on arrivait à se demander s'il s'agissait vraiment de tubercules. Peut-être faut-il compter avec l'âge des malades, le tubercule évoluant rapidement chez les sujets plus jeunes, chez les autres, plus torpide et pouvant passer à la chronicité.

Il faut ici, je dois le dire en passant, laisser de côté l'hypothèse d'une névrite du chiasma venant d'une affection du sinus sphénoïdal, dont les rapports sont si étendus et si directs avec les nerfs optiques. Rien dans l'état des fosses nasales et les troubles fonctionnels chez ce jeune homme ne nous autorise à y penser.

Pour ce qui est de la syphilis, nous avons vu que nous ne pouvions en découvrir aucune preuve certaine.

Que faire dans des cas semblables?

Il ne faut pas désespérer; sans doute, ces cas sont fort graves à tous points de vue, mais je me rappelle avoir vu des malades se maintenir longtemps et leur névrite se terminer par une double atrophie partielle qui leur permettait quelquefois de se conduire, et cela dans des cas où j'avais fait un traitement énergique.

Si vous soupçonnez l'origine tuberculeuse, faites prendre l'iodoforme en cachets, en même temps que vous userez d'un traitement général tonique. Si l'origine reste douteuse, en dehors des cas de syphilis avérée, où vous emploierez un traitement intensif par les injections hypodermiques de biiodure, faites prendre à vos malades de l'iodure de potassium aussi bien comme antiscrofuleux que comme antisyphilitique.

Faites encore de la révulsion sur le cuir chevelu par de larges vésicatoires, par des cautères sur l'apophyse mastoïde; n'hésitez pas à vous servir de ces moyens trop dédaignés. Enfin, à la période atrophique, l'électrisation et la strychnine vous rendront des services que les nouveaux moyens, injections de suc testiculaire et autres, sont loin d'avoir remplacés.

XLIX

DOUBLE ATROPHIE OPTIQUE AVEC AMAUROSE TOTALE A DROITE, HÉMIANOPSIE TEMPORALE ET AMBLYOPIE A GAUCHE; ORIGINE NASALE.

Vous venez de voir un malade de trente-deux ans, bien portant d'apparence, et qui depuis six mois, sans aucun trouble encéphalique, a constaté l'abaissement progressif de sa vision. Le goût, l'ouïe, l'odorat sont intacts. Jamais de douleurs de tête, ni de vomissements; rien à noter du côté de la sensibilité ni de la motilité générales. Aucun autre antécédent qu'une rougeole étant enfant; jamais de syphilis. Depuis de longues années, il est sujet à du catarrhe nasal, avec croûtes desséchées et ozène. Pendant son service militaire, il fut sujet à des épistaxis répétées provenant sans doute d'altérations de la muqueuse. L'examen rhinoscopique fait, à ma demande, par le Dr Castex lui a révélé les lésions caractéristiques de l'ozène, plus accentuées à droite, avec disparition presque totale du cornet inférieur. Pour notre confrère, les divers sinus seraient indemnes, mais je fais des réserves pour le sphénoïdal, dont l'exploration est difficile, au point que le diagnostic se fonde le plus souvent sur des signes subjectifs, en particulier la douleur ressentie par le malade vers la région sous-occipitale, qui me semble un symptôme peu pathognomonique.

Actuellement, l'œil droit est entièrement amaurotique, au point de distinguer à peine le jour de la nuit; l'œil gauche est le siège d'un scotome hémianopsique temporal, avec réduction du fonctionnement de la macula, l'acuité visuelle s'étant abaissée à 1/30, sans rétrécissement périphérique de la partie nasale de son champ visuel ; sens chromatique conservé.

A l'ophtalmoscope les deux disques optiques sont blancs et atrophiés, en apparence au même degré, ce qui ne doit pas vous étonner, car, en pareil cas, l'examen fonctionnel prime l'ophtalmoscope. Un détail très important à noter, c'est la délimitation exacte des bords de la papille, où l'on aperçoit nettement l'anneau scléral, sans bavures blanches d'aucune sorte vers les parties attenantes de la rétine, caractère qui, joint à la netteté de l'image des vaisseaux centraux, réduits de volume, il est vrai, mais nulle part interrompus, ni accompagnés de liséré blanc sur le côté, prouve qu'il s'agit ici d'une atrophie simple, non précédée d'inflammation des nerfs. De là à chercher la cause de cette atrophie dans une compression du tronc nerveux, il n'y a qu'un pas. Or, en l'absence de tout signe de lésion dans l'orbite et le crâne, puisqu'il n'y a ni exorbitis ni signes encéphaliques d'aucune sorte, nous devons invoquer une autre étiologie.

Nous avons établi que le sujet est un ozéneux avec lésions osseuses (destruction du cornet inférieur) ; rien n'empêche donc de supposer qu'il puisse y avoir chez lui une sinusite sphénoïdale, principalement du côté droit.

Vous n'ignorez pas les rapports intimes qui existent entre le nerf optique au moment où il traverse la base du crâne et le sinus sphénoïdal. Pour vous en convaincre, il vous suffit d'ouvrir cette cavité ; vous verrez que le canal optique y fait saillie par toute sa demi-circonférence inféro-interne, et que même chez des sujets âgés, le sinus contourne le canal en haut en se prolongeant par un diverticule dans la base de la petite aile du sphénoïde. La paroi de séparation en est mince, papyracée et parfois percée de trous par ostéoporose, auquel cas la muqueuse sinusique et la gaine dure-mérienne du nerf se touchent ; vous concevez, dès lors, combien la propagation d'une sinusite à la portion intra-canaliculaire du nerf, qui se trouve ainsi comprimé et comme étranglé par le gonflement de ses gaines, se réalise facilement. En supposant que les choses se soient passées de la sorte, on s'explique l'atrophie descendante et l'amaurose consécutive.

Plus difficile est l'interprétation de l'atrophie du nerf optique du côté opposé ayant eu pour conséquence l'hémianopsie temporale gauche, avec réduction notable de l'acuité visuelle. On pourrait penser tout d'abord à une double sinusite sphénoïdale, soit d'emblée, soit après perforation de la cloison intersinusique, mais, outre que la sinusite sphénoïdale bilatérale ne constitue pas un type commum, il faut songer à l'épaisseur de la cloison, qui rend toute communication de l'inflammation d'un sinus à l'autre impossible ou tout au moins moins fréquente que pour les sinus frontaux ; d'ailleurs cela expliquerait mal le fait de l'hémianopsie, par atrophie des fibres qui se rendent à la moitié nasale de la rétine gauche. Il me paraît dès lors plus probable que la lésion de la portion intra-canaliculaire du nerf optique droit s'est propagée jusque dans la moitié correspondante du chiasma et à la bandelette du même côté d'où proviennent les fibres chiasmatiques entre-croisées : de la sorte, une seule sinusite à droite suffirait pour nous expliquer l'atrophie que nous constatons sur les deux nerfs optiques, et pourquoi cette atrophie, complète à droite, est incomplète à gauche. En supposant que, plus tard, l'amaurose devînt totale sur l'œil gauche, il y aurait lieu de se demander si la lésion du sphénoïde ou des méninges attenantes ne s'est pas propagée d'un canal optique à l'autre le long de la gouttière de même nom, car, vous le savez, les fibres optiques qui innervent la moitié temporale de la rétine du côté opposé sont directes et proviennent du tractus correspondant.

Le fait clinique important qui ressort de l'analyse de notre malade, c'est le retentissement de l'affection ozéneuse sur les tractus optiques : un tel méfait n'est pas le seul, et vous observez des cas où la lésion nasale gagne directement la cavité cranienne, en se propageant à travers la lame criblée de l'ethmoïde et donnant lieu à une pachyméningite de la base, sans fracas. En pareil cas, il faut explorer avec grand soin les perversions de l'odorat par lésion des filets et bulbes olfactifs. Il m'est arrivé dans certains cas d'amblyopie progressive, avec ou sans altérations ophtalmoscopiques de la papille, de diagnostiquer l'origine nasale de l'affection. Il en était ainsi chez une malade de la ville, que j'ai examinée avec mon confrère et ancien élève Chevallereau, chez laquelle nous avons attribué l'amblyopie progressive accompagnée de dysosmie à une rhinite chronique : quelques mois plus tard, cette malade succombait avec des accidents méningitiques confirmant la gravité du pronostic porté.

Un autre retentissement que j'ai cherché à établir, c'est celui qui se produit des fosses nasales vers l'orbite ; on y trouve toute une classe d'ostéo-périostites avec ou sans suppuration, puis envahissement du labyrinthe ethmoïdal, ou des cellulites orbitaires chroniques, pouvant simuler un sarcome.

Vous voyez, d'après ce que je viens de vous exposer, combien il importe aujourd'hui de bien connaître les liens qui rattachent la pathologie des fosses nasales et des sinus à celle de l'œil et de ses annexes, le malade que nous venons d'étudier en est un exemple très instructif.

Une fois la sinusite sphénoïdale bien démontrée, un traitement chirurgical devient nécessaire, et cela dès le début. Le cathétérisme suivi du lavage antiseptique constitue un moyen rationnel, mais dont l'exécution est loin d'être facile : c'est qu'en effet, malgré les points de repère que j'ai tenu à exposer dans mon traité d'ophtalmologie, on risque de marcher un peu à tâtons et non sans danger, à cause de la proximité de la cavité cranienne, pour peu que le cathéter s'égare. Ce moyen serait d'ailleurs insuffisant lors de sinusite avancée, avec fongosités et lésions osseuses. En présence d'un cas de cet ordre, le mieux serait de mettre le sinus à découvert en rabattant de haut en bas tout l'auvent nasal, à l'aide d'une section en fer à cheval des parties molles, détachant les os propres du nez au niveau de la suture naso-frontale, et sectionnant la cloison. C'est ce procédé qui a été mis en pratique par notre collègue Schwartz dans un cas de blessure de la carotide interne dans le sinus caverneux avec hémorragies nasales profuses et répétées : la ligature des deux carotides n'étant pas parvenue à arrêter l'hémorragie, notre habile confrère a pu ainsi guérir son malade grâce au simple tamponnement à la gaze iodoformée du sinus sphénoïdal.

Lors de sinusite chronique, une fois la cavité mise ainsi à découvert et bien curettée, de façon à enlever toute la muqueuse, on peut s'arranger pour y placer un gros drain sortant par la narine et permettant de continuer les lavages le temps voulu : puis on suture l'auvent nasal, de façon à obtenir la réunion immédiate, et, comme la cicatrice correspond au double sillon naso-jugal, la difformité qui en résulte est à peine visible. Il va de soi que si les lésions osseuses sont avancées et si l'atrophie optique devient extrême, il y a peu de profit à attendre d'une pareille intervention : de là la nécessité d'un diagnostic ferme et précoce.

L

NÉVRITE RÉTRO-BULBAIRE

Lorsqu'on est en présence d'un malade atteint de cécité brusque ou d'amblyopie progressive sans signes ophtalmoscopiques actuels et sans troubles cérébraux apparents pouvant expliquer les faits, on dit généralement qu'il s'agit d'une névrite rétro-bulbaire, aiguë dans le premier cas, chronique dans le second.

Le malade qui fait l'objet de cette leçon offre ceci de particulier que son œil droit, fonctionnant normalement la veille au soir, est devenu complètement amaurotique le lendemain au réveil ; l'œil gauche n'est que partiellement atteint : de ce côté l'acuité visuelle est réduite à 1/3, et il existe une hémianopsie très nette du côté temporal du champ visuel. Quoique les couleurs soient bien distinguées, on constate, à l'aide du trou sténopéique muni de verres colorés, qu'il existe du côté gauche un scotome central qui lui fait paraître le rouge noir, le vert jaune sale ; le bleu est mal distingué ; ce n'est que lorsqu'on se sert d'un trou de 4 millimètres de diamètre que le malade commence à distinguer les nuances. Ainsi, chez ce malade, il y a coexistence des deux formes admises de névrite rétro-bulbaire, à droite foudroyante, qui abolit la vision sur le coup, à gauche incomplète, caractérisée surtout par la présence d'un scotome central pour les couleurs, avec abaissement de l'acuité visuelle. Ce qu'il y a ici en plus, et qui est loin d'être commun, c'est l'hémianopsie temporale.

Dans la pathogénie de l'une et de l'autre de ces deux formes, il est convenu d'admettre, depuis Samelsohn, qu'il s'agit d'une compression du nerf optique enflammé par les parois inextensibles de son canal osseux : suivant le degré de cette compression, on aurait, soit la suppression totale de la conductibilité du nerf, d'où amaurose foudroyante, soit une interruption partielle, et qui alors porte sur le faisceau maculaire, situé, en ce point, au centre du cylindre nerveux : ceci se conçoit difficilement, étant donné que l'étranglement devrait être plus marqué pour la périphérie que pour le centre. Chez notre malade, une pareille localisation me paraît inadmissible, puisqu'ici la totalité du nerf droit est paralysée, alors qu'à gauche la lésion intéresse le faisceau nasal croisé et le maculaire, ce dernier étant le moins atteint. D'après cela, il faut donc ici faire remonter la lésion plus haut, à savoir sur toute la portion intra-cranienne du nerf optique, donc la bandelette du même côté, voire même les tubercules quadrijumeaux correspondants.

Je sais bien qu'une névrite, pour aiguë qu'elle soit, explique difficilement la perte brusque, foudroyante, de la vision d'un œil, et je conçois qu'en pareil cas on ait invoqué, non sans apparence de raison, une apoplexie des gaines, fait que seule l'anatomie pathologique pourrait justifier. Sur le vivant, on ne saurait l'admettre que pour les cas où l'on découvre à l'ophtalmoscope un épanchement sanguin au voisinage de la papille. Pour mon compte, il y a longtemps que le siège exclusivement périphérique des soi-disant névrites rétro-bulbaires, tant aiguës que chroniques, et l'explication des signes qui les caractérisent par une compression du nerf au niveau du canal optique, me paraissent sujets à caution. Pour ne parler que de l'amblyopie toxique alcoolique, envisagée comme le prototype de la névrite rétro-bulbaire chronique, je me suis demandé si véritablement les lésions se bornent à la périphérie ou si elles ne remontent pas plus haut jusqu'aux noyaux bulbo-protubérantiels. Ce qui augmente le doute, c'est que la plupart des examens anatomo-pathologiques ont porté à peu près exclusivement sur la portion intra-orbitaire du nerf, alors que le reste du tractus optique n'a pas été examiné. Il appartient donc à de nouvelles recherches de trancher cette question des névrites périphériques du nerf optique. Le seul examen anatomique probant que je pourrais vous citer est celui d'Elschnig (*Arch. f. Augen*, 1893, p. 271), dans lequel les deux nerfs étaient dégénérés, principalement au centre, jusqu'au delà du chiasma ; il existait une infiltration de la gaine pie-mérienne, le tout ayant abouti à l'atrophie de la papille. D'autre part, Vossius et Uhthoff, dans des cas de névrite rétrobulbaire alcoolique, ont signalé l'altération des fibres nerveuses jusque dans les bandelettes optiques ; cette altération différait de celle de la portion intra-orbitaire du nerf par l'intégrité du stroma, aussi ces auteurs y voient-ils une simple atrophie ascendante. Toujours est-il que, cliniquement, la névrite rétro-bulbaire aiguë se lie parfois à des myélites, ou à des infections, comme c'est le cas pour les pyrexies et l'influenza, ou à des intoxications, l'alcoolisme par exemple ; notre malade en est un exemple ; il a le tremblement et avoue consommer au minimum quatre absinthes par jour ; de plus, il n'est ni syphilitique ni blennorrhagique, et n'a reçu aucun traumatisme. Il me rappelle un autre sujet que j'ai observé il y a des années à Lariboisière : il s'agissait d'un maréchal-ferrant de trente-cinq ans qui perdit brusquement la vue au moment où, vers midi, il donnait son dernier coup de marteau : sauf le rétrécissement des branches de l'artère centrale, l'ophtalmoscope ne dévoilait aucune autre lésion des disques optiques.

En définitive, le mécanisme et la pathogénie de cette affection doivent faire l'objet de nouvelles recherches anatomiques, et comme les occasions sont rares et qu'il est difficile de se procurer à l'état frais la totalité du tractus optique, il serait à désirer qu'on arrivât à reproduire ce type expérimentalement : c'est ce que nous avons essayé avec mon ancien chef de laboratoire Chaffard, sur des lapins intoxiqués par l'alcool dégénéré et diverses essences, particulièrement celle d'anis. Malheureusement, les animaux, tenus en observation pendant plus de trois mois, n'ont présenté aucune altération ophtalmoscopique ou fonctionnelle, bien que nous ayons trouvé chez eux à l'autopsie le foie volumineux et cirrhotique. Ceux d'entre vous qui voudraient expérimenter dans ce sens feraient donc bien de s'adresser à d'autres agents infectieux ou toxiques, et c'est pourquoi j'ai tenu à vous exposer, à propos de notre malade, l'état imparfait de nos connaissances actuelles.

LI

ATROPHIE OPTIQUE CONSÉCUTIVE AUX TRAUMATISMES DU CRANE

Je tiens à vous entretenir de l'atrophie optique qui succède à des chutes ou à des coups, portant sur le crâne, à propos de deux malades que nous avons aujourd'hui en observation dans nos salles.

Le premier, homme de trente ans, a eu un fracassement avec esquilles de la partie gauche du front. Transporté à l'hôpital Necker, dans le service de mon collègue, le professeur Le Dentu, on procéda au relèvement et à l'extraction de plusieurs fragments, qui comprenaient les deux tables de l'os au niveau du sinus : au dire du malade, il en est résulté une hémorragie abondante, et, pour l'arrêter, on a dû procéder au tamponnement à la gaze iodoformée, et à une compression assez forte. Chose à noter, le malade, qui, à la suite de son accident, n'avait eu aucune perte de connaissance, sauf peut-être une légère obnubilation, tomba, après ce tamponnement chirurgical, dans un coma de trente-six heures, qui disparut aussitôt que la compression eut été supprimée. Ce renseignement, s'il est exact, prouve que, pour bien fonctionner, le cerveau, physiologiquement sous pression, exige que la tension intra-cranienne ne soit ni exagérée ni affaiblie. A cet égard, les expériences des physiologistes et les résultats chirurgicaux, lorsqu'on procède à de larges craniectomies, démontrent la réalité de ce fait.

Comme les paupières correspondantes étaient fortement gonflées et ecchymotiques, on n'a pas examiné l'œil : ce n'est qu'au bout de la troisième semaine, qu'en enlevant le pansement on s'aperçut que, sans aucune lésion apparente, il était absolument amaurotique ; c'est alors que le malade nous fut adressé.

A l'examen, nous trouvons à la partie déjà cicatrisée du front, un enfoncement profond aux dépens du coronal et du rebord orbitaire supérieur correspondant. Extérieurement, l'œil n'offre rien d'anormal ; la pupille est légèrement dilatée et immobile. L'examen ophtalmoscopique révèle une atrophie totale du disque optique qui est blanc, avec bords réguliers et exiguïté des vaisseaux, d'où je conclus qu'il n'y a pas eu de papillite préalable. La vision, de ce côté, est complètement abolie. Je suppose dès lors que le trait de fracture a dû intéresser la voûte orbitaire en passant, comme il est fréquent dans ces cas, par le canal optique. Il est à noter qu'une semblable fêlure de la voûte de l'orbite peut succéder à une forte contusion de la région sourcilière, et ainsi s'expliquent, comme Aug. Bérard l'a avancé le premier, les amauroses qui succèdent à un pareil traumatisme, alors que, pour Magendie et d'autres physiologistes, il faudrait y voir une sorte de cécité réflexe due à la blessure du nerf sus-orbitaire, branche de la cinquième paire. Ici, comme partout ailleurs, il faut se méfier des amauroses dites réflexes qu'on admet trop souvent faute d'explication meilleure. Cela est surtout vrai lors de fêlure du crâne indépendante des fractures de la voûte, cas plus commun qu'on ne le pense et qui est en contradiction avec la théorie devenue classique d'Aran, d'après laquelle toute fracture de la base serait une prolongation de celle de la voûte. Pour vous convaincre de cette vérité, il vous suffit de soumettre, ainsi que nous l'avons fait, la tête d'un cadavre à des pressions latérales fortes de 500 à 600 kilogrammes. Suivant que la pression porte sur la région temporo-frontale ou pariéto-mastoïdienne, vous aurez, dans le premier cas, des fêlures de la base passant par l'orbite, ou, dans le deuxième, par l'oreille et le rocher. Chez notre malade, les choses se sont passées plus simplement, puisqu'il y eut à la fois fracture de la voûte et de l'orbite. Comme le sommet de l'entonnoir orbitaire correspond au canal optique, on conçoit que, dans tous les cas, le nerf de la vision puisse être lésé. Sur le crâne que je fais passer entre vos mains et qui m'a servi pour l'expérimentation, vous voyez qu'une pression bilatérale de 525 kilos a produit trois traits de fracture, l'un siégeant à la paroi externe de l'orbite, l'autre à la paroi interne, au niveau de la suture pariéto-ethmoïdale, le troisième à la paroi supérieure, tous les trois aboutissant au trou optique. Vous concevez qu'avec une pareille disposition le nerf ne puisse échapper. Il est à noter que du côté opposé l'orbite et l'étage antérieur de la base du crâne sont restés intacts, mais qu'il existe une fêlure au niveau de l'étage moyen, d'où cette conclusion que vous pouvez avoir de l'amaurose d'un côté et des lésions nerveuses différentes du côté opposé. Si au contraire les deux orbites sont atteints à la fois, vous pouvez vous trouver en présence d'une double atrophie optique. On pourrait supposer qu'une seule fracture transversale de la base intéressant la gouttière optique puisse donner lieu à une double amaurose, en se fondant sur ce fait qu'alors le chiasma, supposé y être logé, se trouve comprimé, mais j'ai démontré que pareille topographie n'est pas exacte et que l'angle antérieur du chiasma n'est pas normalement contenu dans cette gouttière reliant les deux trous optiques, qu'il est placé plus en arrière sur le bord antérieur du corps pituitaire. Lors donc que les deux nerfs optiques sont intéressés, il faut conclure à l'existence de fractures indépendantes pour chaque orbite.

Le pronostic des atrophies optiques par fracture du crâne est généralement mauvais, en ce sens que, lors d'amaurose totale ou d'amblyopie progressive, la thérapeutique reste généralement désarmée. C'est ainsi que l'électricité et les injections hypodermiques de strychnine sont impuissantes. Il n'en est pas de même des papillites avec stase qu'on observe à la suite d'une commotion cérébrale non compliquée de fracture. A cet égard, je vous rappellerai un travail que j'ai communiqué à l'Académie il y a une vingtaine d'années, et destiné à combattre l'opinion émise par Bouchut, d'après laquelle la présence d'une papillo-névrite en pareil cas assombrissait le pronostic, tant au point de vue de la vision que de la vie du malade. Je citai à ce propos l'observation d'un employé du chemin de fer du Nord qui, à la suite d'un choc violent sur la tête, eut du coma et une perte de connaissance pendant un mois entier et qui n'en guérit pas moins avec conservation de la vue, malgré la présence d'une double stase papillaire. Au contraire, chez un autre malade qui avait survécu deux semaines à une blessure à la tête par un revolver, dont la balle avait traversé tout un lobe cérébral et s'était logée au niveau de la corne occipitale du ventricule latéral, je ne pus constater à aucun moment la moindre lésion du côté de la papille, ce qui ne l'empêcha pas de succomber ; on ne saurait donc établir le pronostic en se fondant sur la prétendue cérébroscopie rétinienne, tant vantée par Bouchut.

En présence d'une amaurose avec lésions optiques survenant après un traumatisme du crâne, il ne faudrait pas conclure de suite à une fracture, vous rappelant qu'une chute peut être la conséquence de lésions encéphaliques, tumeurs ou autres, préexistantes : c'est là parfois un point difficile à résoudre au point de vue du diagnostic. Nous avons actuellement un malade qui est précisément dans ce cas.

C'est un gendarme vigoureux, de trente-quatre ans, sans aucun antécédent héréditaire ni personnel, qui est marié, a un enfant bien portant, et n'a jamais présenté aucun signe de syphilis ni de tuberculose ; ses urines sont absolument normales. Il y a quinze mois, il fit une chute de cheval, à la suite de laquelle il resta dix minutes sans connaissance, bien qu'il n'y ait chez lui aucune trace de traumatisme cranien ; le lendemain, il put reprendre son service, se plaignant seulement de céphalalgie au front et à la nuque sans nausées ni vomissements, dont l'intensité est allée en croissant depuis cette époque, mais sans l'empêcher de continuer à remplir ses fonctions. A partir de sa chute la vue des deux yeux a commencé à décliner d'une façon continue, avec des accès d'amaurose périodique sur un œil ou sur les deux, dont la durée variait entre quatre ou huit secondes ; ces accès survenaient quotidiennement, quelquefois deux et trois fois par jour. Cet état dura six mois, puis l'amaurose périodique disparut, mais alors l'acuité visuelle diminua progressivement ; il est aujourd'hui amblyope, ne peut plus lire ni écrire, quelquefois même se conduire. Il n'a jamais eu de diplopie ni de chute de la paupière, pas de strabisme ; sauf une surdité complète de l'oreille droite, tous les autres nerfs craniens, sensitifs et moteurs, sont indemnes ; l'odorat est conservé. Les pupilles sont normales, réagissant à la lumière et à la convergence. L'ophtalmoscope démontre une double papillo-névrite prononcée, avec élargissement des veines et rétrécissement des artères. Le malade éprouve des fourmillements dans les quatre membres, les réflexes patellaires sont conservés ; il n'a pas de titubation, mais quand il regarde alternativement à droite et à gauche, il a la sensation de perdre l'équilibre, sans mouvements giratoires toutefois. Il est facilement somnolent et faible et a par moments, mais rarement, de la difficulté de la parole, du bégaiement.

Avec les éléments qui précèdent, il me semble qu'une fracture de la base est bien problématique, tandis qu'on se rendrait bien mieux compte de la marche de l'affection en admettant une lésion méningo-encéphalique à marche chronique et progressive, ou un néoplasme préexistant à la chute; la première de ces hypothèses me paraît la plus probable, malgré l'amaurose périodique épileptiforme de Jackson et la stase papillaire prononcée, tendant actuellement vers l'atrophie. Comme en somme, d'ailleurs, tout a évolué chez ce malade à la suite de sa chute, qu'il n'a eu ni épistaxis, ni écoulements par l'oreille, ni ecchymose sous-conjonctivale, ni protrusion du globe, et pas même trace de traumatisme externe, la fracture de la base est plus que douteuse. Il ne reste donc que la seule hypothèse d'une inflammation chronique ayant succédé à la commotion cérébrale, par suite sans doute d'une auto-infection dont l'origine nous échappe, mais qui explique le dépérissement et l'aspect anémique du malade, contrastant avec l'intégrité apparente des autres organes, particulièrement de l'estomac.

NERFS MOTEURS

LII

VARIÉTÉ DES PARALYSIES DU MOTEUR OCULAIRE EXTERNE

Nous avons en ce moment en observation quatre cas de paralysie du moteur oculaire externe, qui diffèrent entre eux par l'âge des malades et l'étiologie de la maladie.

Vous savez que cette paralysie est relativement fréquente, et qu'il en est de spontanées et de traumatiques. Cette dernière forme m'a entraîné à bien des recherches, à la fois cliniques, anatomiques et expérimentales, d'où il résulte qu'elle constitue un signe pathognomonique des fractures de la base du crâne, qui avait échappé auparavant aussi bien aux chirurgiens qu'aux ophtalmologues. J'ai démontré à n'en pas douter que la lésion du moteur oculaire externe était due à l'écornement de la pointe du rocher et que, dès lors, la paralysie était non radiculaire mais périphérique, voulant dire par là qu'elle intéressait le nerf dans son trajet intra-cranien. C'est là un signe de fracture d'autant plus précieux qu'il permet à lui tout seul de faire le diagnostic, alors que tous les autres symptômes réputés classiques font défaut. Pour savoir ce qui se passe, il faut savoir que le sommet du rocher est en rapport direct avec le nerf, placé en ce point à cheval sur lui, et que le bec du rocher bipède appuie sur une crête saillante appartenant à l'angle postérieur de la selle turcique. Lors donc d'une forte pression transversale par coup ou par chute, agissant sur la partie mastoïdienne des deux temporaux, la branche antérieure de la bifurcation se casse et comprime le nerf ; point n'est besoin pour cela qu'il y ait une esquille saillante, et l'accumulation d'un foyer sanguin à ce niveau, résultant de la fracture, suffit pour provoquer la paralysie, ainsi que cela résulte de la nécropsie dont je dois la communication et les pièces à l'obligeance de mon ami Ch. Nélaton. Cette paralysie traumatique de l'abducens s'observe non seulement chez l'adulte, mais aussi chez les enfants ; ceci nous conduit à rechercher si, chez ces derniers, il s'agit réellement d'une fracture du sommet du rocher.

Le premier cas que j'ai observé, à Lariboisière, est précisément celui d'un enfant de douze ans pris sous un éboulement de planches. Le malade que je vous présente est un enfant de six ans, qui, il y a quinze jours, fut projeté à terre, la tête appuyant sur le sol par son côté gauche, en même temps qu'il recevait un coup de pied de cheval du côté droit. Il n'a pas perdu connaissance, donc pas de contusion ni de commotion cérébrale ; depuis lors il n'a eu ni fièvre, ni vomissements, ni raideur de la nuque, donc pas de signes de méningite. Il a eu un écoulement sanguin par les deux oreilles, plus abondant à droite, et de l'épistaxis ; pas d'écoulement séreux consécutif.

Vous constatez un strabisme convergent paralytique à droite, accompagné de diplopie homonyme, qui peut bien avoir été immédiat, mais dont le médecin du malade ne s'est aperçu que quarante-huit heures après l'accident, faute de l'avoir recherché plus tôt, car, dans ce cas, il n'y avait ni épanchement de sang dans l'orbite, ni gonflement avec chute de la paupière supérieure. En fait d'autres lésions nerveuses, motrices ou sensitives il n'existe que de l'hypoacousie de l'oreille gauche, par conséquent croisée par rapport au strabisme. L'acuité visuelle est parfaite des deux côtés, sans aucune lésion ophtalmoscopique ; les réflexes pupillaires sont conservés.

Pour se rendre compte du mécanisme réel de cette paralysie, il faudrait soumettre le crâne d'un enfant de cet âge aux mêmes expériences, par pressions latérales, que celles faites sur des crânes d'adultes, car il n'est pas certain *a priori* que le sommet du rocher offre les mêmes dispositions anatomiques dans les différents âges : c'est là un point sur lequel je me propose de revenir par la suite, et cela d'autant plus volontiers que je crois peu au mécanisme invoqué par Duret : pour cet auteur, les paralysies post-traumatiques tiendraient à l'arrachement des racines nerveuses par violent ébranlement de la masse cérébrale. S'il en était ainsi, le plus grêle, le plus long et le moins soutenu des nerfs craniens, le pathétique, serait le plus exposé aux paralysies traumatiques, ce qui n'est pas le cas.

En supposant que, chez les jeunes enfants, la fracture du sommet du rocher ne soit pas en cause, il faudrait, pour expliquer les paralysies isolées de l'abducens, invoquer la compression de ce nerf par un caillot de sang extravasé, soit au niveau du sommet du rocher, soit au niveau du point où il pénètre dans le sinus caverneux.

Les réserves que je viens de faire à propos de cet enfant de six ans sont encore plus applicables aux paralysies du moteur oculaire externe, qui surviennent en bas âge et même sitôt après la naissance.

Voici une fillette de cinq mois et demi, qui, au dire de

la mère, vint au monde avec une paralysie de l'abducens du côté gauche, paralysie qu'on ne peut rattacher à l'hérédité, ni syphilitique ni autre, ni à une compression du crâne par dystocie; donc il est impossible d'en préciser le mécanisme. D'après une communication orale de mon collègue Pinard, rien ne serait plus commun que l'apparition chez les nouveau-nés d'un strabisme ayant ceci de particulier de disparaître au bout de peu de temps, sans qu'il puisse en donner l'explication. Ici, la paralysie dure depuis cinq mois et demi, ce qui prouve qu'elle est d'une origine différente.

Sur ce garçon de dix-sept ans, vous constatez encore une paralysie du moteur oculaire externe de l'œil gauche, dont la mère s'est aperçue lors du retour de l'enfant de chez sa nourrice à l'âge de un an et demi. Il se peut que cette paralysie, qui est d'ailleurs confinée exclusivement à ce nerf, remonte à la naissance, et son mécanisme ne serait pas plus facile à interpréter que celui de la petite malade précédente, sauf peut-être qu'ici, en faveur de la compression du crâne, on pourrait invoquer que c'est un garçon et un premier-né. Cette compression, lors du passage à travers le canal pelvien, et mieux encore à la suite de l'application du forceps, peut en effet se traduire soit par une paralysie nerveuse, soit par de petites apoplexies rétiniennes disséminées dont on a cité des exemples, et qui seraient plus communes qu'on ne le croit, si l'on procédait de propos délibéré à l'examen ophtalmoscopique du fond de l'œil des nouveau-nés. Il en est de même de certaines opacités cornéennes et de légères exophtalmies ecchymotiques du globe dues à la compression par le forceps. Tous ces faits réunis démontrent qu'au moment de l'accouchement, il se produit une pléthore des vaisseaux et des sinus intra-craniens, aboutissant à des ruptures avec extravasations sanguines.

Voulant savoir si, en pareil cas, il y a tassement de la base, particulièrement des rochers, j'ai prié mon collègue Farabœuf d'expérimenter sur des têtes de nouveau-nés, à l'aide de pressions fortes exercées par le forceps. Il a pu s'assurer ainsi de l'absence de toute fracture, c'est dire qu'une pareille origine de la paralysie de l'abducens est inadmissible dans ces cas, et que seule la stase sanguine intra-cranienne pourrait être invoquée.

En dehors du traumatisme, je vous rappelle qu'il existe des paralysies du moteur oculaire externe dues à la dyscrasie et qu'on pourrait appeler toxi-infectieuses. Il me suffit de vous signaler les formes communes qu'on observe chez les syphilitiques avec signes de tabes ou de périencéphalite ; il en est de même de certains diabétiques et albuminuriques. Voici un cas intéressant de ce dernier type, que, par une heureuse coïncidence, je peux vous présenter. C'est un homme diabétique depuis plusieurs années avec des traces d'albumine. Il y a quelques jours, sans cause apparente, il fut pris de diplopie, et nous constatons chez lui une parésie du droit externe de l'œil droit, d'où la diplopie homonyme dans la moitié droite du champ visuel, surtout lorsqu'il tourne le regard vers la droite. Il existe en outre une légère inégalité des pupilles. Les réflexes patellaires gauches sont supprimés, à droite ils sont diminués ; il ne présente aucun signe de paralysie générale, et n'a jamais eu la syphilis ; il n'est pas alcoolique.

Vous voyez, d'après les divers cas que je viens de vous rapporter, que les causes des paralysies du moteur oculaire externe sont infiniment variables et que l'on est parfois très embarrassé pour établir le siège exact et la nature de la lésion.

LIII

DIFFICULTÉS DU DIAGNOSTIC ÉTIOLOGIQUE DE CERTAINES PARALYSIES DES NERFS CRANIENS

Nous nous trouvons en présence de trois cas intéressants, l'un concernant une femme de vingt-neuf ans, l'autre une petite fille de trois ans, le dernier une femme de trente-quatre ans, qui ont ceci de commun que, malgré une analyse très détaillée, on ne parvient pas à leur attribuer une origine précise : c'est dire qu'un diagnostic approximatif est seul possible.

La première, sans antécédents spécifiques, a eu, il y a dix ans, un premier enfant, mort à onze jours de convulsions ; deux ans après, deuxième grossesse d'un garçon qui mourut à deux mois, dit-elle, de méningite avec broncho-pneumonie. Une troisième grossesse survint quatre ans après ; une petite fille née à ce moment est actuellement bien portante et âgée de trois ans et demi. Pendant toute la durée de cette grossesse et jusqu'il y a six ou huit mois, la malade a été sujette à des épistaxis répétées et abondantes des deux narines, et sans lésions nasales, permettant donc de conclure à l'existence d'un état infectieux général. En outre, pendant la gestation, survint une bronchite qui aurait traîné cinq à six mois.

Il y a un an, la malade a eu une fausse couche de trois mois et demi, suivie de métrorragies de dix à douze jours, qui subsistent encore, sans écoulement leucorrhéique habituel.

Actuellement, elle accuse des accès d'hémicranie violente, non accompagnée de vomissements, et présente, depuis trois semaines, de la paralysie du droit externe droit, avec strabisme interne de 15°. Le degré en est tel que l'œil, dans l'abduction forcée, ne parvient pas à atteindre le milieu de la fente palpébrale ; de là résulte de la diplopie homonyme très prononcée. Les pupilles sont normales, les réflexes lumineux et accommodateurs conservés ; les milieux absolument transparents : $V = 1$ des deux côtés. Toujours à droite, il y a de l'anesthésie des filets sus-orbitaire et nasal du maxillaire supérieur et de l'hypoesthésie des branches dentaire et linguale du maxillaire inférieur ; il est à remarquer que la cornée et la conjonctive sont également insensibles, par suite de la paralysie du filet nasal.

Du côté gauche, il existe, depuis trois jours, une paralysie faciale avec lagophtalmie incomplète et due à ce que les filets qui animent le frontal, le sourcilier, le releveur et l'orbiculaire sont intéressés, alors que tous les muscles innervés par le facial inférieur restent indemnes : nous en pouvons conclure qu'il s'agit ici, non d'une paralysie périphérique, mais bien d'une véritable paralysie nucléaire. Les autres nerfs sensoriels, olfactifs et auditifs, sont indemnes : il n'y a rien à signaler non plus du côté des nerfs du tronc et des membres.

En résumé, nous trouvons chez cette femme deux paralysies motrices, à droite celle du moteur oculaire externe, à peu près complète ; à gauche, celle du facial, dissociée, et limitée au facial supérieur ; de plus, à droite, seule la portion sensitive du trijumeau est prise, ce qui constitue une nouvelle dissociation. Nous sommes donc en présence de lésions qui portent, non sur la partie périphérique des trois nerfs intéressés, mais sur leurs noyaux d'origine bulbo-protubérantiels. Pour ce qui est de la nature de ces lésions, rien ne nous autorise à incriminer la syphilis, et nous n'avons pas de raison suffisante de penser à la tuberculose ; d'autre part, les épistaxis et les métrorragies peuvent faire songer à une endo-infection d'origine mal déterminée : voilà pourtant bien des hypothèses possibles, prouvant combien, dans des cas de cet ordre, il devient difficile de découvrir l'étiologie vraie.

Voici maintenant notre deuxième malade. C'est une petite fille de trois ans, bien constituée et qui, sans cause apparente ni affection de l'oreille, fut prise de paralysie faciale totale à gauche, d'où lagophtalmie, pour laquelle les parents viennent nous consulter ; l'œil est absolument normal et ses mouvements conservés.

Les commémoratifs familiaux nous apprennent que la mère a eu quatorze grossesses, avec sept avortements et sept enfants vivants. Chez notre petite malade, le crâne est manifestement mal conformé, et, selon l'expression des Allemands, pointu ; la voûte est en carène, le front bombé, olympien, en même temps qu'étroit ; le diamètre bipariétal est au contraire élargi : on dirait, en somme, d'un crâne hydrocéphale ; les dents sont prognathes, le palais large et spatuliforme. Or si nous associons cette déformation du crâne caractéristique, qui, pour le professeur Fournier, passe pour être le produit de l'hérédo-syphilis, aux sept avortements de la mère, nous pouvons nous croire autorisés à admettre l'origine syphilitique de la paralysie faciale survenue trois ans après la naissance : c'est là un diagnostic qui a bien des éléments en sa faveur, mais comme l'hérédo-syphilis n'est pas la seule cause de dystrophie du produit de la conception, on ne peut guère encore émettre ici une affirmation absolue.

Il est certain que, dans ce cas, nous avons affaire à une lésion intéressant la périphérie du nerf et que, dès lors, suivant toute probabilité, il s'agit d'une compression pouvant s'exercer sur le tronc nerveux depuis son origine apparente au bulbe jusqu'à sa sortie du trou stylo-mastoïdien. Comme l'oreille est absolument indemne, on ne saurait admettre comme cause que la compression, par rétrécissement de l'aqueduc de Fallope ou à la suite d'une pachyméningite, qui aurait étranglé la partie postérieure du nerf avant sa pénétration dans le conduit auditif interne ; or cette hypothèse est peu probable, étant donné qu'aucun autre nerf cranien n'est touché et que, chez cette enfant, il n'y a eu aucun symptôme se rattachant à une méningite. Sans vouloir établir une comparaison absolue, nous pourrions dire que, chez notre petite malade, la paralysie du facial rappelle ces atrophies optiques familiales qu'on observe chez des enfants réputés dégénérés, qui, nés avec une vision saine, deviennent plus tard amblyopes et amaurotiques, et chez lesquels on a constaté à l'autopsie diverses anomalies évolutives des os de la base du crâne avec rétrécissement des canaux par où sortent les nerfs, ou des sortes d'exostoses qui les compriment.

La troisième observation paraît plus probante au point de vue de l'origine syphilitique, si l'on en juge du moins par l'influence favorable et rapide du traitement hydrargyrique. En voici le détail.

Il s'agit d'une femme de trente-quatre ans qui, en novembre 1896, fut prise de maux de tête violents ; le mois suivant il y eut chute progressive de la paupière supérieure de l'œil droit, avec ophtalmoplégie externe totale, bien que plus prononcée dans le domaine de l'oculomoteur, d'où léger strabisme externe et quelque peu supérieur, s'accompagnant dans ce cas particulier d'un peu d'exophtalmie et d'un léger chémosis séreux ; les réflexes pupillaires s'accomplissent à peine, peu de mydriase. AV = I. Ch. visuel normal. Sens chromatique conservé. Le facial droit semble touché, ainsi que le trijumeau du même côté. En effet, lorsque la malade rit, la bouche se dévie du côté gauche ; de même, la cornée est insensible, la conjonctive un peu moins, toute la moitié droite de la face et du front sont hypoesthésiques, ainsi que la langue et la muqueuse buccale. Au moment des grandes céphalées, la malade accuse de l'engourdissement du membre supérieur gauche.

Jamais elle n'a eu de vomissements, d'éblouissements ni de vertiges ; elle a eu deux enfants, l'un mort en nourrice, l'autre bien portant. En 1888, chute rapide des cheveux sans croûtes ; ils ont repoussé. Pas d'éruptions cutanées ni de maux de gorge ; ni sucre ni albumine dans les urines. Elle a été traitée dans un dispensaire ophtalmologique de la ville, sans succès, par l'électricité et l'iodure de potassium.

Soumise, à l'Hôtel-Dieu, au traitement par les injections d'huile biiodurée, le ptosis s'est amendé dès la quatrième injection, puis a disparu, et, après dix injections, la guérison de l'ophtalmoplégie était complète, en même temps que l'anesthésie faciale se dissipait.

Une seule objection pourrait être formulée ici contre l'origine syphilitique de cette ophtalmoplégie : ce serait d'invoquer l'hystérie ; mais l'intégrité du champ visuel, l'absence d'hémianesthésie de la moitié correspondante du corps et de toute autre tare de même ordre, rendent cette supposition peu probable. Sans doute, le chiffre restreint des injections mercuriques, dix en tout, pourrait paraître une dose insuffisante pour des accidents de cet ordre, attribuables à la syphilis, mais ceux qui, comme nous, ont expérimenté cette méthode, savent avec quelle rapidité on arrive à faire disparaître des gommes iriennes ou autres syphilomes ; du reste, je ne suis pas le seul à le proclamer, et Silex, de Berlin, expérimentant de son côté avec des injections aqueuses de biiodure de mercure ioduré, dit avoir été frappé des résultats obtenus par des doses qu'on pourrait qualifier d'homéopathiques. Si j'insiste sur ce point, c'est que bien des praticiens et même des syphiligraphes semblent encore l'ignorer.

LEÇONS GÉNÉRALES

LIV

COMPLICATIONS OCULAIRES DU DIABÈTE

Actuellement, on peut dire qu'il existe une pathologie oculaire du diabète, tellement les manifestations de cet ordre dans cette maladie sont communes et variées. Commençons, si vous voulez, par les paralysies, dont je puis, au surplus, vous offrir un exemple relatif au moteur oculaire commun, et qui fait le pendant d'une paralysie de même nature du moteur oculaire externe, que j'ai eu l'occasion de vous exposer dans une de mes précédentes leçons. Il s'agit d'un individu âgé, diabétique depuis quatre ou cinq ans, avec polyurie et polysarcie ; la digestion est bonne et l'assimilation des corps gras facile : c'est vous dire que nous n'avons pas affaire ici à la forme pancréatique. Ce n'est pas un alcoolique ; il n'a pas eu d'ictère, d'où nous pouvons conclure que son foie n'est pas en cause.

Ce diabète des gens gras peut être rattaché à l'artériosclérose ou à des toxhémies, causes qui influencent le système nerveux et déterminent la glycosurie. Une question qui se pose, c'est celle de savoir si le trouble nerveux en question est produit par l'intoxication glycosurique ou si plutôt celle-ci ne dérive pas d'une lésion bulbo-protubérantielle primitive. Si l'on admet l'origine primitivement nerveuse, il faut rechercher quel est le rôle de l'artério-sclérose et des toxines dans sa production ; plus nos connaissances se multiplient, et plus nous nous trouvons amenés à incriminer les auto-intoxications, d'autant plus que la toxhémie est de plus en plus invoquée à l'origine de l'artério-sclérose elle-même et que, nous le savons, toute perturbation nerveuse se traduit instantanément par l'augmentation de la quantité de sucre dans l'urine.

Notre malade ne prêtait pas grande attention à son diabète, lorsque, depuis quelques jours, tous les signes de la paralysie du moteur oculaire gauche se sont déclarés ; en même temps, il éprouvait des douleurs violentes sur le trajet de l'ophtalmique de Willis du côté opposé. Il y a donc à la fois paralysie de l'oculomoteur et excitation croisée du trijumeau. D'ailleurs cette dissémination irrégulière est le propre des lésions nerveuses diabétiques, et je ne serais pas étonné de voir, d'ici à quelque temps, le facial ou tout autre nerf pris à son tour.

Chez ce malade, la paralysie intéresse seuls les muscles extrinsèques du globe. Ce qu'il y a de particulier ici, c'est que la pupille de l'œil paralysé est contractée, ce qui ne s'explique qu'en admettant une irritation des filets iriens de l'oculo-moteur, ou encore la paralysie des nerfs dilatateurs venus du sympathique : comme dans ce dernier cas il y aurait une hyperhémie du globe qui n'existe pas, force nous est de nous rattacher à la première explication. Il se produit là encore, sous l'influence de l'intoxication, une sorte de dissociation dans les différentes fibres d'un même nerf, fait plus facile à comprendre pour l'oculo-moteur, étant donnée la multiplicité de ses noyaux d'origine.

La toxhémie diabétique n'est pas, du reste, la seule

qui agisse ainsi sur le système moteur et sensitif de l'œil. Il me suffit de vous rappeler les paralysies diphtéritiques, syphilitiques et toxiques de tout ordre, parmi lesquelles se placent celles qui sont consécutives à l'ingestion de viandes avariées et de certains coquillages. Vous vous rappelez sans doute une petite fille de neuf ans, qui se présenta à la consultation avec une large mydriase de l'œil gauche et une paralysie accommodative survenues à la suite de l'ingestion de coquilles Saint-Jacques plus ou moins avariées, ayant provoqué une indigestion avec vomissements.

Un autre groupe de manifestations oculaires du diabète est représenté par les hémorragies, particulièrement rétiniennes, dont la fréquence et la signification ne sauraient échapper à qui sait se servir de l'ophtalmoscope : il s'agit là d'extravasations par dyscrasie, rappelant celles du scorbut et qu'on désigne à tort, au moins le plus souvent, sous le nom de rétinite apoplectique ; elles sont en général bilatérales.

Je n'insiste pas sur les inflammations du tractus uvéal, iris et choroïde, dans lesquelles le diabète n'intervient que comme une manifestation de l'arthritisme ; j'en dirai autant des sclérites, kératites et conjonctivites, et des complications post-opératoires ; il n'y a dans tous ces cas qu'une question de terrain, et ce qui est vrai de l'œil l'est de tous les organes.

Permettez-moi de m'arrêter davantage sur une manifestation oculaire qui a beaucoup préoccupé nos prédécesseurs, je veux parler de la cataracte dite diabétique.

Il a été admis par les classiques que cette cataracte aurait des caractères spéciaux tels que ceux d'être d'une coloration plus ou moins blanche, d'une consistance plus molle et d'être plus volumineuse, au point qu'il n'y aurait pas d'ombre projetée par l'iris : ces particularités existent certainement lorsqu'il s'agit de sujets relativement jeunes, alors que chez des diabétiques plus âgés, la cataracte se présente sous le type de la phakosclérose dite sénile, c'est-à-dire qu'elle est grisâtre, dure de consistance et moins volumineuse. On peut donc avancer que le diabétique, comme les autres, a la cataracte de son âge. Pour expliquer la cataracte chez les diabétiques, on a prétendu que l'opacification du cristallin serait due à l'action chimique de la glycose sur la substance albuminoïde transparente, la globuline, qui constitue les fibres de cet organe. Pour décider s'il en est ainsi, j'ai fait macérer des cristallins normaux comparativement dans de l'eau pure et dans une solution de glucose et je n'ai pu constater aucune différence au point de vue du degré de l'opacité entre les uns et les autres. Pensant que les choses pouvaient se passer autrement, lorsqu'on agissait sur des cristallins vivants laissés en place, j'ai expérimenté sur des grenouilles que je faisais vivre dans de l'eau additionnée d'une quantité de glucose bien supérieure à celle que pouvait contenir l'humeur aqueuse des diabétiques ; même au bout de plusieurs mois, on ne voyait pas apparaître la moindre trace de cataracte. Ce n'est pas à dire pour cela que le diabète n'exerce aucune influence, attendu que le chiffre des cataractés est certainement un peu plus élevé chez les diabétiques que chez les autres, mais cette influence s'explique, je crois, soit par des lésions que provoque le diabète du côté de la chorio-rétine, soit par le fait de la déshydratation des tissus, qui tient à une excrétion surabondante des urines. Il se passe ici quelque chose d'analogue à ce qui arrive lorsqu'on dessèche les grenouilles dans un four ou qu'on leur injecte une solution de sel marin sous la peau, avec cette différence toutefois que de pareilles cataractes expérimentales se dissipent lorsqu'on replace ces animaux dans de l'eau pure. Une autre explication plus probante peut-être de la cataracte des diabétiques, consiste à admettre que, chez eux, il se produit, par dystrophie, des toxines agissant sur la nutrition du cristallin ainsi que le fait l'ingestion de la naphtaline par l'estomac. Je pense avoir démontré qu'il ne s'agit pas, là encore, de l'action chimique de la naphtaline sur la substance du cristallin et du vitré, mais d'une dénutrition de ceux-ci, par suite de modifications du courant nutritif provenant de la rétine. A tout prendre, c'est moins à la glycosurie qu'au diabète vrai avec polyurie, polydipsie et amaigrissement que revient l'opacification cristallinienne, et encore quand il s'agit d'individus jeunes, non prédisposés par leur âge à la cataracte, car, lorsque les individus sont âgés, atteints de phakosclérose, l'artério-sclérose sénile suffit à elle seule pour en expliquer la production sans qu'il soit nécessaire de faire intervenir la présence de sucre dans le sang.

Dans tout ce qui précède, j'ai tenu à vous exposer la large part que tient le diabète dans la pathologie oculaire, mais, en même temps, je me suis attaché à vous tenir en garde contre toute exagération qui fait attribuer à la glycémie plus d'importance qu'il ne lui en revient, au point d'envisager comme diabétiques des lésions qui ne dérivent pas directement de cette dyscrasie. C'est là, en particulier, le propre de la cataracte que j'ai prise pour exemple.

LV

KÉRATECTOMIE TOTALE COMBINÉE, SUIVIE DE SUTURE APPLICATIONS DE CETTE MÉTHODE

Comme les autres branches de la chirurgie, l'ophtalmologie moderne tend à devenir de plus en plus conservatrice : grâce à l'antisepsie, l'énucléation, véritable mutilation et source de complications aussi bien primitives que tardives, cède la place à des interventions plus rationnelles. C'est ainsi que le temps est passé où, par crainte d'ophtalmie sympathique, on énucléait sur-le-champ tout œil gravement traumatisé. Dans un travail ultérieur, nous démontrerons que, dans l'immense majorité des cas, la conservation est alors possible et devient même la règle. Pour le moment, nous nous occuperons d'une grande classe d'yeux perdus par staphylome cornéen ou par glaucome chronique absolu et incurable, qu'on énucléait couramment faute de mieux, en faisant valoir que cette nécessité s'imposait, pour couper court aux souffrances endurées et avant tout préserver l'œil congénère de toute atteinte d'ophtalmie induite.

L'opération que nous proposons, sous le nom de *kératectomie totale combinée*, est essentiellement conservatrice. Comme la plupart de nos opérés en série, au nombre de deux cents, ont pu être suivis jusqu'à huit ans après l'intervention, les résultats ainsi obtenus prouvent l'excellence de la méthode, tant au point de vue curatif qu'esthétique. Ce qui nous conduisit à cette manière d'agir, c'est l'observation antérieure d'un jeune étudiant atteint d'ophtalmie blennorragique grave de l'œil gauche, terminée par staphylome opaque et adhérent de toute la cornée. Nous bornant à la résection de toute la portion staphylomateuse, y compris l'iris, combinée à l'extraction de l'appareil cristallinien, et à la réunion, par trois points de suture placés sur la partie restante du limbe cornéen, nous parvînmes à obtenir un moignon volumineux, absolument régulier et jouissant d'une mobilité parfaite. Depuis dix-sept ans que cette opération a été pratiquée, la prothèse est restée tellement correcte que, autour du malade, personne ne s'était jamais douté de la mutilation ; jamais le sujet n'a éprouvé, depuis, la moindre douleur locale, ni présenté le plus léger signe de troubles sympathiques. Lorsque nous le revîmes dernièrement, après un long séjour au Mexique, nous trouvâmes que le moignon avait à peine diminué de volume, qu'il avait une consistance normale, et qu'à aucun moment ne s'était montrée la moindre sécrétion pathologique.

Malgré ce beau résultat, ce n'est que neuf ans plus tard que nous avons pensé à généraliser la méthode : ce long intervalle s'explique par la difficulté qu'on éprouve à se débarrasser du préjugé fondé sur des craintes exagérées d'ophtalmie sympathique et formulées par l'enseignement de nos anciens.

Tout d'abord nous nous sommes attaqué aux yeux staphylomateux, compliqués, pour la plupart, de glaucome consécutif avec plus ou moins d'ectasie du globe ; ensuite au glaucome chronique absolu sans staphylome, et, dans les deux cas, nous pûmes conserver à ce qui restait de l'œil, sa forme et sa consistance, sans avoir jamais constaté l'apparition ni de troubles sympathiques, ni d'ophtalmie induite. Ce qui nous a surtout frappé, c'est que, grâce à l'ablation de la totalité de l'iris et à l'extraction de tout l'appareil cristallinien, l'œil, auparavant dur et glaucomateux, récupérait une consistance normale, devenait même nettement hypotone, et restait tel après des années. Ce fait confirmait l'opinion de Wharton Jones, pour lequel l'extraction du cristallin constituait une condition fondamentale de la disparition de pareils glaucomes consécutifs. Contrairement à l'opération de Critchett père, qui taillait en pleine sclérotique et emportait toute la zone ciliaire de la choroïde, nous nous attachâmes à ne pas dépasser, dans l'excision, les limites de la cornée : c'est que, en effet, le procédé de Critchett entraînait très souvent, par suite de la section des artères ciliaires, une hémorragie intra-oculaire tellement profuse, qu'on était souvent obligé, le jour même, d'enlever les points de suture ; en outre, elle amenait une perte abondante de vitré, d'où rapetissement du moignon, déjà plus petit qu'un œil normal, et finalement les fils à suture embrochaient forcément la choroïde.

Une crainte généralement répandue, et pour laquelle on avait recours, d'emblée, à l'énucléation, lors de glaucome absolu, c'était le fait, qu'on croyait très fréquent, d'une hémorragie expulsive dont serait suivie toute ouverture de l'œil, fût-elle réduite à la simple iridectomie ; c'est même cette crainte qui, dans nos premières tentatives, nous conduisit à faire des restrictions, et à dire aux malades qu'il se pourrait que, au cours de notre opération, nous fussions obligé de recourir quand même à l'énucléation. Par le fait, nous avons pu constater, depuis, que cet accident est en somme rare, puisque, sur nos deux cents opérés pour glaucome absolu compliqué ou non de staphylome, nous n'avons observé cette hémorragie expulsive que trois fois seulement : les deux premières, nous eûmes recours à l'énucléation, dans la troisième, cette nécessité a pu être évitée, grâce à l'application de la forcipressure, faite au moyen d'une pince courbe appliquée sur le pédicule de l'œil. A l'aide de ce subterfuge momentané, nous avons vu l'hémorragie s'arrêter aussitôt, ce qui nous a permis d'enlever les caillots et de pratiquer l'*éviscération* avec suture ; sauf son volume plus réduit, le moignon a pris une forme arrondie, et, depuis six mois que l'opération a été pratiquée, la prothèse laisse peu à désirer : c'est donc, en cas de pareil accident, à l'*éviscération* qu'il faut avoir recours, de sorte qu'on reste toujours dans les limites de la chirurgie conservatrice.

Avant d'exposer l'ensemble de nos résultats, nous allons décrire le manuel opératoire.

Le malade, étant chloroformisé, afin de prévenir tout effort expulsif, on fixe les paupières au moyen du blépharostat et le globe avec la pince à dents. Cela fait, on embroche de part en part le limbe scléro-cornéen avec l'aiguille demi-courbe de Reverdin, qu'on fait cheminer derrière l'iris et le cristallin. Au chas de l'aiguille laissée en place, on passe un fil de soie qui servira, par la suite, de premier point de suture médian ; puis on résèque la cornée à sa base, au moyen du couteau de de Græfe, qu'on introduit à plat à la jonction de la portion transparente et du limbe demi-opaque de cette membrane, pour le faire sortir du côté opposé et de façon qu'on puisse détacher rapidement, à l'aide de petits mouvements de scie, les quatre cinquièmes de la cornée, se réservant de couper le dernier cinquième d'un coup de ciseaux.

Lors d'œil staphylomateux, la majeure partie de l'iris, qui adhère intimement à la cornée, est emportée du même coup, tandis que, sur les yeux purement glaucomateux, l'iris resté en place devra être arraché, au moyen d'une pince, en totalité, de façon à libérer l'angle iridien de filtration, dans la plus grande étendue possible.

Le cristallin, qu'il soit cataracté ou non, devra être extrait en entier à la cuiller, et, pour qu'il ne s'écoule pas de vitré, ou le moins possible, on fait tenir l'écarteur relevé par un aide. Cela réussit presque toujours, grâce à la narcose complète du sujet, sauf dans les cas de tonus glaucomateux excessif, par suite d'une hémorragie abondante, heureusement très rare, comme nous l'avons vu. Il ne reste plus qu'à suturer le moignon de la façon suivante :

On retire l'aiguille de Reverdin armée de son fil, et, en nouant ce dernier de suite, la plaie sclérale se trouve affrontée ; puis, de chaque côté, on passe une aiguille courbe munie d'un fil de soie à travers le limbe scléro-cornéen. Pour que le moignon revête une forme régulièrement ronde, nécessaire à la coaptation exacte de la coque de verre prothétique, on abrase avec les ciseaux les deux angles latéraux de la ligne de suture, et l'on obtient ainsi une juxtaposition parfaite, sans effusion de sang, ni extérieurement, ni dans la cavité du moignon.

Après avoir lavé les surfaces avec la solution de biiodure de mercure à 1/20000, qui n'est point irritante, on saupoudre légèrement la plaie avec de l'iodoforme, et l'on applique un bandage ouaté sec, avec interposition d'une rondelle de gaze iodoformée ou salolée ; le tout est laissé en place pendant trois jours consécutifs. Vers le septième jour, on enlève les fils, et l'on continue l'application du bandage pendant huit à dix jours encore, époque à laquelle la cicatrisation est effectuée sans réaction ni douleur, ni gonflement d'aucune sorte. Bien au contraire, en supposant l'œil enflammé, douloureux, et de consistance dure au moment de l'opération, tous ces accidents se dissipent, et, de glaucomateux, l'œil, privé de sa cornée, devient et reste indéfiniment mou, hypotone même ; preuve que l'irido-dialyse totale, combinée à l'extraction du cristallin, constitue une opération *antiglaucomateuse* dans les cas qui, jusqu'ici, s'étaient montrés réfractaires à toute autre intervention, tels que les paracentèses répétées de la cornée ou de la sclérotique, la sclérotomie et l'iridectomie.

D'après ce qui précède, on voit que cette opération diffère essentiellement de celle de Critchett, avec laquelle il faut se garder de la confondre ; elle en est distincte par la résection limitée à la seule cornée, par la dialyse totale de l'iris et par l'extraction du cristallin, ensemble d'où dérive son action antiglaucomateuse, et, par le fait qu'on respecte les procès ciliaires, la choroïde et le corps vitré : il en résulte l'absence d'hémorragies post-opératoires graves et la conservation d'un moignon qui, comme volume et mobilité, diffère peu de l'œil normal. D'après des mensurations auxquelles nous nous sommes livré sur le cadavre, en se bornant à l'excision de la cornée, le globe ne perd que le cinquième de son volume, et si l'on ajoute un certain degré de rétraction ultérieure du moignon, il n'en reste pas moins des trois quarts, perte amplement compensée plus tard par l'application de la coque prothétique. On comprend de suite combien ce résultat est à rechercher, surtout sur les jeunes sujets, chez lesquels toute diminution marquée du volume primitif du globe entraîne le rétrécissement de l'orbite correspondante et jusqu'à l'asymétrie de la face résultant d'un arrêt de développement du même côté. Du reste, à tout âge, cette conservation du volume du globe constitue une condition fondamentale pour la prothèse au point de vue esthétique : celle-ci est alors tellement parfaite que, pour quiconque non prévenu, elle passe inaperçue. On sait qu'il n'en est plus ainsi de l'énucléation et même de l'éviscération. Il est vrai que, à propos de cette dernière opération on a cherché à y remédier en introduisant dans la coque sclérale des boules de verre, d'ébonite, d'argent, ou un fragment d'éponge et jusqu'à des pelotes de fil : malheureusement tous ces corps étrangers sont mal supportés, déterminent de la réaction et finissent même, à la longue, par être expulsés. Mais ce qui mérite surtout d'être signalé, c'est que, grâce à notre méthode, toutes les lamentables conséquences du port d'une coque de verre dans un orbite vide sont évitées : pas de larmoiement, pas de sécrétions muco-purulentes, pas d'inflammation de la conjonctive, qui souvent finit par s'énucléer, s'œdématier et se rétracter avec brides cicatricielles consécutives. Par là, aussi, on se met à l'abri de l'éversion si fréquente de la paupière inférieure qui fait que la coque tombe et peut casser à chaque instant. Pour toutes ces raisons, il n'y a aucune comparaison à établir entre l'énucléation et la kératectomie combinée ; cette dernière, par son efficacité et son innocuité absolue, constitue, croyons-nous, un réel progrès en chirurgie oculaire.

Sans entrer dans une énumération fastidieuse de chacune de nos deux cents observations, nous allons donner le résumé de notre statistique personnelle.

Au point de vue de l'âge, il y a 50 malades de neuf à quinze ans, 110 compris entre quinze et trente ans, et 40 au-dessus de cet âge jusqu'à cinquante-cinq. D'après cela, l'âge ne constitue donc pas une contre-indication quelconque ; 150 des yeux opérés étaient franchement glaucomateux et staphylomateux et 50 glaucomateux absolus avec aplatissement de la cornée normale. L'opération a eu les mêmes heureux résultats, que l'œil fût indolore ou en proie à une vive congestion. A cet égard, nous signalerons l'observation de deux malades d'un autre ordre atteints d'irido-cyclite avec *hypotonie extrême* s'accompagnant de douleurs atroces et qui n'avaient cédé à aucune médication, pas même à l'iridectomie, et chez lesquels la kératectomie combinée a fait cesser tous les accidents, outre qu'elle a permis de conserver un moignon parfait pour la prothèse, seul but à viser ici, étant donnée la perte irréparable de la vision en pareil cas.

Nous avons voulu nous rendre compte jusqu'à quel point on pouvait compter sur cette opération conservatrice, et, pour cela, sur une jeune Bretonne de vingt-deux ans, chez laquelle, après l'ablation de la cornée, de l'iris et du cristallin, nous avons rencontré de ces plaques calcaires si communes lors d'yeux staphylomateux et glaucomateux de vieille date, nous fîmes, après ablation de la cornée et du cristallin, l'extraction des stalactites en question ! Ici encore le résultat fut des plus satisfaisants, et, depuis deux ans, la malade n'a pas témoigné la moindre souffrance. Elle continue son état de femme de chambre, sans qu'il soit survenu le plus léger accident, et sans qu'il en résulte la moindre difformité.

Nous espérons que la nouvelle méthode, applicable sur toute une grande classe d'yeux perdus en tant que vision, presque toujours pour glaucome, et non moins souvent douloureux, contribuera à reléguer l'énucléation parmi les opérations exceptionnelles. Lorsqu'il s'agit de panophtalmie, avec ou sans présence de corps étrangers, nous donnons la préférence à une opération également conservatrice, l'*exentération* ; c'est ce que nous avons fait tout dernièrement encore, avec plein succès, chez un individu atteint d'hyalo-rétinite purulente subaiguë, due à la présence de débris de capsule de fulminate au centre du vitré.

La crainte de l'ophtalmie sympathique se dissipera de plus en plus à mesure qu'on arrivera à se convaincre de sa rareté. Actuellement, grâce aux progrès de l'asepsie et de l'antisepsie, nous ne l'observons qu'une ou deux fois au plus sur dix mille malades fréquentant la clinique de l'Hôtel-Dieu. C'est dire que ce serait folie que de continuer les hécatombes d'énucléations, sous le fallacieux et unique prétexte d'éviter par là l'ophtalmie sympathique.

Au reste, à une époque antérieure, Burton, le premier (*Lond. Med. Gaz.*, t. XX, p. 175), a pu enrayer des accidents sympathiques en se bornant à l'extirpation de la cornée de l'œil sympathisant, et Taylor comme Follin prônent fermement une kératectomie combinée qui se rapproche de la nôtre, contrairement à Prichard, qui, par crainte d'ophtalmie sympathique, reste l'auteur responsable de l'énucléation, dès 1854 (*Assoc. med. Journal*), et dont la doctrine s'est généralisée depuis, malgré l'avis contraire de son contemporain Walter.

Désireux de connaître les modifications survenues dans l'intérieur des yeux opérés de la sorte, j'ai répété la kératectomie combinée sur des yeux de chien et de lapin. Les figures ci-contre se rapportent à l'œil de chien, fixé au formol, qui, tout en le durcissant pour permettre la coupe, n'en altère ni la couleur ni les rapports des parties composantes.

La figure 1 est celle de l'œil de chien normal, grossi de 3 diamètres. La figure 2 représente la coupe horizontale de l'œil opéré par kératectomie combinée. La forme en est ellipsoïdale avec un diamètre horizontal qui, à un millimètre près, est le même qu'à l'état normal ; par contre, le diamètre antéro-postérieur n'est plus que de 14 millimètres au lieu de 21, par conséquent, de 7 millimètres inférieur à celui du globe à l'état d'intégrité par-

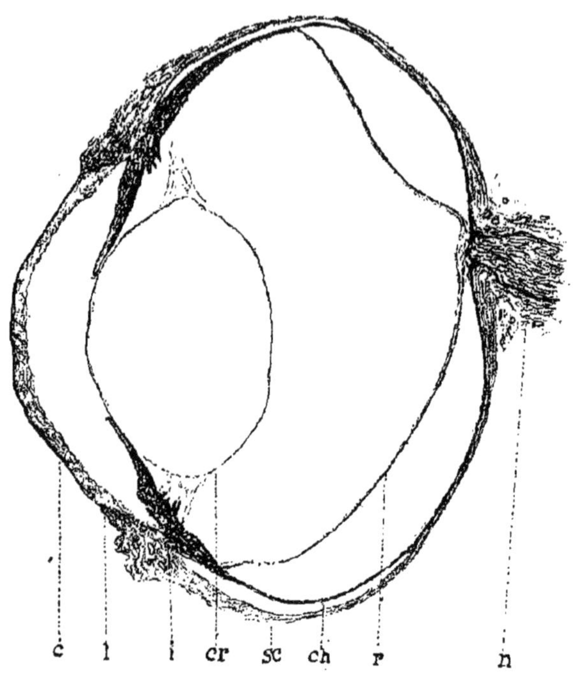

Fig. 1. — Chien. Œil gauche normal. Coupe passant par le diamètre horizontal de l'œil. Dimensions : diamètre horizontal, 22mm ; diamètre antéro-postérieur 21mm. Grossissement 3 d.

c, cornée. — *l*, limbe scléro-cornéen. — *i*, iris et corps ciliaire. — *cr*, sac capsulaire du cristallin et fibres de la zonule. (Le cristallin a été emporté dans la coupe.) — *sc*, sclérotique. — *ch*, choroïde. — *r*, rétine, décollée de la choroïde et adhérente en deux points seulement, au niveau de la papille optique en arrière et de l'ora serrata en avant. — *n*, nerf optique s'épanouissant au niveau de la papille pour former la rétine.

faite. La sclérotique, *sc*, normale, se soude bout à bout au niveau de la cicatrice, partout solide et ininterrompue ; il en est ainsi des procès ciliaires et de la choroïde, *ch*. Par contre, la rétine, *r*, sauf au niveau du disque optique, *p*, et de la région ciliaire à partir de l'ora serrata, se trouve détachée ; l'espace sous-rétinien est rempli d'un exsudat coagulable par les réactifs, en *ee*, et il en existe également, bien qu'en moindre quantité, dans l'entonnoir de la rétine décollée en *e*, au haut de la figure, au milieu du vitré en voie d'organisation. Du cristallin, *cr*, il ne reste que des parcelles. J'insiste sur ce décollement total de

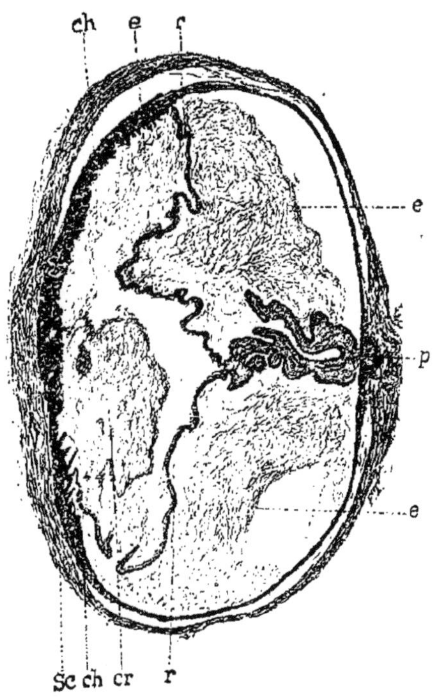

Fig. 2. — Chien. Œil droit. Kératectomie combinée. Coupe passant par le diamètre horizontal. Dimensions du moignon : diamètre horizontal, 21mm ; diamètre antéro-postérieur, 14mm.

sc, sclérotique, très épaissie en avant au niveau de la cicatrice. — *ch*, choroïde, beaucoup plus épaisse en avant, au niveau du corps ciliaire. — *cr*, restes du cristallin. — *e*, exsudats fibrinoïdes formant trois masses principales, deux en arrière de la rétine décollée, une moins abondante en avant. — *p*, papille s'épanouissant pour former la rétine (*r*, totalement décollée en fourreau de parapluie et restée seulement adhérente en deux points) en avant au niveau de l'ora serrata et en arrière au niveau de la papille.

la rétine, que nous avons également retrouvé sur l'œil kératectomisé du lapin, parce qu'il nous explique, je crois, l'*hypotonie* marquée du moignon, venant se substituer à la dureté pierreuse des yeux opérés de la sorte pour glaucome chronique absolu, avec ou sans staphylome concomitant de la cornée.

La figure 3 montre une coupe histologique du tissu de cicatrice, formé exclusivement de tissu conjonctif dense, avec des grains pigmentaires disséminés çà et là, et, sur un point, un reste de la cristalloïde détaché et enroulé sur lui-même. Dans un pareil tissu nouveau, on ne sau-

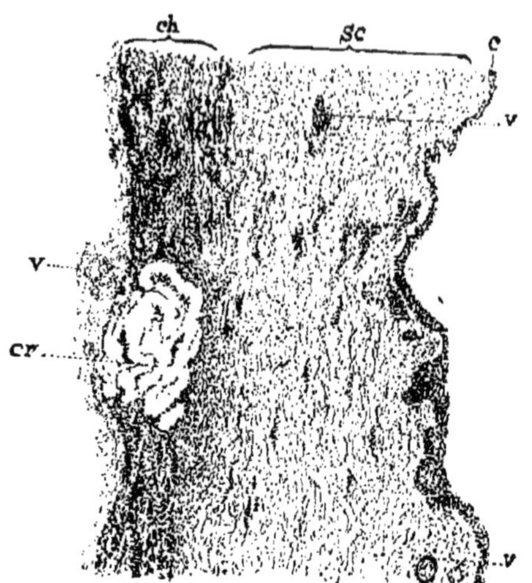

Fig. 3. — Coupe du moignon perpendiculaire à la cicatrice. Grossissement 80 d.

c, conjonctive dont l'épithélium présente une prolifération très grande au niveau de la cicatrice. — *sc*, sclérotique très épaissie et contenant des vaisseaux (*v*) et de nombreux grains de pigment. — *ch*, choroïde formant à ce niveau le corps ciliaire. — *cr*, restes de cristalloïdes et de cristallin enclavés dans la cicatrice. — *v*, débris de corps vitré.

rait voir une cicatrice filtrante, pouvant expliquer, par là, l'action franchement antiglaucomateuse de la kératectomie combinée, que nous reportons à l'extraction du cristallin et au décollement rétinien qui en est en partie la suite.

LVI

OPHTALMIE SYMPATHIQUE.

Il est certain que le dernier mot n'a pas encore été dit sur l'ophtalmie sympathique ; aussi devons-nous, chaque fois que l'occasion clinique s'en présente, continuer à amasser des documents sur la pathogénie de cette importante question. Les deux malades que nous avons actuellement dans les salles méritent donc d'être analysés minutieusement.

Le premier est un homme vigoureux, bien portant, légèrement hypermétrope. Il y a un an et demi, il reçut dans l'œil gauche un éclat d'acier, suivi immédiatement d'une réaction inflammatoire qui se prolongea un an entier, se calma pendant quelque temps, puis reparut une deuxième fois, et, il y a quinze jours, il se fit énucléer cet œil dans notre service. Jusque-là, il ne s'était plaint d'aucune manifestation sympathique sur l'œil congénère. Grâce à l'antisepsie, les suites opératoires ont été des plus simples, et le sac conjonctival s'est cicatrisé par première intention sans trace de réaction. Huit jours après l'opération nous vîmes apparaître, sans troubles prémonitoires, une ophtalmie sympathique de l'œil droit; elle a revêtu tous les caractères de l'iridocyclite séreuse, avec pointillé profond de tout le segment inférieur de la cornée entremêlé de quelques granulations pigmentaires provenant de l'uvée enflammée ; le tonus est normal ; à l'ophtalmoscope, on constate de l'hypérémie papillaire, indice de la participation du nerf optique. Peu de douleurs spontanées.

Ce fait de l'évolution de l'ophtalmie sympathique sur un œil sain jusque-là, et survenant après l'énucléation, est relativement rare et, dès lors, méritait d'être signalé ; les partisans de la théorie de la migration microbienne d'un œil à l'autre ne manqueraient pas de l'invoquer comme preuve; mais, comme l'opération a été pratiquée le plus antiseptiquement possible, avec larges injections au biiodure d'hydrargyre dans le tissu cellulaire de l'orbite, on ne conçoit pas que les microbes aient choisi précisément ce moment pour infecter le moignon du nerf optique ; il en serait ainsi qu'on ne s'expliquerait pas l'apparition brusque de l'inflammation du segment antérieur de l'œil sympathisé, sous la forme d'irido-cyclite, sans papillite préalable. D'après la théorie que je défends, qui fait intervenir l'endo-infection dérivée d'un point plus éloigné de l'organisme que l'œil blessé, l'interprétation me semble plus aisée. Voici, en effet, comment je conçois les faits dans le cas qui nous occupe : le traumatisme opératoire a développé, sur l'œil devenu la proie de l'ophtalmie sympathique, une réceptivité morbide le prédisposant à s'enflammer, et cela par irritation des nerfs ciliaires coupés : il suffit alors que des microbes ou des toxines contenus dans le sang, et provenant d'un foyer qu'il reste à déterminer, pénètrent par la voie des vaisseaux dans l'œil pour y développer une irido-cyclite comparable à celle qui résulte de l'infection syphilitique, rhumatismale, goutteuse, etc. Recherchant ce qu'il peut y avoir de semblable chez notre malade, je n'ai pas tardé à découvrir qu'il était atteint de cystite et probablement de pyélite suppurative chronique. C'est donc, suivant toute probabilité, une toxhémie de cette origine qui a été le point de départ de l'ophtalmie induite. Dans d'autres cas, ce ne sera plus le rein et la vessie, mais le tube digestif, les organes génitaux, les autres viscères, ou l'appareil respiratoire, qui seront la source de l'endo-infection. Si l'œil blessé avait été le point de départ, on ne pourrait guère comprendre qu'il se soit passé une année entière sans aucun trouble sympathique sur l'œil congénère. En nous tenant strictement sur le terrain clinique, nous savons que l'énucléation préventive a rendu, à tout prendre, des services, et il serait illogique, après cela, de l'accuser d'être en même temps cause d'ophtalmie sympathique. Pour mon compte, j'explique ces résultats, en apparence contradictoires, en disant que, par elle-même, l'énucléation ne peut devenir cause des accidents que chez les individus en puissance d'une auto-infection organique, tandis que chez tous ceux qui en sont exempts et qui heureusement constituent le plus grand nombre, tout se juge sans complication. Il se passe, du côté de l'œil, exactement ce qui a lieu dans les cas, heureusement très rares, de méningite après énucléation. Sur un très grand nombre de ces opérations, que j'ai pratiquées à la suite de traumatismes graves et de panophtalmies, je n'ai eu en tout que deux cas de méningite, l'un chez un individu ayant en même temps une fracture de l'orbite par projectile de guerre, l'autre chez un panophtalme après opération de cataracte, qui vint échouer dans mon service, alors qu'il était cachectisé par une néphrite albuminurique ancienne et qu'il avait une pleurésie purulente infectieuse. A l'autopsie, on trouva du staphylocoque dans un kyste séreux du rein et dans le sang des veines du cerveau : c'est dire que, lors de l'énucléation, ce malade avait une infection générale de tout son organisme. Ainsi s'explique, je crois, la rareté des morts à la suite d'énucléation. J'ai dès lors posé en principe que, avant de pratiquer semblable intervention, un examen général du malade était indispensable : pour moi, ce sont là les seules contre-indications.

Lorsque l'organisme n'est pas infecté, l'œil blessé peut bien provoquer des troubles sympathiques, parfois même très prolongés, mais sans que ceux-ci dégénèrent nécessairement en ophtalmie induite. Par contre, il est des cas, et notre malade est du nombre, où l'ophtalmie éclate d'emblée sans troubles prémonitoires.

Notre seconde malade est une femme, en pleine période de ménopause, et qui, à ce titre, a le droit d'être infectée par les produits toxiques qui ont cessé d'être éliminés par la menstruation. Elle est venue ici avec un œil perdu, réduit à l'état de moignon du côté gauche, par suite d'une ophtalmie granuleuse survenue dans son enfance et pour laquelle elle fut traitée, au début, par Desmarres père. Elle a été atteinte dernièrement d'une irido-choroïdite plastique de son œil droit, resté sain jusque-là. Le moignon n'offre aucun signe réactionnel et n'est nullement douloureux à la pression, comme cela arrive souvent en pareil cas ; du reste, ce n'est pas la première fois que je vois évoluer une irido-cyclite de l'œil sain chez un individu présentant un moignon silencieux. C'est qu'un pareil état n'exclut pas l'influence de celui-ci sur le système des nerfs ciliaires de son congénère : de là la nécessité de ne pas trop se fier à l'innocuité absolue de pareils moignons. Là où cette influence occulte s'est dégagée très nettement, c'est chez un malade qui vint se faire opérer, dans le service, d'une cataracte n'offrant rien d'anormal et que je pus extraire avec plein succès par kératotomie simple sans iridectomie ; tout marcha admirablement jusqu'au dixième jour ; à ce moment, le lambeau cornéen était cicatrisé, la pupille d'un noir parfait avec mobilité absolue de l'iris : alors survint, sans cause aucune, de l'iritis avec infection périkératique et larmoiement, qui continua à progresser malgré tous les moyens thérapeutiques mis en œuvre, atropine, calomel, sangsues à la tempe, etc. Cela me fit penser au moignon, qui, depuis trente ans, n'avait pas manifesté la moindre révolte et restait toujours blanc et indolore. Soupçonnant que, malgré cela, il pouvait être la cause de pareille complication inattendue, j'en fis l'énucléation, et, peu après, dans l'œil opéré, les douleurs s'apaisèrent, la congestion disparut, et les instillations d'atropine eurent rapidement raison des synéchies ; le malade, au bout de quinze jours, quittait l'hôpital avec une acuité visuelle aussi bonne que si son œil n'avait pas été enflammé : j'en ai eu des nouvelles depuis, et il reste toujours satisfait de sa vision.

Si, comme je le pense, l'infection de l'organisme entre pour la principale part dans la production de l'ophtalmie sympathique, vous comprenez que toute notre attention devra être portée de ce côté, d'autant plus que, lorsque la maladie a évolué, l'énucléation de l'œil dit sympathisant est loin d'exercer toujours une influence curative sur l'œil secondairement pris, ou sympathisé. Je crois donc fermement qu'un traitement général antiseptique devra être institué dans tous les cas. Parmi de nombreux agents proposés jusqu'ici, les préparations mercurielles tiennent la première place, et, parmi elles, je donne la préférence aux injections mercuriques, d'huile biiodurée principalement. Si ce moyen ne suffit pas, j'adjoins l'administration interne de calomel à la dose de 20 centigrammes, combiné avec 10 grammes de scammonée, le tout en un cachet azyme qu'on administre journellement. Ce dernier moyen a l'avantage de produire une révulsion intestinale et d'antiseptiser le tube digestif, en même temps qu'une partie du calomel est absorbée sous forme de bichlorure. Grâce à ce traitement, j'ai pu obtenir, dans bien des cas, la guérison de l'ophtalmie sympathique, sans recourir à l'énucléation de l'œil sympathisant, et je ne suis pas le seul.

Partant des notions précédentes sur l'endo-infection comme cause d'ophtalmie sympathique, vous concevez qu'on puisse songer à un traitement préventif applicable à tous les malades qui, ayant un œil avarié, offrent en même temps des foyers infectieux sur une partie quelconque de l'organisme. C'est ainsi qu'il ne faut pas négliger de traiter les femmes ayant des troubles organiques à l'âge de la ménopause, que les constipés, les dyspeptiques, les urinaires seront surveillés et soignés, qu'on s'occupera particulièrement des diabétiques et des albuminuriques, et ainsi de toutes les tares de l'organisme. C'est précisément par là qu'on pèche, lorsqu'on s'occupe exclusivement de l'œil et qu'on néglige le terrain. Cela est vrai, d'ailleurs, non seulement de l'ophtalmie sympathique, mais encore de la plupart des phlegmasies, hémorragies et autres infections dont l'organe de la vue est le siège. Il faut donc toujours que l'ophtalmologiste soit doublé du médecin.

FIN

TABLE DES MATIÈRES

CORNÉE

SCLÉROTIQUE

IRIS-CHOROIDE

CRISTALLIN

CORPS VITRÉ

RÉTINE

NERF OPTIQUE

NERFS MOTEURS

LEÇONS GÉNÉRALES

3582-98. — Corbeil. Imprimerie Éd. Crété.

www.ingramcontent.com/pod-product-compliance
Ingram Content Group UK Ltd.
Pitfield, Milton Keynes, MK11 3LW, UK
UKHW020103200726
13856UKWH00002B/350

9 782011 765680